全国高职高专院校药学类与食品药品类专业"十三五"规划教材

天然药物化学

第 3 版

（供药学类及药品生产技术、药品质量与安全专业用）

主　编　张雷红　杨　红
副主编　于沙蔚　王甫成　明延波　吉玉兰　郭向群
编　者　（以姓氏笔画为序）

于沙蔚（福建生物工程职业技术学院）　　王甫成（亳州职业技术学院）
朱仝飞（重庆医药高等专科学校）　　　　吉玉兰（安徽中医药高等专科学校）
杨　红（山西药科职业学院）　　　　　　李　博（广东食品药品职业学院）
张雷红（广东食品药品职业学院）　　　　明延波（辽宁医药职业学院）
郭向群（楚雄医药高等专科学校）　　　　陶　锋（浙江医学高等专科学校）
梁　娜（湖南食品药品职业学院）　　　　韩晓静（山西药科职业学院）

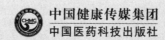

中国健康传媒集团
中国医药科技出版社

内容提要

本书是全国高职高专院校药学类与食品药品类专业"十三五"规划教材之一，根据《天然药物化学》教学大纲的基本要求和课程特点编写形成，是一部体现现代职业教育教学理念，突出学生职业能力培养的教学用书。全书共十二章，第一部分主要介绍天然药物化学成分的提取技术、常规分离技术以及色谱技术，第二部分主要介绍天然药物各类型化学成分包括糖苷类、黄酮类、醌类、苯丙素类、皂苷类、强心苷类、生物碱类等的结构特点、结构类型、提取分离及检识方法与技术。每章包含学习目标、案例导入、拓展阅读、重点小结、目标检测、应用实例等内容。书后附有教学大纲作为教学参考。

本书供高职高专药学类（药学、中药学）、药品生产技术（药物制剂、中药生产技术、生物药生产技术）、药品质量与安全（药品质量检测）专业及相关专业使用，也供五年制中高职相关专业、成人继续教育及社会从业人员业务参考及培训使用。

图书在版编目（CIP）数据

天然药物化学 / 张雷红，杨红主编. —3 版. —北京：中国医药科技出版社，2017. 1

全国高职高专院校药学类与食品药品类专业"十三五"规划教材

ISBN 978-7-5067-8783-3

Ⅰ. ①天… Ⅱ. ①张… ②杨… Ⅲ. ①生药学-药物化学-高等职业教育-教材

Ⅳ. ①R284

中国版本图书馆 CIP 数据核字（2016）第 304720 号

美术编辑 陈君杞

版式设计 锋尚设计

出版 **中国健康传媒集团** | 中国医药科技出版社

地址 北京市海淀区文慧园北路甲 22 号

邮编 100082

电话 发行：010-62227427 邮购：010-62236938

网址 www. cmstp. com

规格 787×1092mm ¹⁄₁₆

印张 17 ¼

字数 401 千字

初版 2008 年 7 月第 1 版

版次 2017 年 1 月第 3 版

印次 2020 年 8 月第 6 次印刷

印刷 三河市航远印刷有限公司

经销 全国各地新华书店

书号 ISBN 978-7-5067-8783-3

定价 **42.00 元**

全国高职高专院校药学类与食品药品类专业"十三五"规划教材

出 版 说 明

全国高职高专院校药学类与食品药品类专业"十三五"规划教材（第三轮规划教材），是在教育部、国家食品药品监督管理总局领导下，在全国食品药品职业教育教学指导委员会和全国卫生职业教育教学指导委员会专家的指导下，在全国高职高专院校药学类与食品药品类专业"十三五"规划教材建设指导委员会的支持下，中国医药科技出版社在2013年修订出版"全国医药高等职业教育药学类规划教材"（第二轮规划教材）（共40门教材，其中24门为教育部"十二五"国家规划教材）的基础上，根据高等职业教育教改新精神和《普通高等学校高等职业教育（专科）专业目录（2015年）》（以下简称《专业目录（2015年）》）的新要求，于2016年4月组织全国70余所高职高专院校及相关单位和企业1000余名教学与实践经验丰富的专家、教师悉心编撰而成。

本套教材共计57种，均配套"医药大学堂"在线学习平台。主要供全国高职高专院校药学类、药品制造类、食品药品管理类、食品类有关专业〔即：药学专业、中药学专业、中药生产与加工专业、制药设备应用技术专业、药品生产技术专业（药物制剂、生物药物生产技术、化学药生产技术、中药生产技术方向）、药品质量与安全专业（药品质量检测、食品药品监督管理方向）、药品经营与管理专业（药品营销方向）、药品服务与管理专业（药品管理方向）、食品质量与安全专业、食品检测技术专业〕及其相关专业师生教学使用，也可供医药卫生行业从业人员继续教育和培训使用。

本套教材定位清晰，特点鲜明，主要体现在如下几个方面。

1.坚持职教改革精神，科学规划准确定位

编写教材，坚持现代职教改革方向，体现高职教育特色，根据新《专业目录》要求，以培养目标为依据，以岗位需求为导向，以学生就业创业能力培养为核心，以培养满足岗位需求、教学需求和社会需求的高素质技能型人才为根本。并做到衔接中职相应专业、接续本科相关专业。科学规划、准确定位教材。

2.体现行业准入要求，注重学生持续发展

紧密结合《中国药典》（2015年版）、国家执业药师资格考试、GSP（2016年）、《中华人民共和国职业分类大典》（2015年）等标准要求，按照行业用人要求，以职业资格准入为指导，做到教考、课证融合。同时注重职业素质教育和培养可持续发展能力，满足培养应用型、复合型、技能型人才的要求，为学生持续发展奠定扎实基础。

3.遵循教材编写规律，强化实践技能训练

遵循"三基、五性、三特定"的教材编写规律。准确把握教材理论知识的深浅度，做到理论知识"必需、够用"为度；坚持与时俱进，重视吸收新知识、新技术、新方法；注重实践技能训练，将实验实训类内容与主干教材贯穿一起。

4.注重教材科学架构，有机衔接前后内容

科学设计教材内容，既体现专业课程的培养目标与任务要求，又符合教学规律、循序渐进。使相关教材之间有机衔接，坚持上游课程教材为下游服务，专业课教材内容与学生就业岗位的知识和能力要求相对接。

5.工学结合产教对接，优化编者组建团队

专业技能课教材，吸纳具有丰富实践经验的医疗、食品药品监管与质量检测单位及食品药品生产与经营企业人员参与编写，保证教材内容与岗位实际密切衔接。

6.创新教材编写形式，设计模块便教易学

在保持教材主体内容基础上，设计了"案例导入""案例讨论""课堂互动""拓展阅读""岗位对接"等编写模块。通过"案例导入"或"案例讨论"模块，列举在专业岗位或现实生活中常见的问题，引导学生讨论与思考，提升教材的可读性，提高学生的学习兴趣和联系实际的能力。

7.纸质数字教材同步，多媒融合增值服务

在纸质教材建设的同时，还搭建了与纸质教材配套的"医药大学堂"在线学习平台（如电子教材、课程PPT、试题、视频、动画等），使教材内容更加生动化、形象化。纸质教材与数字教材融合，提供师生多种形式的教学资源共享，以满足教学的需要。

8.教材大纲配套开发，方便教师开展教学

依据教改精神和行业要求，在科学、准确定位各门课程之后，研究起草了各门课程的《教学大纲》（《课程标准》），并以此为依据编写相应教材，使教材与《教学大纲》相配套。同时，有利于教师参考《教学大纲》开展教学。

编写出版本套高质量教材，得到了全国食品药品职业教育教学指导委员会和全国卫生职业教育教学指导委员会有关专家和全国各有关院校领导与编者的大力支持，在此一并表示衷心感谢。出版发行本套教材，希望受到广大师生欢迎，并在教学中积极使用本套教材和提出宝贵意见，以便修订完善，共同打造精品教材，为促进我国高职高专院校药学类与食品药品类相关专业教育教学改革和人才培养作出积极贡献。

中国医药科技出版社

2016年11月

教材目录

序号	书　名	主　编	适用专业
1	高等数学（第2版）	方媛璐　孙永霞	药学类、药品制造类、食品药品管理类、食品类专业
2	医药数理统计＊（第3版）	高祖新　刘更新	药学类、药品制造类、食品药品管理类、食品类专业
3	计算机基础（第2版）	叶　青　刘中军	药学类、药品制造类、食品药品管理类、食品类专业
4	文献检索	章新友	药学类、药品制造类、食品药品管理类、食品类专业
5	医药英语（第2版）	崔成红　李正亚	药学类、药品制造类、食品药品管理类、食品类专业
6	公共关系实务	李朝霞　李占文	药学类、药品制造类、食品药品管理类、食品类专业
7	医药应用文写作（第2版）	廖楚珍　梁建青	药学类、药品制造类、食品药品管理类、食品类专业
8	大学生就业创业指导	贾　强　包有或	药学类、药品制造类、食品药品管理类、食品类专业
9	大学生心理健康	徐贤淑	药学类、药品制造类、食品药品管理类、食品类专业
10	人体解剖生理学＊（第3版）	唐晓伟　唐省三	药学、中药学、医学检验技术以及其他食品药品类专业
11	无机化学（第3版）	蔡自由　叶国华	药学类、药品制造类、食品药品管理类、食品类专业
12	有机化学（第3版）	张雪昀　宋海南	药学类、药品制造类、食品药品管理类、食品类专业
13	分析化学＊（第3版）	冉启文　黄月君	药学类、药品制造类、食品药品管理类、食品类专业
14	生物化学＊（第3版）	毕见州　何文胜	药学类、药品制造类、食品药品管理类、食品类专业
15	药用微生物学基础（第3版）	陈明琪	药品制造类、药学类、食品药品管理类专业
16	病原生物与免疫学	甘晓玲　刘文辉	药学类、食品药品管理类专业
17	天然药物学	祖炬雄　李本俊	药学、药品经营与管理、药品服务与管理、药品生产技术专业
18	药学服务实务	陈地龙　张　庆	药学类及药品经营与管理、药品服务与管理专业
19	天然药物化学（第3版）	张雷红　杨　红	药学类及药品生产技术、药品质量与安全专业
20	药物化学＊（第3版）	刘文娟　李群力	药学类、药品制造类专业
21	药理学＊（第3版）	张　虹　秦红兵	药学类，食品药品管理类及药品服务与管理、药品质量与安全专业
22	临床药物治疗学	方士英　赵　文	药学类及食品药品类专业
23	药剂学	朱照静　张荷兰	药学、药品生产技术、药品质量与安全、药品经营与管理专业
24	仪器分析技术＊（第2版）	毛金银　杜学勤	药品质量与管理、药品生产技术、食品检测技术专业
25	药物分析＊（第3版）	欧阳卉　唐　倩	药学、药品质量与安全、药品生产技术专业
26	药品储存与养护技术（第3版）	秦泽平　张万隆	药学类与食品药品管理类专业
27	GMP实务教程＊（第3版）	何思煌　罗文华	药品制造类、生物技术类和食品药品管理类专业
28	GSP实用教程（第2版）	丛淑芹　丁　静	药学类与食品药品类专业

序号	书名	主编	适用专业
29	药事管理与法规*（第3版）	沈力 吴美香	药学类、药品制造类、食品药品管理类专业
30	实用药物学基础	邱利芝 邓庆华	药品生产技术专业
31	药物制剂技术*（第3版）	胡英 王晓娟	药学类、药品制造类专业
32	药物检测技术	王文洁 张亚红	药品生产技术专业
33	药物制剂辅料与包装材料	关志宇	药学、药品生产技术专业
34	药物制剂设备（第2版）	杨宗发 董天梅	药学、中药学、药品生产技术专业
35	化工制图技术	朱金艳	药学、中药学、药品生产技术专业
36	实用发酵工程技术	臧学丽 胡莉娟	药品生产技术、药品生物技术、药学专业
37	生物制药工艺技术	陈梁军	药品生产技术专业
38	生物药物检测技术	杨元娟	药品生产技术、药品生物技术专业
39	医药市场营销实务*（第3版）	甘湘宁 周凤莲	药学类及药品经营与管理、药品服务与管理专业
40	实用医药商务礼仪（第3版）	张丽 位汶军	药学类及药品经营与管理、药品服务与管理专业
41	药店经营与管理（第2版）	梁春贤 俞双燕	药学类及药品经营与管理、药品服务与管理专业
42	医药伦理学	周鸿艳 郝军燕	药学类、药品制造类、食品药品管理类、食品类专业
43	医药商品学*（第2版）	王雁群	药品经营与管理、药学专业
44	制药过程原理与设备*（第2版）	姜爱霞 吴建明	药品生产技术、制药设备应用技术、药品质量与安全、药学专业
45	中医学基础（第2版）	周少林 宋诚挚	中医药类专业
46	中药学（第3版）	陈信云 黄丽平	中药学专业
47	实用方剂与中成药	赵宝林 陆鸿奎	药学、中药学、药品经营与管理、药品质量与安全、药品生产技术专业
48	中药调剂技术*（第2版）	黄欣碧 傅红	中药学、药品生产技术及药品服务与管理专业
49	中药药剂学（第2版）	易东阳 刘葵	中药学、药品生产技术、中药生产与加工专业
50	中药制剂检测技术*（第2版）	卓菊 宋金玉	药品制造类、药学类专业
51	中药鉴定技术*（第3版）	姚荣林 刘耀武	中药学专业
52	中药炮制技术（第3版）	陈秀瑷 吕桂凤	中药学、药品生产技术专业
53	中药药膳技术	梁军 许慧艳	中药学、食品营养与卫生、康复治疗技术专业
54	化学基础与分析技术	林珍 潘志斌	食品药品类专业用
55	食品化学	马丽杰	食品类、医学营养及健康类专业
56	公共营养学	周建军 詹杰	食品与营养相关专业用
57	食品理化分析技术	胡雪琴	食品质量与安全、食品检测技术、食品营养与检测等专业用

*为"十二五"职业教育国家规划教材。

全国高职高专院校药学类与食品药品类专业
"十三五" 规划教材

建设指导委员会

主 任 委 员 　姚文兵（中国药科大学）
常务副主任委员 　（以姓氏笔画为序）
　　　　　　　　王利华（天津生物工程职业技术学院）
　　　　　　　　王潮临（广西卫生职业技术学院）
　　　　　　　　龙敏南（福建生物工程职业技术学院）
　　　　　　　　冯连贵（重庆医药高等专科学校）
　　　　　　　　乔学斌（江苏医药职业学院）
　　　　　　　　刘更新（廊坊卫生职业学院）
　　　　　　　　刘柏炎（益阳医学高等专科学校）
　　　　　　　　李爱玲（山东药品食品职业学院）
　　　　　　　　吴少祯（中国健康传媒集团）
　　　　　　　　张立祥（山东中医药高等专科学校）
　　　　　　　　张彦文（天津医学高等专科学校）
　　　　　　　　张震云（山西药科职业学院）
　　　　　　　　陈地龙（重庆三峡医药高等专科学校）
　　　　　　　　郑彦云（广东食品药品职业学院）
　　　　　　　　柴锡庆（河北化工医药职业技术学院）
　　　　　　　　喻友军（长沙卫生职业学院）
副 主 任 委 员 　（以姓氏笔画为序）
　　　　　　　　马　波（安徽中医药高等专科学校）
　　　　　　　　王润霞（安徽医学高等专科学校）
　　　　　　　　方士英（皖西卫生职业学院）
　　　　　　　　甘湘宁（湖南食品药品职业学院）
　　　　　　　　朱照静（重庆医药高等专科学校）
　　　　　　　　刘　伟（长春医学高等专科学校）
　　　　　　　　刘晓松（天津生物工程职业技术学院）
　　　　　　　　许莉勇（浙江医药高等专科学校）
　　　　　　　　李榆梅（天津生物工程职业技术学院）
　　　　　　　　张雪昀（湖南食品药品职业学院）
　　　　　　　　陈国忠（江苏医药职业学院）
　　　　　　　　罗晓清（苏州卫生职业技术学院）
　　　　　　　　周建军（重庆三峡医药高等专科学校）
　　　　　　　　昝雪峰（楚雄医药高等专科学校）
　　　　　　　　袁　龙（江苏省徐州医药高等职业学校）
　　　　　　　　贾　强（山东药品食品职业学院）
　　　　　　　　郭积燕（北京卫生职业学院）

曹庆旭（黔东南民族职业技术学院）

葛　虹（广东食品药品职业学院）

谭　工（重庆三峡医药高等专科学校）

潘树枫（辽宁医药职业学院）

委　　　员（以姓氏笔画为序）

王　宁（江苏医药职业学院）

王广珠（山东药品食品职业学院）

王仙芝（山西药科职业学院）

王海东（马应龙药业集团研究院）

韦　超（广西卫生职业技术学院）

向　敏（苏州卫生职业技术学院）

邬瑞斌（中国药科大学）

刘书华（黔东南民族职业技术学院）

许建新（曲靖医学高等专科学校）

孙　莹（长春医学高等专科学校）

李群力（金华职业技术学院）

杨　鑫（长春医学高等专科学校）

杨元娟（重庆医药高等专科学校）

杨先振（楚雄医药高等专科学校）

肖　兰（长沙卫生职业学院）

吴　勇（黔东南民族职业技术学院）

吴海侠（广东食品药品职业学院）

邹隆琼（重庆三峡云海药业股份有限公司）

沈　力（重庆三峡医药高等专科学校）

宋海南（安徽医学高等专科学校）

张　海（四川联成迅康医药股份有限公司）

张　建（天津生物工程职业技术学院）

张春强（长沙卫生职业学院）

张炳盛（山东中医药高等专科学校）

张健泓（广东食品药品职业学院）

范继业（河北化工医药职业技术学院）

明广奇（中国药科大学高等职业技术学院）

罗兴洪（先声药业集团政策事务部）

罗跃娥（天津医学高等专科学校）

郝晶晶（北京卫生职业学院）

贾　平（益阳医学高等专科学校）

徐宣富（江苏恒瑞医药股份有限公司）

黄丽平（安徽中医药高等专科学校）

黄家利（中国药科大学高等职业技术学院）

崔山凤（浙江医药高等专科学校）

潘志斌（福建生物工程职业技术学院）

为贯彻国家中长期教育改革和发展规划纲要（2010-2020年），落实《国务院关于加快发展现代职业教育的决定》要求，充分体现教育部《关于深化职业教育教学改革，全面提高人才培养质量的若干意见》，深入贯彻落实教育部《普通高等学校高等职业教育（专科）专业目录（2015年）》（以下简称《专业目录》）等文件精神，进一步推动高等职业教育教学改革，中国医药科技出版社组织规划全国高职高专院校药学类与食品药品类专业"十三五"规划教材的出版工作，教材的编写坚持"以就业为导向，全面素质为基础，能力为本位"的现代职业教育教学理念，理论知识力求体现"实用为主，够用为度"的原则。本教材即是本着紧密围绕专业人才培养目标，以岗位需求为导向，以增强学生就业创业能力为核心，以职业能力培养为根本，强调基本操作技能，将传授知识、培养能力、提高素质融为一体，注重培养学生创新、自主学习能力的宗旨，编写中注重中高职的衔接、接续本科相关专业，做到教材内容科学规划、准确定位、规范合理。

本书有以下特点。

（1）全书按照职业岗位所需的知识与技能构建教材内容，重点突出天然药物化学成分提取分离及鉴定的方法与技术，基本操作技能的培养贯穿于教材的始终。

（2）介绍天然药物各类型化学成分时，以实例中的活性成分为主，强化天然药物化学基本操作技能的具体应用，将理论知识应用于实例中，做到理论与实践有机的结合。同时将国家执业药师资格考试里药学专业相关知识融入其中，增强了教材的实用性。

（3）每章节设计了常见天然药物的提取分离应用实例，使学生能够在"学中做、做中学"，充分发挥学生的主观能动性和创新精神。

（4）实现理实一体化，模块设计合理。每章设有学习目标、案例导入、拓展阅读、重点小结、目标检测、实训项目等内容，为学生理论知识的学习、技能的掌握，以及新知识、新技能的了解奠定基础。

全书共分十二个章节，第一部分内容主要介绍天然药物化学成分的提取技术、常规分离技术以及色谱技术，第二部分主要介绍天然药物各类型化学成分包括糖苷类、黄酮类、醌类、苯丙素类、皂苷类、强心苷类及生物碱类等的结构特点、结构类型、提取分离及检识方法与技术。

本教材由十余所高职院校教学经验丰富的一线教师编写而成，分工如下：张雷红（广东食品药品职业学院，第一章、第五章），杨红、韩晓静（山西药科职业学院，第二章），王甫成（亳州职业技术学院，第三章），郭向群（楚雄医药高等专科学校，第四章），朱仝飞（重庆医药高等专科学校，第六章），吉玉兰（安徽中医药高等专科学校，第七章），于沙蔚（福建生物工程职业技术学院，第八章），明延波（辽宁医药职业学院，第九章），李博（广东食品药品职业学院，第十章），梁娜（湖南食品药品职业学院，第十一章），陶锋（浙江医学高等专科学校，第十二章），实训项目分属于各章节。

本教材供高职高专药学类及药品生产技术（药物制剂、中药生产技术、生物药生产技术）、药品质量与安全（药品质量检测）专业及相关专业教学使用，也可以作为五年制中高职相关专业、成人继续教育、自学考试以及社会从业人员的业务参考书及培训用书。

在编写本教材过程中，得到编者所在院校的热情鼓励和大力支持，在此一并表示诚挚地谢意！

为使本书体现高职高专药品类及相关专业的教育理念，我们做了种种不懈地努力，但鉴于学术水平及编写能力有限，难免有不当和疏漏之处，敬请广大师生和读者予以指正。

编　者
2016 年 9 月

目 录
CONTENTS

第四章
黄酮类化合物的提取分离技术

第五章

醌类化合物的提取分离技术

第六章

苯丙素类化合物的提取分离技术

第七章
皂苷类化合物的
提取分离技术

第十二章
天然药物的研究
途径和方法

第一章

绪 论

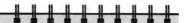

案例导入

案例：紫杉醇（taxol）自 1992 年开始就在治疗卵巢癌和乳腺癌方面取得了巨大成功。它最初是在美国国家癌症研究所—美国农业部（NCI-USDA）的植物筛选计划中从太平洋紫杉中分离得到。1966 年，为了分离出太平洋紫杉中有效成分，美国首席化学家 M. E·沃尔（Monroe E. Wall）及其团队将树皮磨成很细的粉末，然后用乙醇提取有效成分。在"生物活性为导向的分馏"的过程指导下，纯化了原始提取物，使细胞毒性提高了 1000 倍。1967 年，他们以 0.014% 的收率从干树皮中分离到了一种白色晶体活性成分，后来经 X-衍射、核磁共振等光谱技术解析出紫杉醇结构。到 2000 年，紫杉醇成为有史以来最为畅销的抗癌药，年销售额达 16 亿美元。

讨论： 1. 紫杉醇属于何种类型化合物？
　　　　 2. 如何从太平洋紫杉中分离得到紫杉醇？

　　天然药物化学是应用现代科学的理论、方法与技术研究天然药物中化学成分的学科。其研究内容主要包括：天然药物中各类型化学成分的结构特点、结构类型、理化性质、提取分离与鉴定的方法、操作技术及实际应用，此外还涉及化学成分的结构测定、天然药物活性成分研究的途径和方法等内容。天然药物化学成分的阐述为天然药物药效物质基础的研究提供科学依据。

一、天然药物化学研究的内容和目的

　　天然药物来源于植物、动物、矿物、微生物和海洋生物等，是自然界中存在且具有生物活性的天然产物，也是药物的一个重要组成部分。我国幅员辽阔，自然条件优越，蕴藏着丰富的药材资源。在中国，天然药物主要是中草药，中草药防病治病已有数千年的历史，它与中医形成了具有一定特色的中医药理论体系，对人类的繁衍昌盛起着重要作用，是中华民族的瑰宝。

　　天然药物防病治病的物质基础，在于其中所含的活性成分。一种天然药物往往含有多种有效成分，故可有多种临床用途。有效成分是指经药理和临床筛选的具有生物活性的单体化合物，能用分子式、结构式表示，并且具有一定的物理常数，如沸点、熔点、溶解度、旋光度等。若生物活性成分是几种化合物的混合成分，称为有效部位或有效部分。无生物活性的物质称为无效成分。如天然药物阿片含有多种生物碱类化合物，是一种混合物，其中的吗啡具有镇痛作用，可待因具有止咳作用，罂粟碱具有解痉作用。这三种均为有效成分，具有不同临床用途。应当指出的是，有效成分与无效成分的划分是相对的，不能机械的加以理解。随着现代科学技术发展及对天然活性成分研究的不断深入，以前被认为的无效成分，现在有些被作为有效成分应用。以多糖为例，以前在提取分离时常被作为无效成分而除去，随着现代科技发展，猪苓多糖、香菇多糖等多糖类成分已被证明是抗肿瘤的有效成分。鞣质类成分在天然药物提取分离过程中大多被视为无效成分除去，但五倍子中的鞣质具有收敛止血的功效。根据临床需要，有效成分也会被视为无效成分除去，如大黄中的蒽醌苷具有致泻作用，鞣质具有收敛作用，均为大黄中的有效成分，当临床用于致泻时，鞣质被作为无效成分除去。

天然药物化学的研究对象是天然药物中防治疾病的物质基础——化学成分。主要研究天然药物中化学成分（主要有效成分或活性成分）的结构类型、理化性质、提取分离、结构测定等方面的理论知识和实践技术。天然药物中含有多种化学成分，因此，在开展天然药物有效成分的研究时必须全面、系统、科学的进行，才能真正反映天然药物生物活性的特点。研究天然药物有效成分有以下几个方面的意义和目的。

（一）探索天然药物防病治病机理

在明确了天然药物有效成分的基础上，才可研究化学结构与疗效、毒性等的关系，并能运用现代科学技术了解该成分在体内的吸收、分布、代谢和排泄过程，从而进一步研究其作用原理。例如麻黄是具有发汗散寒、宣肺平喘、利水消肿等功效的常用中药。现代研究证明，麻黄中挥发油 α-松油醇能降低小鼠体温，是其发汗散寒的有效成分；其平喘的生物活性成分是麻黄碱和去甲麻黄碱，前者具有拟肾上腺素作用，能收缩血管、兴奋中枢，后者亦有松弛支气管平滑肌的作用；而利水的有效成分则是伪麻黄碱，它具有升压、利尿的作用。

（二）控制天然药物及其制剂质量

天然药物防病治病的作用，与其有效成分的存在和含量的多少有关，而有效成分又受天然药物的品种、产地、采收季节、加工方法、贮存条件的影响而变化。如麻黄中的麻黄碱在春季含量较低，从夏季到八、九月含量逐渐增高至顶峰，随后含量又逐渐降低。若要保证麻黄在临床上的合理应用，就必须研究麻黄中有效成分含量随季节变化的规律。因此，只有研究了天然药物的有效成分，才能通过含量测定的方法控制天然药物及其制剂的质量。如中药银黄注射液是由金银花、黄芩两味中药中提取的有效成分配制而成。实验证明：绿原酸为金银花中的主要有效成分之一，黄芩苷为黄芩的主要有效成分，故可用高效液相色谱法测定黄芩苷和绿原酸的含量，以控制银黄注射液的质量。

建立生物活性成分质量标准，可以规范天然药物同物异名、同名异物现象。例如，曾经用含肾毒性成分（马兜铃酸）的马兜铃科植物关木通（*Aristolochia manshuriensis* Kom.）替代木通科植物木通 [*Akebia quinata* (Thunb.) Decne.]，结果导致临床尿毒症病例上升，现《中国药典》已不将关木通作为药物收载。

中药指纹图谱是运用高效液相色谱、紫外光谱、红外光谱、质谱、核磁共振光谱、气相色谱等现代分析技术与计算机联用，进行化学成分指纹图谱定性和有效成分或有效部位的定量，用量化来控制中药材及其制剂的质量，这将是实现中药质量标准规范化、国际化的重要手段。

（三） 改进药物剂型，提高临床疗效

制剂的有效性、安全性、合理性，决定了医药水平和用药效果。传统的丸、散、膏、丹、汤剂等剂型已不能满足现代医学防病治病的需要。为了提高疗效，降低毒、副作用，便于携带和服用，就必须在研究有效成分的基础上，将天然药物经过提取分离，得到有效成分，再用现代的技术加工成现代药物剂型，并深入研究其在体内的吸收、分布、代谢、排泄等规律，以提高药物剂型的临床疗效。

（四） 扩大药源，促进新药开发

天然药物有效性的物质基础是它们的有效成分，当天然药物的疗效肯定，有效成分明确，但药物资源匮乏时，可根据有效成分的化学结构、理化性质及鉴别方法，依据亲缘关系寻找其他动植物中或同一植物的不同部位是否含有此种成分，从而开辟和扩大药物资源。如具有抗菌消炎作用的小檗碱最早是从毛茛科植物黄连中提取分离出来的，因黄连生长缓慢，供不应求，根据其性质，经寻找发现小檗属的三颗针、芸香科的黄柏等植物中也含有此成分，从而扩大提取小檗碱的药源。具有抗癌作用的秋水仙碱，原植物秋水仙产于欧洲和非洲，而国内出产的山慈菇和嘉兰均含有此成分，可作为提取秋水仙碱的原料。

根据天然药物有效成分的化学结构特点进行改造，寻找理想的药物，是现代合成新药的方法之一。例如，我国研制的青蒿素是一种高效、速效的抗疟新药，其缺点是水溶性小，体内半衰期短。通过结构修饰得到青蒿琥珀酸单酯，可以制成注射剂，半衰期延长，抗疟活性提高 9 倍。

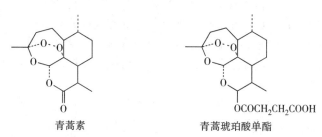

青蒿素　　　　　　　　　青蒿琥珀酸单酯

（五） 为中药炮制提供科学依据

中药炮制是根据中医辨证施治用药需要所采用的一项传统制药技术。通过炮制，使中药中的化学成分发生变化，以达到提高疗效，降低毒副作用，便于加工贮存及易于制剂和服用等目的。一种药物经过不同炮制方法后可以发挥不同的疗效。如大黄酒制后泻下作用减弱，而清热、消炎、活血化瘀的作用增强了；蜜制大黄适用于老年体弱的便秘；大黄炭适用于体内出血；石灰制大黄则适用于外伤出血；醋制大黄活血化瘀的作用显著。传统的炮制方法没有评判的依据，没有统一的标准，在炮制过程中只是根据操作者的经验来判断结果。只有在明确中药有效成分的基础上，用现代实验技术和方法对其进行定性定量分析，才能有效地控制炮制品的规格质量。

研究中药炮制前后化学成分的变化，有助于阐明炮制原理，改进和完善传统中药炮制方法和技术。如何首乌生品有润肠、解疮毒作用，而炮制品则有补肝肾作用。对何首乌炮制前后的化学成分进行分析，结果表明：制首乌中具有致泻作用的蒽醌苷水解为游离蒽醌衍生物；生首乌的含糖量为 5.8%，而制首乌的含糖量为 10.84%，化学成分分析阐明了何首乌炮制后功效发生变化的原因。

二、天然药物化学的发展概况

自古以来，人类为维护身体健康和生存繁衍，在获取食物和与疾病作斗争的同时，发

现了治疗疾病的植物（草药）和一些动物、矿物药，因而有"药食同源"或"医食同源"之公论。据国外文献记载，瑞典药剂师舍勒 K. W. Schelle 于 1769 年将酒石（酒石酸氢钾）转化为钙盐，再用硫酸分解制得酒石酸，为从天然药物中分离有机化学成分的始端。从天然药物中提取活性成分始于 19 世纪，第一个天然活性成分是 1805 年由德国药师塞图尔（Sertürner）从阿片中提取得到的吗啡碱，此后数十年从天然药物中发掘了大量的活性成分，如吐根碱、奎宁、马钱子碱、咖啡因、阿托品、洋地黄毒苷、毒毛花苷 K 等，以生物碱居多，都具有显著的生物活性，多数至今仍作为药物，生物碱的研究可谓是天然药物化学发展的里程碑。但由于当时分析方法落后，只能利用分馏和重结晶来纯化单体成分，发展速度缓慢。20 世纪 50 年代先后自印度萝芙木中获得降压成分利舍平，及从降血糖药长春花中获得抗癌活性成分长春碱和长春新碱，成为两个很有价值的药物，引起各方重视。

我国古代早已对天然药物化学研究有所记载，如公元前 12 世纪已使用大麦发芽制造饴糖。南朝宋时药学家雷敩所著的《炮炙论》，已经运用了丰富的天然药物化学知识。明朝《本草纲目》中记述五倍子有"看药上长起长霜，药则成矣"的记载，而"长霜"即没食子酸形成之意，这是世界上最早制得有机酸的记载。《本草纲目》中还详尽记载了用升华法制备樟脑的过程。

我国在 20 世纪前叶从天然药物中发现了麻黄碱、四氢巴马汀等有效成分，但受当时国家经济实力及科学技术综合水平的限制，发展缓慢，甚至连临床应用的麻黄碱还依赖进口。随着国家重视和综合实力的增强，中医药事业得到了迅猛发展。迄今为止在对天然药物进行较系统的化学药理研究中，发现了众多有生物活性的单体化合物，其中有很多天然药物成分已开发成为新药，广泛应用于临床。如抗肿瘤的有效成分斑蝥素、羟基喜树碱、高三尖杉酯碱、莪术醇等；作用于心脑血管系统的有效成分丹参酮 II$_A$、丹酚酸 A、芹菜甲素、蝙蝠葛碱等；作用于中枢神经系统的有效成分山莨菪碱、樟柳碱、罗通定等；作用于免疫系统的有效成分灵芝多糖、雷公藤甲素等。

天然药物化学的发展与现代科学技术进步息息相关。近年来，现代分离分析技术、基于结构鉴定的光谱技术及活性检测技术取得了飞速发展，许多结构复杂、微量的成分可以获得纯品并能够确定其化学结构，极大丰富了天然药物的来源。如用于分离不同化合物的凝胶、离子交换树脂、大孔吸附树脂、正相、反相色谱用的载体等，中压快速色谱、液滴逆流色谱（DCCC）和高效液相色谱（HPLC）等不同的色谱技术，使微量天然新化合物的分离纯化简便易行。各种现代新技术的应用，不仅使非极性化合物、小分子化合物分离速度和分离质量有了大幅度提高，而且对分离纯化难度较大的水溶性大分子化合物也得到较好的分离。在结构鉴定方面，紫外光谱（UV）、红外光谱（IR）、核磁共振光谱（NMR）、质谱（MS）等光谱技术的问世，使结构研究工作趋向微量、准确和快速。新技术的兴起使研究天然药物化学成分的周期大大缩短。

随着现代药理学、毒理学、分子生物学、计算机化学、组合化学等理论及相关技术的发展，天然药物的开发途径和手段也在不断现代化。天然活性产物的构效关系研究对新药研发尤为重要，需结合药理学和毒理学等，以了解化合物的活性、毒性及作用机制，为活性分子的设计提供依据。

三、天然药物各类化学成分简介

天然药物种类繁多，每个药物在其生长过程中进行着一系列的新陈代谢生化过程，形成和积累了各种化学物质即天然药物化学成分。现将常见的和具有明显生物活性的化学成分简述如下。

（一）糖苷类

糖类（saccharides）在自然界中分布广泛，常占植物干重的 80% ~ 90%。糖类可分为单糖、低聚糖和多糖。单糖是分子中带有多个羟基的醛类或酮类，为无色晶体，味甜，有吸湿性，极易溶于水，难溶于乙醇，不溶于乙醚。单糖具有旋光性，其溶液有变旋现象。低聚糖又称寡糖，指含有 2~9 个单糖分子脱水缩合而成的化合物。低聚糖易溶于水，难溶或几乎不溶于乙醚等有机溶剂。多聚糖是由 10 个以上的单糖基通过苷键连接而成的，一般多聚糖常由几百甚至几千个单糖组成。常见的多糖有淀粉、菊糖、果胶、树胶和黏液质等。多糖一般不溶于冷水。

苷类（glycosides）又称配糖体，是由糖或糖的衍生物与另一非糖物质通过糖的端基碳原子连接而成的一类化合物，其中非糖部分称苷元或配糖基。苷类化合物结构中因含有糖基，具有亲水性，可溶于水、亲水性有机溶剂，不溶或难溶于亲脂性有机溶剂。苷在天然药物中广泛存在，是一类重要的有效成分。

（二）黄酮类

黄酮类（flavonoids）泛指由两个苯环通过中间三碳链相互联结而成具有 $C_6-C_3-C_6$ 骨架的一类化学物质的总称。黄酮类化合物在植物体中常以游离态或与糖结合成苷的形式存在，多具有酚羟基，呈酸性。黄酮苷元一般难溶或不溶于水，可溶于乙酸乙酯、乙醚等有机溶剂及稀碱液中。黄酮苷类化合物一般易溶于水、甲醇、乙醇、吡啶等极性溶剂。黄酮类化合物在植物界分布广泛，迄今为止的药效和临床试验显示黄酮类成分具有多种的生物活性，含黄酮类较多的天然药物有槐米、葛根、陈皮、黄芩等。

（三）醌类

天然醌类（quinones）化合物主要有苯醌、萘醌、菲醌和蒽醌等类型，是一类比较重要的活性成分。游离的醌类一般溶于乙醚、苯、三氯甲烷等有机溶剂，与糖结合成苷后，易溶于甲醇、乙醇等极性大的有机溶剂。醌类化合物具有致泻、抗菌、利尿、抗癌和抗病毒等药理活性。天然药物大黄、虎杖、决明子、丹参、何首乌等中的有效成分多为醌类成分。蒽醌类化合物是醌类中一类重要化合物。

（四）香豆素和木脂素类

香豆素（coumarins）和木脂素（lignans）类均为莽草酸通过苯丙氨酸和酪氨酸等芳香氨基酸，经脱氢、羟基化、偶合等一系列反应而形成的产物。香豆素是具有苯骈 α-吡喃酮母核的一类化合物的总称。在结构上可看作是邻羟基桂皮酸失水而成的内酯，具有内酯环的性质。环上常有羟基、烷氧基、苯基和异戊烯基等取代基，其中异戊烯基的活泼双键与苯环上的邻位羟基可形成呋喃环或吡喃环的结构。游离香豆素可溶于热水，易溶于三氯甲烷、苯和乙醚等有机溶剂。香豆素苷类则可溶于水，也溶于甲醇和乙醇，不溶于三氯甲烷、苯和乙醚等有机溶剂。

木脂素类是一类苯丙素氧化聚合而成的结构多样的天然产物，多数呈游离状态，只有少数与糖结合成苷而存在。由于分子中具有手性碳，木脂素类化合物大多具有光学活性。游离木脂素亲脂性较强，易溶于乙醚、乙酸乙酯和三氯甲烷等低极性有机溶剂，可溶于甲醇、乙醇，难溶于水。成苷后的木脂素极性增大，水溶性也增加。木脂素结构类型多样，生物活性显著，有一定的研究开发前景。

（五）皂苷类

皂苷（saponins）是一类结构比较复杂的苷类化合物，因它的水溶液经振摇能够产生大量持久的肥皂样泡沫，能与胆甾醇结合形成复合物，具有溶血的特性。按其苷元结构的不同可分为甾体皂苷和三萜皂苷两大类。大多数皂苷极性较大，易溶于热甲醇、乙醇，能溶于水，难溶于乙酸乙酯、乙醚等。皂苷在含水丁醇和戊醇中溶解度大，所以正丁醇常作为提取和萃取皂苷的溶剂。皂苷元溶于石油醚、苯、乙醚、三氯甲烷等低极性溶剂中，不溶于水。皂苷具有多种生物活性，在天然药物中存在广泛，如人参、甘草、柴胡、桔梗等均含有皂苷。

（六）强心苷类

强心苷（cardiac glycoside）是存在于生物体中具有强心作用的甾体苷类化合物。强心苷一般能溶于甲醇、乙醇等，难溶于三氯甲烷、乙醚、苯等极性小的溶剂。苷易被酸水解成苷元和糖，也常常被共存于植物中的酶水解去一部分糖，成为次生苷。苷元溶于三氯甲烷、乙酸乙酯等有机溶剂中。临床上常用的强心苷类药物有二十余种，如去乙酰毛花苷、地高辛等，主要用于治疗充血性心力衰竭和节律障碍等心脏疾病。

（七）生物碱类

生物碱（alkaloids）是一类存在于生物体内的天然含氮有机化合物，有似碱的性质，能和酸结合成盐。游离的生物碱能溶于三氯甲烷、乙醚和苯等有机溶剂中，尤其在三氯甲烷中溶解度好，大多不溶或难溶于水。而生物碱盐特别是小分子有机酸盐和无机酸盐易溶于水、乙醇，不溶或难溶于常见的有机溶剂。生物碱类具有多样而显著的生物活性，是天然药物中的一类重要成分，含生物碱类天然药物有黄连、麻黄、三颗针等。

（八）萜类和挥发油

萜类（terpenoids）是由甲戊二羟酸衍生的分子式符合（C_5H_8）$_n$通式的化合物的总称。萜类化合物在自然界分布广泛，种类繁多且生物活性多样。根据异戊二烯单位的数目将萜类分为单萜、倍半萜、二萜、二倍半萜、三萜和四萜等类型。单萜和倍半萜类多为具有特殊香气的油状液体，在常温下可以挥发，或为低熔点的固体。二萜或二倍半萜多为结晶性固体。游离萜类化合物亲脂性强，易溶于醇及脂溶性有机溶剂，难溶于水，但单萜和倍半萜类能随水蒸气蒸馏。具有内酯结构的萜类化合物能溶于碱水，酸化后，又从水中析出。萜类苷化后具有一定的亲水性，能溶于热水、甲醇、乙醇等极性溶剂。

挥发油（volatile oils）又称精油，是存在于植物中的一类具有芳香气味、可随水蒸气蒸馏而又与水不相混溶的挥发性油状液体的总称。挥发油为混合物，其组成较为复杂，来源不同所含的成分颇不一致，但主要是由萜类、芳香族类、脂肪族类以及它们的含氧衍生物如醇、醛、酸、酚、醚、内酯等组成，其中单萜和倍半萜是挥发油的主要成分，此外还包括含氮及含硫的化合物。挥发油在水中溶解度极小，易溶于大多数有机溶剂，如乙醚、苯、石油醚等。

（九）鞣质类

鞣质（tannic acid）又称丹宁或鞣酸，是一类分子较大、结构复杂的多元酚类化合物。鞣质广泛存在于植物界，约70%以上的天然药物中含有鞣质类化合物。鞣质大多为无定形粉末，能溶于水、乙醇、丙酮等极性溶剂，不溶于乙醚、三氯甲烷等有机溶剂，可溶于乙醚和乙醇的混合液。可与蛋白质结合形成致密、柔韧、不易腐败又难透水的化合物。其水溶液遇重金属如醋酸铅、醋酸铜等能产生沉淀，还能与蛋白质、多种生物碱盐类形成沉淀。

（十）有机酸类

有机酸（organic acid）是分子中含有羧基的一类有机化合物，普遍存在于植物界，在植物体中除了少数以游离状态存在外，一般都与钾、钙、镁等金属离子或生物碱结合成盐。一般低级脂肪酸易溶于水、乙醇等，难溶于有机溶剂；高级脂肪酸及芳香酸较易溶于有机溶剂而难溶于水。有机酸的钾盐或钠盐能溶于水而难溶于有机溶剂。常利用有机酸易与氯化钙或醋酸铅生成沉淀的性质而与其他化学成分分离。

（十一）氨基酸、蛋白质、酶

分子中含有氨基和羧基的化合物称为氨基酸（amino acid），是广泛存在于植物体内的一种含氮的有机物质，大多易溶于水、稀乙醇，难溶于有机溶剂。氨基酸在天然药物中分布广泛，有一定的营养价值，但含量较低。

蛋白质（protein）是生命的物质基础，是由 α-氨基酸通过肽键结合而成的一类高分子化合物。蛋白质能溶于冷水，不溶于乙醇、甲醇等有机溶剂。蛋白质性质不稳定，遇酸、碱、热或某些试剂可使蛋白质变性产生沉淀。蛋白质在天然药物中分布也很普遍，多数没有医疗价值。

酶（enzyme）是生物体内具有特殊催化能力的蛋白质，是生物体内各种生化反应的催化剂。天然药物中酶普遍存在，其中不少酶具有药理作用。酶的催化作用具有专一性，通常一种酶只能催化某一种特定的反应，如蛋白酶只能催化蛋白质分解成氨基酸。植物中所含的苷类往往与某种特殊酶共存于同一组织的不同细胞中，当细胞破裂时，酶与苷接触即可使苷发生水解。

重点小结

知识点	要点
天然药物化学的研究内容	1. 天然药物化学的含义 2. 有效成分、有效部位、无效成分概念
天然药物化学研究的目的和意义	1. 探索天然药物防病治病机理 2. 控制天然药物及其制剂质量 3. 改进药物剂型，提高临床疗效 4. 扩大药源，促进新药开发 5. 为中药炮制提供科学依据
天然药物化学的发展概况	国内外主要研究进展及发展前景
天然药物各类型成分的简介	1. 常见天然药物化学成分类型：糖苷类、黄酮类、醌类、香豆素和木脂素类、皂苷类、强心苷类、生物碱类、萜类和挥发油及其他类化学成分 2. 各类天然药物化学成分的溶解性能

目标检测

一、选择题

（一）单项选择题

1. 下列为有效成分的是（　　）。

　A. 色素 　　　　　B. 树脂 　　　　　C. 黄酮类

    D. 黏液质　　　　　E. 树胶

2. 挥发油具有（　　）。
    A. 与水混溶　　　　B. 比水轻　　　　　C. 比水重
    D. 与水不相混溶　　E. 无味

3. 有效部位是（　　）。
    A. 混合物　　　　　B. 单体化合物　　　C. 有一定熔点
    D. 有结构式　　　　E. 以上均不是

4. 分子式符合（C_5H_8）$_n$通式的衍生物属于（　　）。
    A. 香豆素类　　　　B. 树脂　　　　　　C. 黄酮类
    D. 萜类　　　　　　E. 树胶

5. 可溶于水的成分（　　）。
    A. 纤维素　　　　　B. 油脂　　　　　　C. 单糖
    D. 挥发油　　　　　E. 树胶

6. 黄酮类化合物基本骨架为（　　）。
    A. $C_3-C_6-C_3$　　B. $C_6-C_6-C_6$　　C. $C_6-C_3-C_6$
    D. C_6-C_3　　　　E. C_3-C_6

7. 存在于生物体内的一类天然含氮有机化合物，有似碱的性质，能和酸结合成盐，此类化合物为（　　）。
    A. 香豆素类　　　　B. 树脂　　　　　　C. 黄酮类
    D. 萜类　　　　　　E. 生物碱类

8. 具有苯骈α-吡喃酮母核的一类化合物是（　　）。
    A. 萜类　　　　　　B. 蒽醌类　　　　　C. 黄酮类
    D. 香豆素类　　　　E. 生物碱类

9. 小檗碱属于（　　）。
    A. 萜类　　　　　　B. 生物碱类　　　　C. 黄酮类
    D. 香豆素类　　　　E. 蒽醌类

10. 在水溶液中不能被乙醇沉淀的是（　　）。
    A. 蛋白质　　　　　B. 多糖　　　　　　C. 鞣质
    D. 酶　　　　　　　E. 以上均不是

（二）多项选择题

1. 天然药物来自（　　）。
    A. 植物　　　　　　B. 动物　　　　　　C. 矿物
    D. 海洋生物　　　　E. 合成药物

2. 天然药物研究的主要内容是（　　）。
    A. 结构类型　　　　B. 理化性质　　　　C. 提取
    D. 制剂　　　　　　E. 分离

3. 下列被认为是有效成分的是（　　）。
    A. 生物碱类　　　　B. 强心苷类　　　　C. 色素类
    D. 皂苷类　　　　　E. 树脂

4. 根据单糖数目的不同可将糖类分为三种类型，分别为（　　）。
    A. 单糖　　　　　　B. 低聚糖　　　　　C. 二糖
    D. 多糖　　　　　　E. 三糖

5. 含有小檗碱的天然药物有（　　）。

   A. 芦丁　　　　　　B. 黄连　　　　　　　C. 黄柏

   D. 人参　　　　　　E. 三颗针

二、名词解释

1. 有效成分
2. 有效部位

三、问答题

1. 天然药物化学研究的内容有哪些？
2. 学习天然药物化学的意义和目的是什么？

（张雷红）

天然药物化学成分的提取分离技术

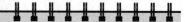

案例导入

案例：色谱法起源于 20 世纪，1906 年俄国植物学家米哈伊尔·茨维特用碳酸钙填充竖立的玻璃管，以石油醚洗脱植物色素的提取液，经过一段时间洗脱之后，植物色素在碳酸钙柱中实现分离，由一条色带分散为数条平行的色带。由于这一实验将混合的植物色素分离而形成不同的色带，因此茨维特将这种方法命名为 chromatography，即色谱法。

讨论：1. 玻璃管中的碳酸钙和石油醚分别起什么作用？

　　　　2. 为什么在玻璃管内会出现不同的色带？

第一节　提取方法与技术

天然药物种类繁多，所含化学成分丰富多样，既有有效成分，也有无效成分。若要对其中的某些化学成分进行研究和应用，必须将其从天然药物中提取出来。选择合适的提取方法，将天然药物中的活性成分尽可能多的提取出来，将有利于天然药物资源的研究、开发和利用。

提取一般是指选用适宜的溶剂和适当的方法，将所需成分尽可能完全地从天然药物中提出，而杂质尽可能少地被提出的过程。在进行提取之前，应对所用提取原料的基源、产地、药用部位、采集时间等进行考查，并通过系统查阅文献，合理设计提取方案，选择正确的提取技术，为下一步进行的分离、纯化奠定基础。从天然药物中提取化学成分常用的方法有溶剂提取法、水蒸气蒸馏法、升华法及 CO_2 超临界流体萃取法等技术，其中溶剂提取法最常用。

一、溶剂提取法

溶剂提取法是依据"相似相溶"原理，选择对有效成分溶解度大而对其他成分溶解度小的溶剂，将有效成分从药材组织中溶解出来的方法。其基本原理是溶剂在渗透、扩散作用下，渗入药材组织细胞内部，溶解可溶的成分，使细胞内外产生较大的浓度差，从而带动溶剂做不断往返的运动，直至细胞内外溶质的浓度达到平衡，将有效成分提取出来。

（一）溶剂的选择

1. 选择原则   溶剂提取法的关键是选择合适的溶剂。溶剂的选择应遵循"相似相溶"的经验规律，即天然药物中的亲水性成分易溶于极性溶剂，亲脂性成分则易溶于非极性溶剂。所选溶剂对所提成分溶解度大，对共存杂质溶解度小；溶剂不能与所提成分发生化学反应；选择溶剂时应尽可能满足价廉、安全、易得、浓缩方便等要求。

溶剂的极性与介电常数 ε 有关，溶剂的 ε 值越大，极性越大。一些常用溶剂的 ε 值见表 2-1。

表 2-1   常用溶剂的介电常数（ε）

溶剂名称	介电常数（ε）	溶剂名称	介电常数（ε）
石油醚	1.8	正丁醇（n-BuOH）	17.5
苯（C_6H_6）	2.3	丙酮（Me_2CO）	21.5
乙醚（Et_2O）	4.3	乙醇（EtOH）	26.0
三氯甲烷（$CHCl_3$）	5.2	甲醇（MeOH）	31.2
乙酸乙酯（EtOAc）	6.1	水（H_2O）	80.0

2. 常用溶剂   按照极性不同，可将常用溶剂分为水、亲水性有机溶剂、亲脂性有机溶剂三类。

（1）水   水的极性强，对细胞壁的穿透力大，提取时间短，提取效率高。天然药物中如生物碱盐、大多数苷类、鞣质、糖、蛋白质、氨基酸、无机盐等成分均可溶于水。水做提取溶剂有价廉、安全、易得等优点；缺点是溶出的水溶性杂质多、不易滤过和浓缩、易霉变、保存困难。

（2）亲水性有机溶剂   是指甲醇、乙醇、丙酮等极性大并能与水混溶的有机溶剂，其中以乙醇最为常用。由于乙醇分子小、极性大、对细胞的穿透能力强，因此不仅能够溶解亲水性的成分，而且对一些亲脂性的成分也有较好的溶解性。其优点是提取范围广、提取效率高、易保存等；缺点是价高、易燃、有毒等。

（3）亲脂性有机溶剂   是指三氯甲烷、乙醚、苯、石油醚等与水不相混溶的有机溶剂。天然药物中亲脂性成分如挥发油、游离生物碱、部分苷元、叶绿素、油脂、树脂等成分可被提出。此类溶剂提取具有选择性强、提取液易浓缩等优点；缺点是穿透力较弱，需长时间反复提取，且此类溶剂毒性大、易燃、价高、对设备要求高、使用不安全等。

因此，在实际工作中可针对某药材中已知成分或某类成分的性质，依据相似相溶原理，选择相应的溶剂进行提取。如槐米中芸香苷的提取可以选择水为提取溶剂；细辛醚的提取可选用石油醚。然而天然药物化学成分十分复杂，各成分间相互影响，存在增溶现象或发生化学作用，使溶解性能有所改变，故选择溶剂时尚需结合共存的其他成分加以考虑。

（二）提取方法

根据被提取成分的性质及所选溶剂的特点不同，常用的提取方法如下。

1. 浸渍法 根据溶剂的温度可分为温浸法（40~60℃）和冷浸法。此法比较简单，可将药粉装入适当的容器中，加入适当的溶剂（多用水或稀醇），时常振摇或搅拌，放置 2~3 日或规定时间，过滤，如此反复提取 2~3 次，合并提取液，浓缩后可得提取物。

（1）常用溶剂 水、乙醇。

（2）仪器装置 有盖的容器。

（3）操作过程 将药材粗粉置容器中→加入适量的溶剂→常温或加温浸泡（40~60℃）（注：浸泡时应将容器盖严，并经常搅拌或振摇），一般浸泡 2~3 日或规定时间→倾取上清液过滤→提取液。

（4）提取范围 适宜含淀粉、树胶、果胶、黏液质等成分较多的药材以及含挥发性成分、遇热不稳定易分解或易破坏成分的提取。

（5）优缺点 操作简便。但提取时间长、溶剂用量大，提取效率不高。水为溶剂易发霉、变质。

2. 渗漉法 将天然药物粗粉装入渗漉筒中，连续添加溶剂使其渗过药粉，自渗漉筒的下口收集提取液。当溶剂渗进药粉，溶出成分比重加大而向下移动时，上层的溶液或稀浸液便置换其位置，造成良好的浓度差，使扩散能较好地进行。提取的过程是一种动态的过程，故浸出效果优于浸渍法。但应控制流速（宜成滴不宜成线），在渗漉过程中随时自药面上方补充新溶剂，至药材中有效成分充分浸出为止。

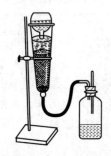

（1）常用溶剂 水、不同浓度的乙醇、酸或碱液等。

（2）仪器装置 渗漉装置（图 2-1）。

（3）操作过程 将润湿的药材粗粉装于渗漉筒内→上端不断添加新溶剂，使其渗入药粉（溶出可溶性成分）→下端接收→提取液。

（4）提取范围 适宜对热不稳定且易分解成分的提取。特别适用于剧、毒药材，有效成分含量低的药材及贵重药材的浸出。但新鲜易膨胀的药材、无组织结构的药材不宜选择此法提取。

图 2-1　渗漉装置

（5）优缺点 由于有较大的浓度差，提取效率较高。但溶剂用量大，提取时间长、操作较繁。

3. 煎煮法 是我国最早使用的传统的提取方法。操作时将中药粗粉放在适当的容器中（如砂锅、不锈钢夹层锅等，应避免用铁器），加水浸过药面，充分浸泡后，直火或蒸气加热，一般煎煮 2~3 次，每次 0.5~1 小时，煎煮次数、时间可按投药量及药材质地适当增减。直火加热时要不断搅拌，以免局部药材温度太高引起焦糊。

（1）常用溶剂 水。

（2）仪器装置 砂锅、不锈钢锅等。

（3）操作过程 将药材饮片或粗粉加适量水→直火加热煮沸 1 小时左右→滤过→提取液。

（4）提取范围 适宜易溶于水且对热稳定的成分的提取。不适于含挥发性、遇热不稳定及含糖较多（提取液黏稠、不易滤过）药材的提取。

（5）优缺点　本法简便易行，提取效率比冷浸法高。但水溶性杂质多，水煎液易发霉。

4. 回流提取法　应用有机溶剂加热提取天然药物有效成分时，可采用回流加热装置，以免溶剂挥发损失。一般小量操作时，可将药材粗粉装入大小适宜的烧瓶中（药材的量为烧瓶容量的 1/3~1/2），加溶剂使其浸过药面 1~2cm 高，安装冷凝器。实验室多采用水浴加热，沸腾后溶剂蒸汽经冷凝又流回烧瓶中。药渣再如此反复提取 2~3 次，将提取液合并，回收溶剂即得浓缩提取物。

（1）常用溶剂　有机溶剂。

（2）仪器装置　回流提取装置（图 2-2）。

（3）操作过程　将药材粗粉装于圆底烧瓶中→加入适量溶剂→水浴中加热回流提取（药渣反复提取 2~3 次）→滤过→合并提取液。

（4）提取范围　不适用于对热不稳定及易分解成分的提取。

（5）优缺点　提取效率比冷浸法高，但装置较复杂。

5. 连续回流提取法　连续回流提取法是在回流提取法基础上改进的，应用挥发性有机溶剂提取天然药物有效成分，能用少量溶剂进行连续循环回流提取，提取成分也较完全。实验室常用连续回流提取装置提取，它是由冷凝管、索氏提取器、烧瓶等组成。

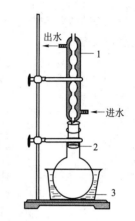

图 2-2　回流提取装置
1. 冷凝管　2. 蒸馏瓶　3. 水浴锅

（1）常用溶剂　有机溶剂。

（2）仪器装置　连续回流提取装置（图 2-3）。

（3）操作过程　将药材装于滤纸袋，放入提取器内→连接装置→水浴加热回流提取适当时间→提取液。

（4）提取范围　受热时间较长，不适用对热不稳定成分的提取。

（5）优缺点　溶剂用量少，提取效率高，但对装置设备要求高。

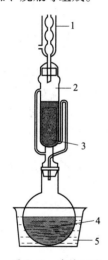

图 2-3　连续回流
提取装置
1. 冷凝管　2. 索氏提取器
3. 药粉　4. 蒸馏瓶
5. 水浴锅

（三）影响因素

1. 药材的粉碎度　为了增大药材与溶剂的接触面积，提高提取效率，提取时应对药材进行适当的粉碎。具体粉碎的程度要根据药材质地、提取方法及提取溶剂来决定。通常质地坚硬的药材应粉碎较细，而质地轻薄的药材可用粗粉或不用粉碎。含大量黏液质的药材如果粉碎过细，则提出的杂质量增加。以水为溶剂进行提取时药材易膨胀，可用粗粉；以乙醇为溶剂可粉碎较细。用渗漉法提取时，药粉不可过细，否则，会导致渗漉困难。

2. 提取时间　提取需要一定的时间，但当药材组织内外溶液浓度达到平衡后，成分就不再溶出。此时再增加提取时间也无益于提取。通常以水为溶剂提取时，约需 0.5 小时左右；以乙醇为溶剂提取时，约需 1 小时左右。

3. 提取温度　通常升高温度有利于提取。但提取温度升高，杂质的溶出率也相应增大。同时也易导致对热不稳定成分及挥发性成分的损失。

二、其他提取技术

（一）水蒸气蒸馏法

1. 基本原理   利用药材中含有挥发性成分，将水蒸气通入药材中，使药材中挥发性成分随水蒸气蒸馏出来的提取方法。

2. 适用范围   本法适用于能随水蒸气蒸馏而不被破坏并难溶于水的成分的提取。常用于挥发油的提取，此外挥发性生物碱如麻黄碱、槟榔碱等也可用此法提取。

3. 仪器装置   常用的水蒸气蒸馏装置包括：水蒸气发生器、蒸馏瓶、冷凝器、接收器等几部分（图 2-4）。

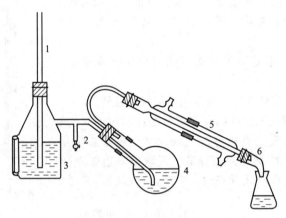

图 2-4   水蒸气蒸馏装置
1. 玻璃管   2. 螺旋夹   3. 水蒸气发生器   4. 蒸馏瓶   5. 冷凝器   6. 连接管

4. 注意事项   操作时水蒸气发生器内的水量不得超过其容积的 2/3，安全玻璃管应插到发生器的底部以调节内压。蒸馏器内的药材要先加水湿润，通蒸汽的导管应插入蒸馏器内的药材底部。蒸馏结束后，首先应打开水蒸气发生器与蒸馏器之间三通下口的螺旋夹，放入空气后，再停止加热。

（二）升华法

1. 适用范围   具升华性的成分均可采用此法提取，如茶叶中的咖啡因、大黄中游离羟基蒽醌类成分、牡丹皮中的丹皮酚。

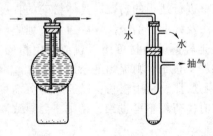

图 2-5   升华装置

2. 仪器装置   升华装置（图 2-5）。

3. 注意事项   升华法提取可使某些成分分解，实际生产中较少使用。

（三）超临界流体萃取法

超临界流体萃取（super critical fluid extraction, SFE）是一种利用某物质在超临界区域形成的流体，对天然药物中有效成分进行萃取分离的新型技术，集提取和分离于一体。

常用作超临界流体（SF）的物质有二氧化碳、氧化亚氮、乙烷、乙烯和甲苯等，由于二氧化碳具有无毒，不易燃易爆、安全、价廉，有较低的临界压力（$Pc = 7.37\mathrm{MPa}$）和临界温度（$Tc = 31.4\,℃$），对大部分物质不起反应，可循环使用等优点，故常用于植物有效成分的提取。

1. 基本原理   根据超临界流体对溶质有很强的溶解能力，且在温度和压力变化时，流体的密度、黏度和扩散系数等随之变化，溶质的亲和力也随之变化，从而使不同性质的溶质被分段萃取出来，达到萃取、分离的目的。

因压力和温度的不同，自然界的各种物质会以气体、液体、固体等多种形式存在。当气体的温度达到某一数值时，压缩能使它变为液体，此时的温度成为临界温度（Tc）。同样，气体也有一个临界压力（Pc），即在临界温度下，气体能被液化的最低压力。当物质所处的温度高于临界温度、压力大于临界压力时，该物质即处于超临界状态。超临界流体的密度与液体相近，黏度与气体相近，其扩散系数约比液体大 100 倍，而溶质的溶解性与溶剂的密度、扩散系数成正比，与黏度成反比。因此，SF 对很多物质有很强的溶解能力。同时 SF 的高流动性和扩散能力，有助于所溶解的各成分之间的分离，并能加速溶解平衡，提高萃取效率。

超临界流体萃取的主要设备是萃取器和分离器，按照溶剂和溶质分离方法的不同可将超临界流体萃取法分为三种。

（1）压力变化法　在一定的温度下，使超临界流体减压、膨胀，从而降低溶剂的密度，进行分离。

（2）温度变化法　即在恒压下，提高温度或降低温度从而将超临界流体与溶质分离。至于采取升温还是降温，则要根据压力条件决定，一般多采用升温操作。

（3）吸附法　在分离器内装填能吸附萃取物的吸附剂。

2. CO_2-SFE 的特点　目前广泛选用二氧化碳作为超临界萃取溶剂，主要因为二氧化碳具有以下特点。

（1）可在低温下提取　CO_2 在接近常温（35~40℃）时达到超临界状态，使天然药物中的化学成分在低温条件和 CO_2 气体笼罩下进行提取，这就防止了"热敏性"物质的氧化和逸散。因此，在萃取物中保持了天然药物的全部成分，如植物中的挥发性成分等，并且能把高沸点、低挥发度、易热解的物质远在其沸点以下萃取出来。

（2）完全没有残留溶剂　由于全过程不用或很少使用有机溶剂（作为夹带剂），因此萃取物无残留溶剂，同时也防止了提取过程对人体的毒害和对环境的污染。

（3）提取效率高，节约能耗　CO_2-SFE 技术集萃取与回收溶剂为一体，当饱含溶解物的 CO_2-SF 流经分离器时，由于压力降低，使得 CO_2 与萃取物迅速成为两相（气液分离）而立即分开，全过程与用有机溶剂的常规方法相比，不仅效率高且耗能少。

3. 夹带剂的使用　CO_2-SF 对不同成分的溶解能力相差很大，这与成分的极性、沸点和分子量密切相关。通常脂溶性成分可在低压条件下萃取。如挥发油、烃、酯、内酯、醚、环氧化合物等；当成分的极性基团增多则要在较高的压力下才能被萃取；而高分子化合物（如蜡、蛋白质、树胶等）则很难萃取。因此近年来对超临界萃取中夹带剂进行了研究。

夹带剂是在萃取物和超临界流体组成的二元系中加入第三组分，可使原来成分的溶解度得以改善。例如：在 $2×10^4$ kPa、70℃ 条件下，棕榈酸在 CO_2-SF 中溶解度是 0.25%（W/W）；在同样条件下，于体系中加入 10% 乙醇，棕榈酸的溶解度可提高到 5.0% 以上。又如罗汉果中的罗汉果苷 V（是一种三萜苷），在 40~45℃，$3×10^4$ kPa 的 CO_2-SF 中不能被萃取出来，使用夹带剂乙醇后，则能在萃取液中有一定量罗汉果苷 V。由此可见，夹带剂的研究和应用不但能扩大对天然药物化学成分的提取范围，还可以有效地改变流体的选择性溶解作用。一般来说，具有很好溶解性能的溶剂，也往往是很好的夹带剂，例如甲醇、乙醇、丙酮等。通常夹带剂的用量不超过 15%。

超临界流体萃取法从 20 世纪 50 年代起已开始进入实验阶段，如从石油中脱沥青等。

之后不断有大量专利涌现出来，如从咖啡豆中脱咖啡因、烟草中脱尼古丁等。70年代末，SFE技术在食品工业中的应用日益广泛，其中从啤酒花中提取酒花精已形成了生产规模。80年代以来，SFE技术更广泛地用于香精和香辛料成分的提取。如从菊花、梅花、栀子花、米兰花、玫瑰花中提取天然花香剂；从胡椒、肉桂、芫荽、月桂、薄荷中提取香辛料等。从天然药物中提取有效成分，是近些年才开始的。原西德学者利用SFE技术从植物原料中提取大麻醇、香豆素和咖啡因。日本学者宫地洋等从药用植物蛇床子、茵陈蒿、桑白皮、甘草根和紫草中萃取有效成分。

（四）超声提取技术

超声提取技术是一种利用超声波浸提有效成分的方法。其基本原理是利用超声波的空化作用，破坏植物药材的细胞，使溶剂便于渗入细胞内，同时超声波的强烈振动能传递巨大能量给浸提的药材和溶剂，使它们作高速运动，加强了细胞内物质的释放、扩散和溶解，加速有效成分的浸出，极大地提高了提取效率。

1. 操作技术 将药材粉末置适宜容器内，加入一定量溶剂，密闭后置超声提取器内，选择适当超声频率提取一段时间后即得。

2. 适用范围 既适用于遇热不稳定成分的提取，也适用于各种溶剂的提取。

3. 特点 超声提取法与常规提取方法相比，具有提取时间短、提取效率高、无需加热等优点，能避免高温高压对欲提取成分的破坏。但此法对容器壁的厚薄及放置位置要求较高。目前仅在实验室小规模使用，大规模生产还有待于解决设备问题。

（五）微波辅助提取技术

微波辅助提取技术是一种利用磁控管所产生的每秒24.5亿次超高频率快速振动的微波，使被提取的极性分子快速转向及定向排列，从而产生分子间相互碰撞、挤压，使有效成分易于溶出和释放的提取技术。此法具有选择性高、操作时间短、溶剂消耗少、有效成分收率高的优点，已被成功地应用于天然药物活性成分的提取。提取过程中，天然药物不凝聚、不糊化，克服了热水提取易凝聚、易糊化的缺点。还有研究比较了微波法与超声法从黄芩中提取黄芩苷，用MSP-100D国产专用微波制样系统，在70%微波功率下，微波最佳提取条件为：35%乙醇作溶剂、溶剂-药材（1∶30）、提取压力0.15MPa、恒压时间30秒，结果发现，黄芩苷提取率较超声法高出10%。

拓展阅读

超微粉碎

超微粉碎是一种以打破中药材细胞为目的的现代粉碎技术。经超微粉碎的药材称为中药微粉，其粒度中心为12~15μm，上限粒度47μm，而中药材的细胞尺寸大部分为10~40μm。因此，可使细胞破壁率达86.5%以上。

超微粉碎是近年来迅速发展起来的高新技术，能把原材料加工成微米甚至纳米级的微粉。尤其适用于纤维多的植物类中药材的粉碎，从而提高药物吸收率、生物利用度，增强靶向性。超微粉碎主要应用于一些贵重药材及稀有药材的粉碎，如人参、珍珠、三七、天麻、全蝎、羚羊角等。由于微粉技术的应用，一种以中药微粉为基础的中药——微粉学中药应运而生。例如，微粉中药饮片、微粉汤剂、微粉丸剂以及微粉胶囊剂等。但应针对具体品种，确定其最适粒度，才能更好地发挥超微粉碎的作用。

第二节 常规分离方法与技术

　　天然药物经过各种方法提取后所得的提取液体积较大，需要进行浓缩并回收溶剂，才能提高提取液中有效成分的浓度，有利于分离精制。浓缩可通过蒸发或蒸馏来完成，所采用的方法视溶剂和有效成分的性质而定，具体的方法有蒸发和蒸馏等。

　　蒸发是通过液体气化作用除去溶剂，溶剂不再回收。水提取液常用此法浓缩。

　　薄膜蒸发法就是利用蒸发的原理，使溶液以液膜状态迅速通过加热管，加大液体受热气化的表面积，从而缩短受热时间，提高浓缩效率，是一种较为理想的浓缩方法，尤其适于浓缩以水或稀醇作溶剂的提取液，装置见图2-6。

　　蒸馏可以分为常压蒸馏和减压蒸馏。

　　（1）常压蒸馏　适用于溶剂沸点低，有效成分遇热稳定的提取液的浓缩，如三氯甲烷、乙醚、石油醚等的提取液。实验室使用的常压蒸馏装置如图2-7。操作中蒸馏瓶中应加沸石以防暴沸，处理乙醚等低沸点的有机溶剂提取液时，可用电热套或水浴加热，禁止用明火或电炉等火源。

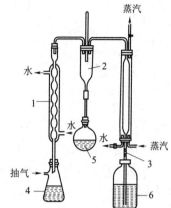

图2-6　薄膜蒸发装置
1. 冷凝器　2. 气液分离器　3. 螺旋夹
4. 回收溶剂　5. 浓缩液　6. 提取液

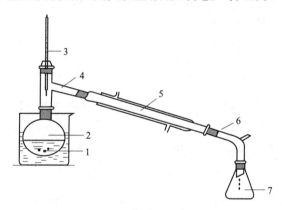

图2-7　常压蒸馏装置
1. 沸石　2. 蒸馏瓶　3. 温度计　4. 克氏蒸馏头　5. 冷凝管　6. 接液管　7. 接收瓶

　　（2）减压蒸馏　利用液体的沸点随压力变化而变化的性质。适用于溶剂沸点高、有效成分受热易分解的提取液的浓缩。一般当溶剂沸点超过70℃，通常需要在减压条件下对提取液进行浓缩。目前实验室应用最广泛的减压蒸馏装置是旋转蒸发器，见图2-8。

　　旋转蒸发器主要适用于大量溶剂的快速蒸发、微量组分的浓缩和结晶、干燥等过程。其工作原理是在减压条件下，蒸馏瓶在恒温水浴锅中旋转，溶液在瓶壁上形成薄膜，增大了溶剂的蒸发面积，溶剂蒸汽在高效冷凝器作用下冷凝为液体回流到收集瓶中，达到迅速蒸发溶剂的目的。

　　总之，无论采用常压蒸馏还是减压蒸馏，目的是使提取液得到浓缩，但浓缩过程中应

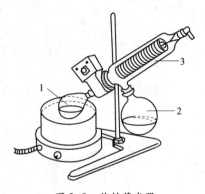

图 2-8 旋转蒸发器
1. 可旋转蒸馏瓶 2. 接收瓶 3. 冷凝管

注意尽量避免不必要的损失，防止热敏性成分被破坏。浓缩后的提取液可以根据天然药物成分的性质如溶解度、在两相溶剂中的分配比、分子大小、吸附性、解离程度等的差异选择恰当的方法进行进一步的分离和精制。天然药物化学成分常规分离精制方法主要有系统溶剂分离法、两相溶剂萃取法、沉淀法、结晶法、透析法、分馏法等。

一、系统溶剂分离法

系统溶剂分离法是根据被提取成分在不同极性溶剂中溶解度的差异，选用 3~4 种不同极性的溶剂组成溶剂系统，由低极性到高极性分步对浓缩后的总提取物进行分离的一种方法。

系统溶剂分离法的关键是溶剂的选择。天然药物提取液中常含有极性不同的各种化学成分，依据"相似相溶"原理，天然药物中各类成分与其较适用的提取溶剂之间的对应关系见表 2-2。

表 2-2 天然药物化学成分及其对应的提取溶剂

化学成分的极性	化学成分的类型	适用的提取溶剂
强亲脂性（极性小）	挥发油、脂肪油、蜡、脂溶性色素、甾醇类、某些苷元	石油醚、己烷
亲脂性	苷元、生物碱、树脂、醛、酮、醇、醌、有机酸、某些苷类	乙醚、三氯甲烷
中等极性	某些苷类（如强心苷等）	三氯甲烷-乙醚（2∶1）
	某些苷类（如黄酮苷等）	乙酸乙酯
	某些苷类（如皂苷、蒽醌苷等）	正丁醇
亲水性	极性很大的苷、糖类、氨基酸、某些生物碱盐	丙酮、乙醇、甲醇
强亲水性	蛋白质、黏液质、果胶、糖类、氨基酸、无机盐类	水

目前该法仍是分离天然药物提取物混合组分的最常用方法之一。但此法对含量少、结构性质相似成分的分离还是有很大限制，而且操作过程繁琐，对于化学性质不稳定、容易引起分解、异构化的各成分混合物的分离应特别注意。

常规的操作方法是将天然药物乙醇或甲醇提取液适当浓缩后，或拌入适当惰性吸附剂（如硅藻土、硅胶等），混合均匀后低温或自然干燥，选用不同极性的溶剂，由低极性到高极性依次进行提取，提取物中各组分因其极性的不同，决定其在不同极性溶剂中的溶解差异而得到分离。如分别用石油醚、三氯甲烷、乙酸乙酯、正丁醇，由低极性到高极性分步进行抽提，将提取物分成若干部位。

二、两相溶剂萃取法

两相溶剂萃取法又称为"萃取法"，是在提取液中加入一种与其不相混溶的溶剂，充分振摇以增加相互接触的机会，使原提取液中的某种成分逐渐转溶到加入的溶剂中，而其他成分仍留在原提取液中，如此反复多次，将所需成分萃取出来的分离方法。

（一）基本原理

两相溶剂萃取法是利用混合物中各成分在两种互不相溶（或微溶）的溶剂中分配系数的不同而达到分离的方法。根据分配定律，在一定的温度和压力下，某物质溶解在两种互不相溶的溶剂中，当溶解达到平衡时，该物质在两种溶剂相中的浓度之比为一常数，称为分配系数（K），可用下式表示：

$$K = C_\mathrm{u}/C_\mathrm{L}$$

K 表示分配系数；C_u 表示溶质在上相溶剂中的浓度；C_L 表示溶质在下相溶剂中的浓度。

混合物中各种成分在同一两相溶剂系统中分别有各自不同的分配系数。分离效果取决于混合物中各种成分在同一两相溶剂中的分配系数，分配系数相差越大，分离效果越好。分离的难易也可用分离因子 β 表示。分离因子为 A、B 两种溶质在同一溶剂系统中分配系数的比值。

$$\beta = K_\mathrm{A}/K_\mathrm{B}（注：K_\mathrm{A} > K_\mathrm{B}）$$

一般来说，当 $\beta \geqslant 100$，仅作一次简单萃取就可实现基本分离；当 $100 > \beta \geqslant 10$，则需萃取 10~12 次才能达到分离；当 $\beta \leqslant 2$ 时，要想实现分离，须作 100 次以上萃取才能完成；当 $\beta \approx 1$ 时，即表示 $K_\mathrm{A} \approx K_\mathrm{B}$，两种成分性质非常相近，无法利用此法达到分离的目的。

如某混合物含有 A、B 两种成分，现用三氯甲烷和水等体积配成溶液系统，其中 $K_\mathrm{A} = 10$，$K_\mathrm{B} = 0.1$，则 $\beta = K_\mathrm{A}/K_\mathrm{B} = 10/0.1 = 100$，在分液漏斗中对混合物一次振摇分配平衡后，成分 A 有 90% 以上分配在水中，则不到 10% 分配在三氯甲烷中，而成分 B 正好相反，说明混合物 A、B 两种成分仅做一次分配就实现了 90% 以上程度的分离。所以，一般情况下，$\beta \geqslant 100$，只需作一次简单萃取即可达到基本分离。

在实际分离过程中，选择 β 值大的溶剂系统，可简化操作过程，提高效率；亦可根据 β 值的大小选择适当的萃取方法。

（二）简单萃取法

简单萃取法是实验室中常用的一种简便萃取技术。小量萃取一般在分液漏斗中进行；中量萃取可在较大的下口瓶中进行；工业生产中的大量萃取，多在密闭萃取罐内进行。

1. 操作技术 小量萃取时，首先选择容积较待分离液体体积大 1~2 倍的分液漏斗，将玻璃活塞的磨口部位均匀涂抹润滑脂，装后旋转，检查是否漏液。依次加入待萃取物和萃取溶剂，盖好塞子，倒转漏斗，开启活塞，排气后关紧，开始轻轻振摇，每振摇几次后，注意打开活塞放出因振摇产生的气体，如此重复数次。将分液漏斗放在铁架台上静置，待分层后，调节下口活塞使下层液缓缓流出，而上层液则从上口倒出，即完成了一次萃取，如此反复萃取数次。保留上层液或下层液需视实际情况而定。

2. 影响因素 包括萃取溶剂的选择、用量、水提液浓度的要求等。

（1）萃取溶剂的选择 通常需根据被萃取化合物的性质而定。

如果从水提液中萃取亲脂性成分，一般选用苯、三氯甲烷或乙醚等亲脂性有机溶剂；萃取中等极性或亲水性成分，需改用乙酸乙酯、丁醇等。应注意的是，萃取溶剂的亲水性越强，与水作两相萃取时的效果就越差。对于酸性、碱性、两性成分的萃取分离，常选用 pH 梯度萃取法，即利用混合物中各成分的酸（或碱）性强弱不同，相应改变溶剂 pH 值，使之相继成盐或游离，改变成分在溶剂系统中的分配系数而与其他成分分离的一种方法。

（2）萃取剂的用量 萃取溶剂第一次用量一般为水提液的 1/3~1/2，以后的用量可适当减少为水提液的 1/6~1/4，同时遵循少量多次的原则，因为总量相同的溶剂，分次萃取的效率要比一次萃取的效率高。

（3）水提液的浓度　要求若是水提液，其浓度最好在相对密度1.1~1.2之间，过稀则萃取剂用量太大，过浓则两相不易充分接触影响萃取效率。

3. 乳化现象　是萃取中常出现的一种现象，尤其是碱性水提液选用三氯甲烷萃取时，乳化现象更为严重。其原因主要是天然药物中含有表面活性物质（如皂苷、蛋白质、多种植物胶质、鞣质等）或存在少量轻质的沉淀、溶剂互溶、两液相密度相差较小及振摇不规范等因素，促使了乳状液的形成，从而使两液相不能清晰地分开。在操作过程中，可采用旋转混合、改用三氯甲烷-乙醚混合溶剂萃取或加大有机溶剂量等措施以避免乳化现象的发生。

若乳化现象已形成，破坏乳化的方法以下几种。

（1）较长时间放置。

（2）轻度乳化可用一金属丝在乳化层中搅动使之破坏。

（3）将乳化层抽滤。

（4）将乳化层加热或冷冻。

（5）分出乳化层（有时乳化层为所需要的成分），再用新溶剂萃取。

（6）若因两种溶剂能部分互溶而发生乳化，可加入少量电解质（如氯化钠），利用盐析作用加以破坏。在两相比重相差很小时，也可加入氯化钠增加水相的密度。

（7）滴加数滴表面活性更强的低级醇类如乙醇、戊醇，替换原来的表面活性物质，达破乳目的。

4. 适用范围　简单萃取法适用于分配系数差异较大的成分的分离，一般萃取3~4次即可。若亲水性成分不易转入有机溶剂层时，需增加萃取次数或更换萃取溶剂。

（二）逆流连续萃取法

逆流连续萃取法是利用两种互不相溶的溶剂相对密度不同，以相对密度小的溶剂相作为移动相（或分散相），相对密度大的溶剂相作为固定相（或连续相），使移动相逆流连续穿过固定相，借以交换溶质而达到分离的一种连续萃取技术。

此法是由一根或数根萃取管组成（萃取管的数目可根据分配效率的需要来决定），管内用小瓷环或小的不锈钢丝圈填充，以增加液-液萃取时的接触面积，见图2-9。

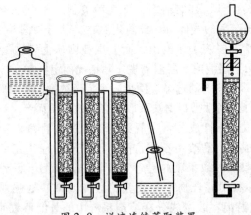

图2-9　逆流连续萃取装置

1. 操作技术　将相对密度小的溶剂相作为移动相置高位贮存器中，而相对密度大者则作为固定相置萃取管内。如用三氯甲烷从水提液中萃取脂溶性成分时，可将相对密度大的三氯甲烷作为固定相盛于萃取管内，而将相对密度小于三氯甲烷的水提取液贮于高位容器内，开启活塞，则高位贮存器中溶剂相在高位压力下流入萃取管，液滴因遇瓷圈撞击分散成细滴，增大了两相溶剂萃取的接触面积，两相溶剂在萃取管内可自然分层。最后，判断萃取是否完全，可取试样用色谱、显色反应或沉淀反应等进行检查。

2. 优缺点　逆流连续萃取法操作简便，萃取较完全，适合各种密度的溶剂萃取。此法克服了简单萃取法的繁琐操作，避免了乳化现象的发生。

（三）逆流分溶法

逆流分溶法（counter current distribution，CCD）是以分配定律为基础，将混合物经仪器操作，在两相溶剂系统中进行反复多次的振摇、静置、分离和转移等萃取步骤，使分配系数不同的成分达到分离的一种新型分离方法。CCD 法是又称为逆流分配法、逆流分布法或反流分布法。

若通过较少的转移次数就能达到分离目的，可在分液漏斗内进行操作；如需进行多次液体转移时，多采用 CCD 法，分离过程见图 2-10。

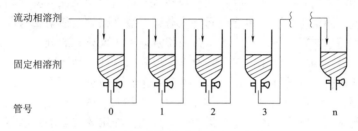

图 2-10　CCD 法分离过程示意图

1. 操作技术　在多个分液漏斗中装入相对密度小的固定相，然后在 0 号漏斗中加入相对密度大的流动相，振摇使充分混合，静置分层后，分出流动相移入 1 号漏斗，并在 0 号漏斗中重新补加新鲜的流动相，分别充分振摇混合。重复上述操作反复多次，混合物中各成分即在两相溶剂中作逆流移动，由于它们在两相溶剂中的分配系数不同而不断进行分配，经多次转移后，每一组分均会以最高浓度出现在某一分液漏斗中，从而达到分离目的。

2. 适用范围　CCD 法具有很强的分离混合物中各组分的能力，特别适合于分离中等极性、分离因子较小及不稳定的物质，甚至对一些用色谱法不能分离的高分子化合物如多肽、蛋白质等都能进行成功分离。但此法不适于分离微量成分，试样极性过大或过小，或分配系数受温度或浓度影响过大，以及易于发生乳化现象的溶剂系统。

3. 优缺点　CCD 法是一种高效率、多次、连续的两相溶剂萃取分离方法，具有操作条件温和、试样易于回收等优点。但操作较繁，消耗溶剂多，在大体积的溶剂中，混合物中的微量成分易损失，而且反复多次振动溶剂系统易产生乳化现象。

（四）液滴逆流分配法

液滴逆流分配法（droplet counter current chromatography，DCCC）又称液滴逆流色谱法，是在逆流分溶法的基础上改进的两相溶剂萃取法。其原理类似于逆流分溶法，利用混合物中各成分在两液相间分配系数的差异，让移动相以液滴的形式通过固定相的液柱，实现逆流分配，从而达到分离纯化的目的。

目前应用的液滴逆流分配装置（图 2-11）由三个部分组成：输液部分包括微型泵、移动相溶剂贮槽和样品注入器；萃取部分通常由 300~500 根内径约 2mm、长 20~40cm 的萃取管并列连接而成；收集检出部分包括输出器及分部收集器。

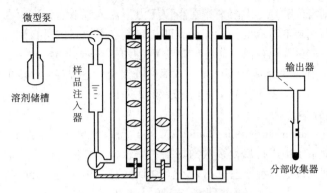

图 2-11   液滴逆流色谱装置示意图

1. 操作技术   首先将选择好的两相溶剂中的固定相装入全部萃取管内，然后将待分离的试样溶于两相溶剂（1：1）中，并从加样口注入，再由微型泵注入移动相，移动相在萃取管中形成液滴，固定相在液滴和管壁间形成薄膜与液滴接触，移动相与固定相不断地进行有效接触、摩擦形成新表面，促使溶质在两相溶剂中实现充分的分配，获得很好的分离效果。为避免被分离物质的氧化，在实际操作中可采用氮气驱动流动相。最后从萃取管中流出的移动相通过检测器进行分部收集，完成液滴逆流分配的全过程。

2. 适用范围   目前 DCCC 法已广泛用于皂苷、生物碱、酸性成分、蛋白质、糖类等天然产物的分离与精制，特别适用于皂苷类成分的分离。如用氮气驱动移动相，还可用于易被氧化物质的分离。

3. 优缺点   此法溶剂用量较少，可定量回收试样，因不需振荡，故不会产生乳化现象，分离效果较 CCD 法好。

三、沉淀法

沉淀法是指在天然药物的提取液中加入某些试剂，使其产生沉淀或降低溶解度而从溶液中析出，从而获得有效成分或去除杂质的方法。采用沉淀法进行分离，若生成的沉淀是有效成分，则要求沉淀反应必须可逆；若沉淀物为杂质，则沉淀反应可以是不可逆反应。常用的沉淀法有以下三种。

（一）酸碱沉淀法

酸碱沉淀法是利用某些成分在酸（或碱）中溶解，继而又在碱（或酸）中生成沉淀的性质达到分离的方法。这种沉淀反应是可逆的，可使有效成分与其他杂质分离。适用于分离提纯酸性、碱性或两性有机化合物，如黄酮、蒽醌类酚酸性成分、部分生物碱、蛋白质等。

（二）试剂沉淀法

试剂沉淀法是利用某成分能与某些试剂产生沉淀的性质或利用某些成分在不同溶剂中溶解度的差异，通过加入特定试剂或溶剂，使生成沉淀，而与其他成分分离。如生物碱沉淀试剂能使生物碱生成沉淀自酸性溶液中析出，如雷氏铵盐可与水溶性季铵碱生成难溶于水的生物碱雷氏铵盐沉淀析出；胆甾醇能与甾体皂苷生成沉淀；明胶、蛋白质溶液能沉淀鞣质等。又如在含多糖或蛋白质的水提液中分次加入乙醇，使含醇量逐步达到 70% 及以上，则难溶于乙醇的成分如多糖、蛋白质、淀粉、黏液质、树胶等被逐级沉淀析出，此法称为水提醇沉法；同样，在乙醇提取液中加入一定量的水，也会使树脂、油脂、叶绿素等低极性的成分沉淀出来，此法称为醇提水沉法。在含有皂苷的乙醇溶液中逐滴加入数倍量的丙酮或乙醚或丙酮-乙醚的混合液，可逐段沉淀出极性不同的皂苷。

（三）铅盐沉淀法

铅盐沉淀法是利用中性醋酸铅和碱式醋酸铅在水或稀醇溶液中，能与许多天然药物化学成分生成难溶性的铅盐或铅络合物沉淀，使有效成分与杂质分离。

中性醋酸铅能与具有羧基、邻二酚羟基的酸性或酚性物质生成不溶性铅盐。故常用于沉淀有机酸、蛋白质、氨基酸、黏液质、鞣质、树脂、酸性皂苷、部分黄酮苷、蒽醌苷、香豆素苷和某些色素等；碱式醋酸铅的沉淀范围更广，除上述物质外，还能沉淀某些大分子中性成分如中性皂苷、糖类，某些异黄酮及其苷，某些碱性较弱的生物碱等。具体操作如下。

首先向中药的水或醇提取液中加入中性醋酸铅溶液至不再产生沉淀，静置后滤出沉淀；再于滤液中加入碱式醋酸铅饱和溶液至不再产生沉淀，静置后滤出第二部分沉淀，流程见图 2-12。

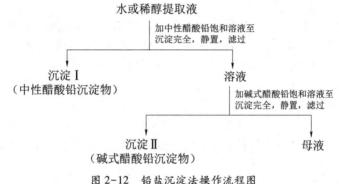

图 2-12　铅盐沉淀法操作流程图

再分别对所得的中性醋酸铅沉淀物、碱式醋酸铅沉淀物及母液三部分进行脱铅处理。脱铅的方法有三种，分别为硫化氢法、中性硫酸盐法和阳离子交换树脂法。硫化氢法脱铅最为常用，脱铅彻底，但脱铅液需通入空气或二氧化碳以驱净残余的硫化氢气体；中性硫酸盐法常加入硫酸钠等中性硫酸盐，因生成的硫酸铅在水中有一定溶解度，故脱铅不彻底；阳离子交换树脂法脱铅快而彻底，但溶液中某些有效成分的阳离子也可能被交换到树脂上，造成吸附损失，且用于脱铅后的树脂再生困难。

铅盐沉淀法既可使杂质生成铅盐沉淀除去，也可使有效成分生成铅盐沉淀，经过脱铅处理后，再进一步分离获得。

四、结晶与重结晶法

一般来说，天然药物化学成分在常温下多半是固体物质，常具有结晶的通性。若物质能形成结晶，则表明具有较高的纯度。结晶法是分离纯化固体成分的重要方法之一，可获得较纯的单体，有利于对天然药物化学成分进行进一步的分析。

结晶法是利用混合物中各成分在不同温度溶剂中溶解度的不同达到分离的方法。将非结晶状态的固体物质处理成结晶状态的操作称为结晶。若形成的晶体还含有较多的杂质，为粗结晶，还需将其进一步精制成较纯的结晶状物质，此过程称为重结晶。

（一）结晶溶剂的选择

选择合适的溶剂是结晶的关键。理想的溶剂必须符合以下条件。

（1）不与被提纯的物质发生化学反应。

（2）对结晶物质的溶解度随温度不同有显著差异。温度高时溶解度大，温度低时溶解度小。

（3）对杂质的溶解度非常大或非常小，前一种情况杂质留于母液中，后一种情况趁热过滤时杂质被滤除。

（4）溶剂的沸点适中，若沸点过高，则附着于晶体表面不易除去，过低又不利于晶体析出。

（5）能得到较好的结晶。

要找到合适的结晶溶剂，一方面可查阅有关资料及参阅同类型化合物的结晶条件；另一方面也可进行预试验，依据"相似相溶原理"。常用于结晶的溶剂有甲醇、丙酮、三氯甲烷、乙醇、乙酸乙酯、吡啶等。当选择单一溶剂不能得到结晶时，可选用两种或两种以上溶剂组成的混合溶剂进行结晶操作。常用的混合溶剂有乙醇-水、丙酮-水、吡啶-水、乙醚-甲醇、乙醚-丙酮、乙醚-石油醚、苯-石油醚、乙醇-乙酸乙酯-乙醚等。

（二）结晶纯度的判断

结晶的纯度可以通过化合物的晶形、色泽、熔点和熔距、色谱分析法等进行鉴定。

1. 晶形和色泽　一般结晶性纯净物质具有一定的晶形和均匀的色泽。化合物结晶的形状往往因所用溶剂的不同而有差异。但有时结晶形状一致也不能完全认定为单体化合物，尚需配合其他方面的检查。

2. 熔点和熔距　单体化合物还应有一定的熔点和较小的熔距。如为纯净化合物，重结晶前后的熔点应该一致。但结晶溶剂不同，所得化合物晶体的熔点也可能不同。熔距是指结晶开始熔融到完全融化的温度变化范围。一般单体化合物的熔距很窄，有时要求在 0.5℃ 左右，但从植物体中提得的化合物，熔距可在 1~2℃ 之间。

3. 色谱分析法　晶体纯度的进一步确认，须采用色谱法，常用的有薄层色谱和纸色谱等。经数种不同展开系统展开，均得到单一近圆形的斑点，可判断该化合物为纯品。

必要时采用高效液相色谱、气相色谱等来检查结晶样品的纯度，若出现单一峰或杂质峰极弱，则认为样品纯度较高。判断结晶纯度时，要依据具体情况综合分析。

五、盐析法

盐析法是在中药的水提液中，加入无机盐使之达一定的浓度或饱和状态，可使提取液中的某些成分在水中溶解度降低而沉淀析出，从而与水溶性大的杂质分离。常作为盐析的无机盐包括：氯化钠、硫酸钠、硫酸镁、硫酸铵等。其中硫酸铵具有盐析能力强、饱和液浓度大、溶解度受温度影响小、不引起蛋白质变性等优点而多用于蛋白质等高分子物质的盐析分离。例如从黄藤中提取掌叶防己碱、三颗针中提取小檗碱，生产上都是用氯化钠或硫酸铵采用盐析法制备。有些成分如原白头翁素、麻黄碱、苦参碱等水溶性较大，在提取时，往往先在水提取液中加入一定量的氯化钠，再用有机溶剂萃取。盐析后，滤液和沉淀物中易混入无机离子，可用透析法或离子交换法进行脱盐处理。

六、透析法

透析法是利用提取液中小分子物质或能在水、乙醇提取液中解离成离子的物质可通过透析膜，而大分子物质（如多糖、蛋白质、鞣质、树脂等）不能通过透析膜的性质，借以达到分离的一种方法，装置见图 2-13。常用的透析膜的类型有：动物膀胱膜、火棉胶膜、羊皮纸膜、再生纤维素膜、蛋白胶膜等。

透析时，将浓缩的中药水提液或乙醇提取液缓缓加入透析膜袋中，悬于盛有蒸馏水的容器内，水浴加温透析。透析过程中经常更换透析袋外的蒸馏水，以保持膜内外有较大浓度差。透析完成后可通过定性反应检查膜内药液有效成分或指标成分，用以判定透析是否完全。

此法常用于分离纯化天然药物化学成分中大分子物质如皂苷、蛋白质、多肽、多糖等。如去除鞣质时，可在中药提取液中加入适量明胶溶液，使其与鞣质结合成大分子而不易透过透析膜。但提取液中若含有黄酮、蒽醌类等成分，则不宜加入明胶溶液。

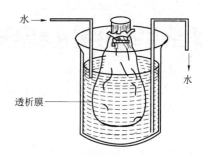

图 2-13　透析法示意图

七、分馏法

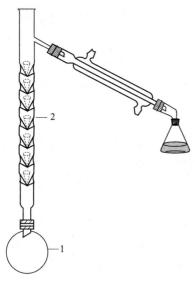

图 2-14　简单分馏装置
1. 烧瓶　2. 分馏柱

分馏法是用以分离液体混合物的一种方法，利用混合物中各成分的沸点不同，在分馏过程中产生高低不同的蒸汽压，从而收集得到不同温度的馏分，以达到分离目的。分馏法是将多次蒸馏的复杂操作在一支分馏柱中完成。一般情况下，液体混合物沸点相差 100℃ 以上时，可用反复蒸馏法；沸点相差 25℃ 以下时，需用分馏柱；沸点相差越小，则需要的分馏装置越精细。对于完全能够互溶的液体系统，即可利用各成分沸点的不同而采用分馏法。在天然药物化学成分的研究工作中，挥发油及一些液体生物碱的分离常采用分馏法。

分馏装置（图 2-14）中分馏柱的作用是增加上升蒸汽在到达冷凝管以前与回流的冷凝液的接触面积，进行充分的热交换，在分馏柱内可装入特制的填料以提高分馏效率。实验室常用的分馏柱有刺形分馏柱和填充式分馏柱。

拓展阅读

分子蒸馏技术

分子蒸馏也称短程蒸馏，是一种在高真空度条件下进行分离操作的连续蒸馏过程。由于在分子蒸馏过程中操作系统的压力只有 0.133Pa，混合物可以在远低于常压沸点的温度下挥发，另外组分在受热情况下停留时间很短（约 0.1~1 秒），因此，该过程已成为分离目的产物最温和的蒸馏方法。特别适合分离低挥发度、高沸点、热敏性和具有生物活性的物料。目前主要用于芳香油的精制和天然维生素 E 的提纯。例如分子蒸馏技术在桂皮油、玫瑰油、广藿香油的提纯过程中都取得了其他传统技术难以达到的效果。

第三节　色谱分离方法与技术

色谱法又称为层析法，是一种现代的物理化学分离分析技术。色谱法按原理不同，可分为吸附色谱、分配色谱、离子交换色谱和凝胶滤过色谱；按操作形式不同，可分为薄层色谱（thin layer chromatography，TLC）、纸色谱（paper chromatography，PC）、柱色谱（column chromatography，CC）；按流动相不同，可以分为液相色谱（liquid chromatography，LC）、气相色谱（gas chromatography，GC）和超临界流体色谱（super critical fluid chromatography，SFC）。

色谱技术因其具有强大的分离能力、众多的分离模式和灵活的检测手段，被广泛应用于化工、医药、生化和环境保护等领域。尤其适用于天然药物化学成分的分离、精制、定性和定量检测。近年来，色谱分离技术发展迅速，分离技术也逐步实现仪器化、自动化和高速化，已成为化学领域一个重要的分离、分析工具。根据色谱法分离原理不同，可将其分为以下几类。

一、吸附色谱技术

吸附色谱主要是指以固体吸附剂作为固定相，以液体作为流动相的液-固色谱分离技术。

（一）基本原理

吸附色谱是利用吸附剂对天然药物中各种成分吸附能力的差异，以及展开剂对各成分解吸附能力的不同，使各成分实现分离。吸附剂的吸附作用主要有固体表面的作用力、氢键、静电引力、范德华力等。吸附剂对各成分吸附能力的大小主要取决于吸附剂本身的结构和性质、被吸附成分的结构和性质以及展开剂的极性大小。

吸附剂对被分离成分的吸附能力越强，被分离成分吸附得越牢固，在色谱中移动的速度越慢，反之移动的越快。若所给的吸附剂和展开剂固定时，吸附力的大小主要取决于被分离成分的性质，被分离成分吸附的越牢固，展开的速度就慢，反之展开的速度快，据此可以将极性不同的化合物分离。

（二）构成要素

吸附色谱构成要素有被分离成分、吸附剂（固定相）及展开剂（流动相或洗脱剂）。

1. 吸附剂　作为吸附剂，要有较大的表面积和适宜的活性；与流动相溶剂及被分离各成分不发生化学反应；颗粒均匀；在所用各种溶剂中不溶解。

（1）种类　吸附剂有亲水性吸附剂和亲脂性吸附剂两类，硅胶、氧化铝和聚酰胺等属于亲水性吸附剂；活性炭属于亲脂性吸附剂。其中最常用的吸附剂是硅胶、氧化铝和聚酰胺。

①硅胶　吸附机制是硅胶中的硅醇基与某些化合物形成氢键，游离硅醇基数目的多少决定了硅胶吸附作用的强弱。硅胶是一种呈微酸性的多孔性物质，常用 $SiO_2 \cdot xH_2O$ 表示，为硅氧烷交联结构，属于极性吸附剂。

硅胶

硅胶极易吸水，当吸水量超过17%时，吸附力极弱，不能用作吸附剂。当硅胶加热到100~120℃时，即可除去绝大多数硅醇基上吸附的水，重新显示吸附活性。适用于中性或酸性成分的分离。

常用薄层色谱用硅胶主要有硅胶H（不含黏合剂）、硅胶G（含黏合剂煅石膏）、硅胶GF$_{254}$（含煅石膏和一种无机荧光剂），GF$_{254}$在254nm紫外光照射下呈强烈黄绿色荧光背景，便于斑点的呈现。

②氧化铝　色谱用氧化铝有碱性（pH 9.0）、中性（pH 7.5）和酸性（pH 4.0）三种，属极性吸附剂，吸附能力比硅胶稍强。其中，中性氧化铝适用于醛、酮、萜、生物碱、皂苷等中性或对酸碱不稳定成分的分离；酸性氧化铝适用于有机酸、氨基酸等酸性成分以及对酸稳定的中性成分的分离；碱性氧化铝适用于碱性和中性成分的分离。其中中性氧化铝应用最为广泛。

③聚酰胺　由酰胺聚合而成的一类高分子化合物。不溶于水及常用的有机溶剂，对酸稳定性差，对碱较稳定。一般认为，聚酰胺分子内存在的许多酰胺基能与酚类的羟基、酸类的羧基及醌类的醌基形成氢键而产生吸附（图2-15）。

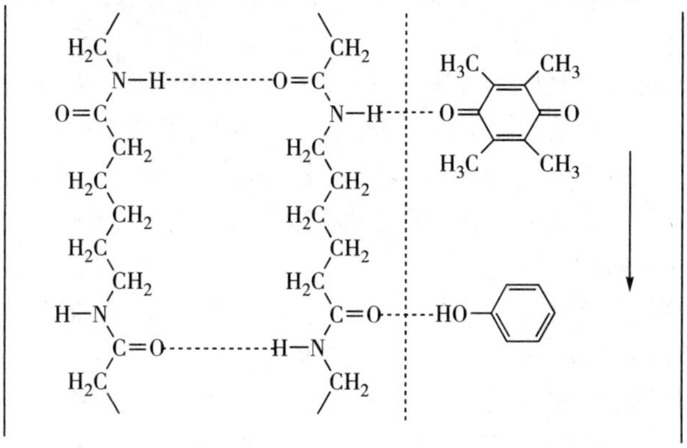

图 2-15　聚酰胺吸附色谱的原理

聚酰胺对化合物吸附力的强弱取决于形成氢键的能力。首先，聚酰胺形成氢键的能力与溶剂有关。一般聚酰胺在水中与化合物形成氢键的能力最强，在有机溶剂中较弱，在碱性溶剂中最弱。因此溶剂对聚酰胺的洗脱能力的顺序为：水<甲醇或乙醇<丙酮<稀氢氧化钠水溶液或稀氨水<甲酰胺或二甲基甲酰胺（DMF）。其次，聚酰胺形成氢键的能力与被分离成分的分子结构有关，在含水溶剂中，被分离成分的分子结构对氢键缔合的影响有以下几点。

A. 与聚酰胺形成氢键基团越多，吸附力越强。如间苯三酚>间苯二酚>苯酚。

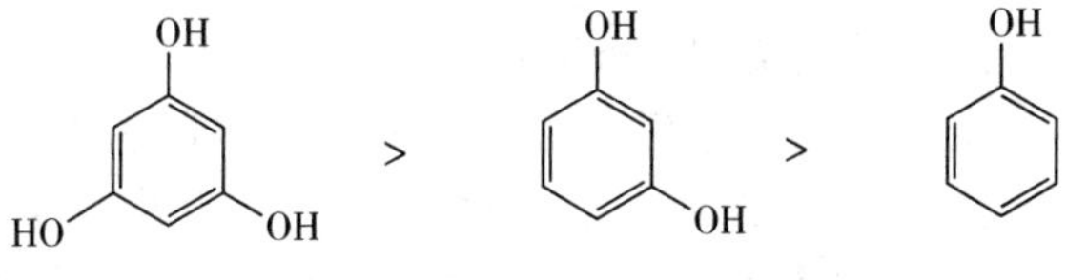

B. 形成氢键基团所处的位置不同，被聚酰胺吸附的强弱也不同。如对位及间位的吸附力大于邻位。

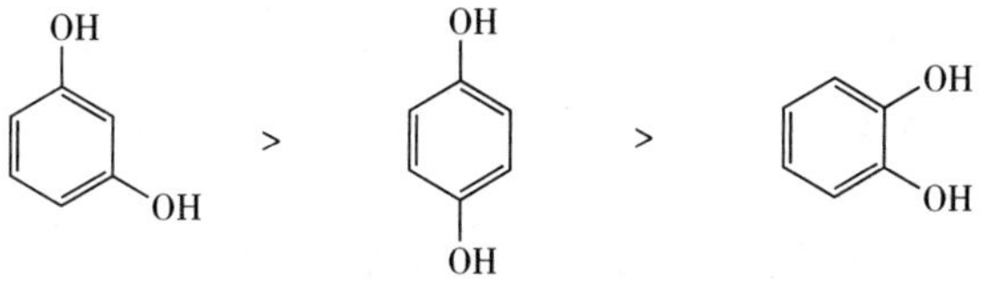

C. 芳香化程度越高，吸附力越强。

D. 能形成分子内氢键的化合物则吸附力减弱。

在天然药物有效成分的分离上，聚酰胺色谱有着十分广泛的用途，对极性物质、非极性物质的分离均适用，尤其适合分离酚类、醌类成分，如黄酮类、蒽醌类等。另外对鞣质的吸附几乎不可逆，吸附力极强，因而适用于植物粗提取液的脱鞣处理。

（2）吸附能力　亲脂性吸附剂对极性小的化合物吸附能力强，亲水性吸附剂对极性大的化合物吸附能力强。

亲水性吸附剂的吸附能力与含水量关系密切，含水量越大，吸附能力越弱，为提高亲水性吸附剂的吸附能力，必须去除所含水分。在一定温度下加热去除水分提高吸附剂的吸附能力，使其活性增高的过程称为吸附剂的活化。反之，在吸附剂中加入一定量的水分，降低其活性的过程称为去活化。吸附剂的活性根据含水量的多少分为5个活性级别（Ⅰ级、Ⅱ级、Ⅲ级、Ⅳ级和Ⅴ级）。活性级别越小，含水量越少，吸附能力越强；活性级别越大，含水量越多，吸附能力就越弱。但需注意硅胶加热到170℃时，有部分硅醇基发生脱水从而失去吸附活性，因此，硅胶的活化不宜在较高温度下进行。

2. 展开剂　色谱用的展开剂应具备纯度高，不含水分，与试样、吸附剂不发生化学反应，对被分离成分有适当的溶解度，黏度小，易挥散等条件。

（1）种类　常用的溶剂均可作为展开剂使用。如正丁醇、乙酸乙酯、三氯甲烷、甲醇、乙醇等有机溶剂，以及极性溶剂水。展开剂通常是一种或两种及两种以上的溶剂组成的溶剂系统。

（2）解吸附能力　展开剂的主要作用是解吸附。展开剂解吸附能力的大小与吸附剂和被分离成分的性质有关。当选用硅胶或氧化铝等亲水性吸附剂时，展开剂的解吸附能力与极性成正比，即被分离成分的极性大，展开剂的极性也要大，否则被分离成分就不能随着展开剂移动而分离。反之，被分离成分的极性小，就应当选择极性小的溶剂作展开剂。

3. 被分离成分　若用亲水性吸附剂，对极性大的被分离成分吸附能力强，解吸附能力弱，展开的速度慢。反之，吸附能力弱，解吸附能力强。

被分离成分极性大小与其结构密切相关。分子中母核相同，极性基团越多，极性越大；分子中双键及共轭双键越多，极性越大；同系物中，分子量越小，极性越大；在同一母核中不能形成分子内氢键的化合物比能形成分子内氢键的化合物的极性大。

常见的取代基极性大小顺序：烷基（—CH₂—）<烯基（—CH＝CH—）<醚基（R—O—R′）<硝基（—NO₂）<二甲氨基［—N（CH₃）₂］<酯基（—COO—）<酮基（—CO—）<醛基（—CHO）<巯基（—SH）<氨基（—NH₂）<酰胺基（—NHCO—）<醇羟基（—OH）<酚羟基（Ar—OH）<羧基（—COOH）。

（三）操作技术

吸附色谱按照操作方式不同分为薄层色谱法及柱色谱法。

1. 薄层色谱法 吸附薄层色谱可用于化学成分的分离、定性、定量检查，同时为其他的分析手段提供一定的分离依据。其操作步骤如下。

（1）薄层板的制备 依据吸附薄层板按制备过程中是否加入黏合剂分为硬板和软板。

①硬板的制备 又叫湿法铺板。将吸附剂、黏合剂等按一定比例混合，均匀铺在一块玻璃板上，铺好的薄层板自然干燥后再活化备用。硬板由于机械强度好而被广泛采用。常用的有硅胶 G 板和硅胶 CMC-Na 板，黏合剂分别为煅石膏（G）、羧甲基纤维素钠（CMC-Na）。

②软板的制备 又叫干法铺板。直接将一定规格活化后的吸附剂倒在玻璃板上，用特制的玻璃棒铺成均匀的薄层。软板制备时，吸附剂用量要适量，用玻璃棒推制时用力要均匀，制成表面平整、厚薄均匀的薄层板。

（2）点样 将试样溶于少量溶剂中用毛细管或微量注射器把试样溶液点在薄层板上的操作。操作时需注意，配制样品的溶剂与展开剂极性相近，易挥发，吸取样液的毛细管管口要平整，点样位置距薄层板底 1~1.5cm 处，斑点直径不超过 2~3mm，点样量适中。

（3）展开 待点样溶剂挥散后，将薄层板放入盛有展开剂的密闭容器中，进行展开分离的过程。即将盛有展开剂的容器密闭饱和一段时间后，再放入薄层板，放薄层板时不要浸没原点，溶剂展开至薄层板的 3/4 高度即要取出，标记溶剂前沿，挥干溶剂。展开方法一般用上行法。

（4）显色 是将挥去溶剂的薄层板放在日光、紫外灯或荧光灯下观察斑点的位置，圈出斑点，喷显色剂使斑点呈色的过程。对于已知类型的成分可选择专属显色剂，未知成分一般可选用碘蒸汽熏或喷 5%浓硫酸-乙醇液显色。喷显色剂要细而均匀，具腐蚀性的显色剂只能用在硅胶 G 板上。

（5）计算比移值 比移值（R_f值）表示的是某一化合物经过展开后在薄层板上的相对位置。计算方法是原点到色斑中心的距离除以原点到溶剂前沿的距离，或为斑点移动的距离与溶剂移动的距离之比。R_f值越大表示该化合物展开的速度越快；反之，展开速度慢。

2. 柱色谱法 柱色谱法是一种将分离材料装入柱状容器中，以适当洗脱液进行洗脱而使不同成分得到分离的色谱分离方法，也是天然药物成分研究中常用的方法。柱色谱法分离样品量大，大多数情况下均为制备性分离（图 2-16）。

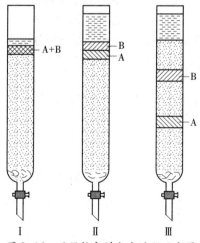

图 2-16 吸附柱色谱分离过程示意图

其操作步骤如下。

（1）装柱 包括干法装柱和湿法装柱两种。

　　干法装柱：直接用小漏斗将吸附剂均匀装入柱内的方法。

　　湿法装柱：将吸附剂装入盛有洗脱液的柱内；或将吸附剂与洗脱液混合成混悬液再装入柱中。

　　操作要点：装柱前柱底要垫一层脱脂棉以防吸附剂外漏；干法装柱时要用橡皮槌轻轻敲打色谱柱，使吸附剂装填连续均匀、紧密，然后用洗脱剂洗脱并保持一定液面；湿法装柱时注意打开下端活塞，洗脱剂始终保持有一定的液面高度。

　　（2）上样　　将试样溶于少量的洗脱剂中加到色谱柱顶端的操作。

　　操作要点：将试样溶于开始的洗脱剂中制成体积小、浓度高的溶液；加样时注意沿着柱内壁慢慢加入，始终保持吸附剂上表面平整；加样量为吸附剂的 $1/60 \sim 1/30$。

　　（3）洗脱　　将洗脱剂不断加入色谱柱内进行成分分离的操作过程。

　　操作要点：洗脱剂的选用可通过薄层色谱筛选，一般 TLC 展开时 R_f 值为 $0.2 \sim 0.3$ 的溶剂系统是最佳的洗脱系统，采用梯度洗脱，收集洗脱液；用薄层色谱或纸色谱作定性检查，合并同一组分溶液。

　　（4）收集　　洗脱液的收集根据具体情况而定，如果试样中各成分有色带，可分别收集各色带；如果试样中各成分无色，常采用等份收集。

　　洗脱后所得的各组分洗脱液分别进行适当的浓缩，经薄层色谱检测，合并相同流份，回收溶剂，获得单体。若为混合物，可进一步分离纯化。

二、分配色谱技术

　　分配色谱是一种利用混合物中各成分在互不相溶的两相溶剂中分配系数的不同达到分离的色谱分离技术。

（一）基本原理

　　即分配原理，利用混合物中各成分在固定相（s）和移动相（m）之间的分配系数（K）的差异使成分得以分离。分配系数是在一定的温度和压力下，溶质在两相间分配达到平衡时，溶质在固定相和移动相之间的浓度的比值。

$$K = C_s / C_m$$

　　C_s 为某成分在固定相中的浓度，C_m 为某成分在流动相中的浓度。

　　混合物中某成分在两相间的分配系数越大，说明该成分在固定相中的分配浓度越大；反之，在两相间的分配系数越小，该成分在固定相中的分配浓度越小。分离效果主要取决于分配系数的差异，一般来说，分配系数相差越大，成分分离效果越好。

（二）构成要素

　　分配色谱由四个要素构成，包括支持剂、固定相、流动相和被分离成分。

　　1. 支持剂　　又称载体，在分配色谱中仅作为载负固定相的介质。为中性多孔的粉末；无吸附作用，不溶于所用的溶剂中；可吸收一定量的固定相，不影响流动相的通过；不影响溶剂的性质和组成。

　　支持剂的种类有吸水硅胶、硅藻土、纤维素粉等。其中当硅胶含水量在 17% 以上时，失去了吸附性而成为载体（最多吸水可达 70% 以上）。硅藻土也是很好的惰性载体，可吸收其自身重量 100% 的水，几乎无吸附性能。

　　2. 固定相和流动相　　分配色谱中固定相和流动相是由二元或三元甚至三元以上溶剂按一定比例组成的复合溶剂系统。选择适当的溶剂系统，可提高分离的效率。常用纸色谱进行预试验寻找最佳的分离条件及合适的溶剂系统。

　　3. 被分离成分　　一般情况下，被分离成分的极性大，选用极性大的固定相和极性小的流动相；被分离成分的极性小，选用极性小的固定相和极性大的流动相。

（三）分类和操作技术

1. 分类　按操作形式可分为纸色谱、薄层色谱和柱色谱。按固定相和流动相的极性不同可分为正相色谱和反相色谱。正相色谱是指固定相的极性大于流动相极性的分配色谱，在正相色谱中极性小的成分先被展开或洗脱；反相色谱是指固定相的极性小于流动相极性的分配色谱，在反相色谱中极性大的成分先被展开或洗脱。

2. 操作技术　包括纸色谱、分配薄层色谱和分配柱色谱三种。

（1）纸色谱　以滤纸为支持剂，滤纸上吸着的水（或根据实际分离的需要，经适当处理后滤纸上吸附的溶液）为固定相，用适当的溶剂系统为移动相进行展开，而使试样中各组分达到分离的一种分配色谱法。色谱用滤纸可以分为快速、中速、慢速等规格。此法可用于定性、定量分析，也可用于微量物质的制备性分离。具体操作如下。

①点样　纸色谱的点样方法与薄层色谱基本相似。点样量一般是几毫克至几十毫克。

②展开　一般纸色谱展开的器具有纸色谱管、市售的色谱圆缸或具盖的标本瓶等。常用上行法展开。

③显色　展开结束后，先在日光或紫外灯下观察是否存在有色或荧光斑点，标记其位置，然后再根据所需检查成分喷洒相应的显色剂，显色后再定位。

④比移值（R_f 值）的计算　方法与薄层色谱相同。

纸色谱对亲水性较强成分如氨基酸、糖类、苷类等分离效果比薄层色谱好。但纸色谱与薄层色谱相比，展开往往需要较长时间，而且不能用腐蚀性强的显色试剂。

（2）分配薄层色谱　以硅胶或硅藻土为载体，与固定相按一定比例混匀后铺在薄层板上，自然干燥（不需活化）即可应用的平面分配色谱。分配薄层色谱的装置和操作与吸附薄层色谱相同，包括制板、点样、展开、显色、计算 R_f 值等步骤，但由于分配薄层色谱所用固定相为液体而非固体吸附剂，需用支持剂吸着固定，故制板方法与吸附薄层色谱有所不同。

正相分配色谱中，若固定相为水，常可制备纤维素薄层板和硅藻土薄层板；若固定相为水以外的其他溶剂，则可用浸渍法、展开法及喷雾法将固定相涂布于铺有支持剂的薄层板上。而反相分配色谱中，固定相常选用脂肪族碳氢化合物，可用 5%～10% 的正十一烷的石油醚液或 1% 液体石蜡的乙醚溶液及 5% 硅酮油的乙醚溶液进行涂布制板，挥去有机溶剂后即得。

（3）分配柱色谱　将吸附有固定相的支持剂装入色谱柱中，用适当固定相溶解试样后加样，然后以固定相饱和后的移动相进行洗脱，使试样中各组分因分配系数的不同而达到分离的方法。其装置与吸附柱色谱相同，具体操作如下。

①装柱　将所选的固定相与支持剂以 0.5～1∶1 的用量比置于一定容器内，充分搅拌均匀使支持剂吸着固定相，多余的固定相则抽滤除去，然后倒入所用的移动相溶剂中，剧烈搅拌使移动相与固定相互相饱和平衡。装柱时先将固定相饱和后的移动相溶剂加入色谱柱内，再按湿法装柱操作装入吸着固定相的支持剂。

②加样　在分配柱色谱中，一般支持剂的用量为试样量的 100～1000 倍，其载样量较吸附柱色谱少。根据试样溶解性能的不同，有三种加样方式可供选择。对于易溶于固定相者，将试样溶于少量固定相后，加入少量支持剂拌匀，装入柱顶；对于可溶于移动相者，则直接溶于移动相溶剂后加入柱顶；对于在两相中均难溶者，则使用低沸点溶剂溶解后，加入干燥的支持剂拌匀，挥去溶剂，再用一定量的固定相拌匀，装入柱顶。

③洗脱　洗脱所用的移动相均需先用固定相饱和。洗脱方法与吸附柱色谱相同。

④收集　分段定量收集洗脱液，每份洗脱液应始终用薄层色谱或纸色谱作定性检查，合并相同成分的洗脱液。

分配色谱中正相分配色谱常用于分离极性较大的成分，如生物碱、糖类、苷类、有机酸等；反相分配色谱常用于分离极性小的脂溶性化合物，如油脂、高级脂肪酸、游离甾体等。

三、离子交换色谱技术

离子交换色谱（ion exchange chromatography，IEC）是以离子交换树脂作为固定相，使混合成分中离子型与非离子型物质，或具有不同解离度的离子化合物得到分离的一种色谱操作技术，装置见图2-17。

（一）基本原理

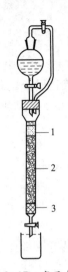

图2-17 离子交换
色谱装置
1. 玻璃丝 2. 树脂层
3. 玻璃丝

离子交换树脂是一类含有解离性功能基团的特殊高分子化合物，一般呈球状或无定形粒状。根据其所含解离性功能基团的不同，可分为阳离子交换树脂和阴离子交换树脂两类。在水溶液中，阳离子交换树脂能通过—SO_3H、—COOH或酚羟基中解离的H^+与溶液中的阳离子进行可逆性交换，阴离子交换树脂能通过伯、仲、叔、季铵基中解离的OH^-与溶液中的阴离子进行可逆性交换。而其本身却不溶于水、酸、碱和有机溶剂。若是以R代表离子交换树脂的母体，则其色谱分离的基本原理可表示为：

阳离子交换树脂　　$RSO_3^-H^+ + Na^+Cl^- \Longleftrightarrow RSO_3^-Na^+ + H^+Cl^-$

阴离子交换树脂　　$RN^+OH^- + Na^+Cl^- \Longleftrightarrow RN^+Cl^- + Na^+OH^-$

（二）构成要素

离子交换色谱的构成要素有固定相、流动相和被分离成分。

1. 固定相　为离子交换剂，有离子交换树脂和硅胶化学键合离子交换剂两类。常用的是离子交换树脂。

$$\text{阳离子交换树脂}\begin{cases} \text{强酸型} \quad -SO_3H \\ \text{弱酸型} \quad -COOH、-PO_2H_2 \end{cases}$$

$$\text{阴离子交换树脂}\begin{cases} \text{强碱型} \begin{cases} -\overset{+}{N}{\Big\langle}\begin{matrix}CH_3\\CH_3\\CH_3\end{matrix} \cdot X^- \\[2ex] -\overset{+}{N}{\Big\langle}\begin{matrix}CH_3\\CH_3\\C_2H_4OH\end{matrix} \cdot X^- \end{cases} \\[6ex] \text{弱碱型} \begin{cases} -\overset{+}{N}H{\Big\langle}\begin{matrix}R\\R\end{matrix} \cdot X^- \\[1ex] -\overset{+}{N}H_2R \cdot X^- \\[1ex] -\overset{+}{N}H_3 \cdot X^- \end{cases} \end{cases}$$

（1）种类　根据交换离子的性能不同，离子交换树脂可分为阳离子交换树脂和阴离子交换树脂两大类。每类树脂又根据功能基不同分为强酸、弱酸、强碱、弱碱等类型。商品树脂的类型是钠型（阳离子型）和氯型（阴离子型），而交换时用的是氢型和氢氧型。

（2）组成　离子交换树脂是由树脂母体和交换基团组成。以聚苯乙烯树脂为例，它是以苯乙烯为单体，二乙烯苯为交联剂，聚合而成的球形网状结构为母体，然后在母体上再连接许多活性交换基团。这些基团的氢离子可被其他离子置换。

（3）离子交换树脂的性能　交联度是表示离子交换树脂中交联剂的百分含量。如产品型号为 732（强酸 1×7）聚苯乙烯强酸型阳离子交换树脂，其中 1×7 即表示交联度是 7%。交联度提示了树脂孔隙的大小，交联度大，形成的网状结构紧密，孔隙网眼小，能交换的离子小，大离子不易进入树脂颗粒的内部。一般商品树脂的交联度有 10%～16%。交换容量表示离子交换树脂的交换能力。

2. 流动相　常用的有酸、碱、盐的水溶液或各种不同离子浓度的缓冲溶液等，如磷酸盐缓冲液。有时也使用有机溶剂如甲醇或乙醇同水缓冲溶液混合使用，以改善被分离成分的溶解度。

3. 被分离成分　被分离成分必须具有一定的离子强度。

（三）影响因素

1. 交换离子的影响　只要能形成离子均可与离子交换树脂进行交换。离子化程度越高越容易交换。

2. 温度的影响　一般来说，温度越高，离子交换越快，越容易交换；反之，不易交换。

3. 溶剂的影响　在水或含水溶剂中容易进行交换，在极性小的溶剂中离子交换困难。

4. 交换溶液浓度的影响　交换溶液浓度不宜过高，否则会使交换能力大大降低；交换溶液浓度越低交换速度越快。

（四）操作技术

1. 预处理　离子交换树脂在使用前，均需经过预处理，将所含的可溶性小分子有机物和铁、钙等杂质除去。根据分离试样中离子的性质，按酸→碱→酸的步骤，用适当试剂处理阳离子交换树脂；按碱→酸→碱的步骤，用适当试剂处理阴离子交换树脂，使树脂达到分离要求。

2. 装柱　装柱前先将树脂用蒸馏水充分溶胀，赶尽气泡，然后将溶胀后的树脂加少量水搅拌，连续倒入色谱柱（色谱柱要求耐酸、碱的腐蚀，柱长约为直径的 10～20 倍）中，打开活塞，缓缓放出水液，使树脂均匀下沉。

3. 上样　将试样溶液通过离子交换树脂柱进行交换。试样的用量由所选择树脂的交换容量来决定。将试样溶于适当溶液中配成浓度较稀的试样液（对离子交换剂的选择性大，利于分离），按柱色谱的上样方法将试样液加入柱内，打开活塞，当试样溶液流经离子交换树脂柱时，溶液中的离子与树脂上的解离性基团进行交换，被吸附于树脂上，至试样溶液流出后，用蒸馏水冲洗树脂柱，将残液洗净。

4. 洗脱　交换后的树脂，再选择适当溶剂洗脱，洗脱的原则是选择比已交换的离子更活泼的离子溶液把交换的离子替换下来。随着洗脱剂的移动，试样的离子成分在柱上反复进行着交换→洗脱→再交换→再洗脱的过程，从而使交换能力不同的离子化合物按先后顺序流出。

5. 收集　分段定量收集洗脱液，定性检查合并含有单一成分化合物的洗脱液，再进一步精制。

6. 再生　树脂的再生是指离子交换树脂在使用后失去交换能力，通过处理恢复交换能力的过程。

离子交换色谱是20世纪70年代发展起来的一种新的分析技术。主要用于能产生离子型的成分如氨基酸、肽类、生物碱、有机酸、酚类等成分的分离，广泛应用于医药、环保（如水质的测定）、食品等多种行业。如用阳离子交换树脂分离去除生物碱酸水液中非生物碱部分等。

四、凝胶色谱技术

凝胶色谱（gel filtration chromatography，GFC）又称为分子排阻色谱、凝胶滤过色谱、分子筛色谱、凝胶渗透色谱等，是一种以多孔凝胶为固定相分离大小不同成分的液相柱色谱技术。因其具有设备简单、操作方便、结果准确、凝胶可反复使用等优点，成为天然药物化学和生物化学等研究中的常规分离分析方法。

（一）基本原理

凝胶色谱是利用分子筛的原理进行分离的。因凝胶颗粒具有三维的网状结构，在水中可膨胀并有许多一定大小的网眼。当溶液通过凝胶颗粒时，溶液中分子直径小于网眼的成分可进入凝胶颗粒内部，而分子直径大于网眼的成分则被排阻在凝胶颗粒之外，按分子由大到小的顺序流出，见图2-18。

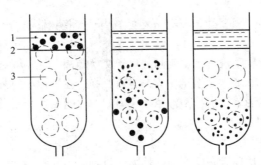

图2-18　凝胶色谱原理图
1. 小分子物质　2. 大分子物质　3. 凝胶颗粒

（二）构成要素

凝胶色谱的基本构成要素有固定相、流动相以及被分离成分。

1. 固定相　固定相是多孔凝胶（G），主要有葡聚糖凝胶（Sephadex G）和羟丙基葡聚糖凝胶（Sephadex LH-20）。后者为G-25经羟基化处理得到的产物。其中最常用的是葡聚糖凝胶。

（1）葡聚糖凝胶的结构　葡聚糖凝胶也称交联葡聚糖凝胶，是由葡聚糖和甘油基通过醚桥相互交联而成的多孔性网状结构，其结构式如图2-19。

（2）葡聚糖凝胶的性质　葡聚糖分子内含有大量羟基而具有极性，在水中即膨胀成凝胶粒子，是一种水不溶性的白色球状颗粒，由于醚键的不活泼性，因而具有较高的稳定性。不溶于水和盐溶液，在碱性和弱酸性溶液中性质稳定，但在酸性溶液中高温加热能促使糖苷键水解，和氧化剂接触会分解，长期不用宜加防腐剂。

（3）凝胶的型号　葡聚糖凝胶（Sephadex G）的商品型号用吸水量（干凝胶每1g吸水量×10）来表示。如Sephadex G-25，表示每克干凝胶的吸水量为2.5ml。G型凝胶用于流动相为水的色谱分离，商品型号有G-10、G-15、G-25、G-50等。另外，羟丙基葡聚糖凝胶（Sephadex LH-20）分子中引入了亲脂性基团，除了能在水中溶胀外，也能在许多有机溶剂如醇、甲酰胺、丙酮等溶剂中溶胀，并在pH>2的无氧化剂溶液中呈稳定状态。故Sephadex LH型凝胶应用范围更广，极性、亲水性和亲脂性流动相中均可应用。

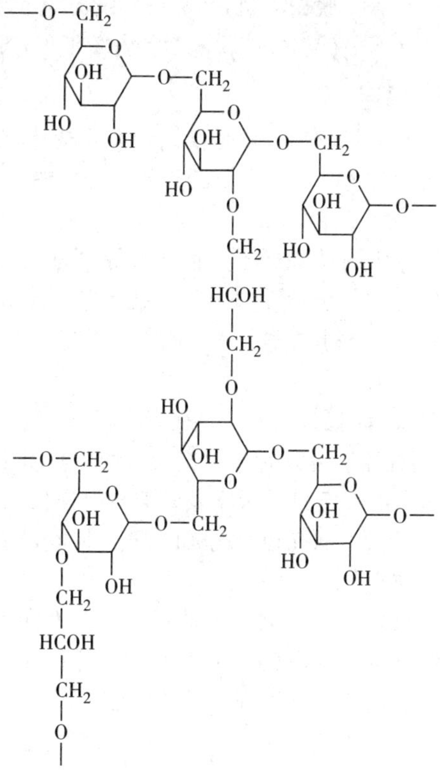

图 2-19 交联葡聚糖凝胶

2. 流动相 流动相必须是能够溶解试剂的溶剂；不能破坏凝胶的稳定性；能润湿凝胶使其膨胀；黏度要低，能保持一定的流动性。常用的极性溶剂有水、各种水溶液或不同比例的甲醇水溶液等；亲脂性溶剂有三氯甲烷、四氢呋喃、甲苯或不同比例的混合溶剂等。分离水溶性成分选择极性溶剂，分离脂溶性成分选择亲脂性溶剂。凝胶色谱一般按选用的流动相不同分为两类，以水溶液为流动相的叫凝胶滤过色谱（GFC）；以有机溶剂为流动相的叫凝胶渗透色谱（GPC）。

（三）操作技术

1. 预处理 将干凝胶用选好的流动相（溶剂）充分浸泡膨胀后备用。

2. 装柱 采用湿法装柱，选择合适类型的凝胶经预处理装入柱中后，放出溶剂，使凝胶沉集，柱床稳定，并始终保持一定的液面。

3. 上样 把被分离的成分溶于选好的溶剂中，用滴管沿柱壁缓缓注入柱中，加完后将活塞打开，使试样完全渗入柱内，再关闭活塞。

4. 洗脱 根据被分离成分性质的不同，选择不同洗脱剂。如固定相为 Sephadex LH-20 的凝胶色谱，洗脱剂可选用有机溶剂，如甲醇、三氯甲烷-甲醇（1:1）等。适当控制洗脱的速度，若固定相颗粒细或交联度大，则流速可稍快。

5. 收集 洗脱液等体积收集，每一流份经检测后，合并相同组分，再做进一步处理。

6. 再生 当凝胶经多次使用后，通常在50℃左右用含2%氢氧化钠和4%氯化钠的混合液浸泡，再用水洗净，使其再生。

凝胶色谱不仅在分离大分子化合物方面广泛应用，在分离小分子化合物或其他如脱盐、除热原及粗略测定高分子物质的分子量等方面均可应用。如用凝胶色谱分离多糖，先选用孔隙小的凝胶如 G-25、G-50 等，脱去无机盐及其他小分子化合物，再选用孔隙大的凝胶如 G-150、G-200 等分离大分子多糖类，洗脱液为各种浓度的盐溶液及缓冲液。

五、大孔吸附树脂色谱技术

大孔吸附树脂（macro-reticular resine）是继离子交换树脂之后发展起来的一类新型分离介质，是以大孔吸附树脂为吸附剂，结合分子筛原理分离的一种柱色谱技术。

（一）基本原理

大孔吸附树脂色谱是结合吸附性和分子筛性两种原理进行物质分离的。吸附性主要来源于范德华引力和氢键作用力；分子筛性来源于大孔树脂的多孔性结构产生的渗透和滤过作用。被分离的成分根据其分子大小的不同和吸附力的差异而分离。

（二）构成要素

大孔吸附树脂的构成要素有固定相、流动相以及被分离成分。

1. 固定相 为大孔吸附树脂，是一种不含交换基团，具有大孔网状结构的固体高分子吸附剂，不溶于水、酸、碱及有机溶剂。根据其骨架材料连接的功能基团，可分为非极性、中等极性和极性三类，每一类又根据孔径、比表面积、性质及构成等不同而分为许多型号，应用时需根据具体情况加以选择。

通常根据被分离成分的极性和分子大小来选择不同极性的大孔吸附树脂，以及决定大孔吸附树脂膨胀体积大小的溶剂。如分离大分子的物质选择能使大孔吸附树脂膨胀体积大的溶剂；反之，选用使其膨胀体积小的溶剂。

2. 流动相 常用的流动相有甲醇、乙醇、丙酮、乙酸乙酯等。非极性大孔吸附树脂选择流动相的极性越小，洗脱能力越强；极性大孔吸附树脂选择流动相的极性越大，洗脱能力越强。

3. 被分离成分 一般来说，极性大的化合物和分子体积小的化合物在极性大孔吸附树脂上吸附力强，解吸附力弱，洗脱困难；而极性小的化合物和分子体积大的化合物在非极性大孔吸附树脂上吸附力强，解吸附力弱，洗脱困难。

（三）操作技术

1. 预处理 指将新购树脂用丙酮加热回流提取以去除杂质，并用水和乙醇浸泡过夜，待用。

2. 装柱 将浸泡过夜的树脂采用湿法装柱，然后用 95% 的乙醇流洗柱床，至流出液与水混合无白色浑浊为止。再用去离子水洗至无醇味。

3. 上样 将试样溶液加到树脂床中。

4. 洗脱 选择合适的洗脱液进行洗脱。实际工作中，常采用水、浓度由低到高的含水甲（乙）醇溶液依次洗脱。

5. 收集 分段收集洗脱液，将混合物分为若干组分，定性检查，合并同一组分。

6. 再生 当树脂使用一定周期后，其吸附性能降低，此时即需再生处理才可反复利用。再生时用 1mol/L 盐酸和 1mol/L 氢氧化钠溶液顺次浸泡洗涤，最后用蒸馏水洗至中性，浸泡于甲醇或乙醇中贮存，临用前用蒸馏水洗尽醇即可使用。

大孔吸附树脂具有吸附容量大、选择性好、收率高、预处理和再生方便等优点，所以在医药工业及工业废水、废液的净化处理等方面都得到广泛应用。在天然药物成分研究开发方面，主要用于水溶性成分的分离纯化，尤其是大分子的亲水性成分（如多糖、皂苷等）。在实际应用中，根据被分离成分的特性和树脂的结构和性能，选择合适的树脂及分离条件，达到最佳的分离效果。目前大孔吸附树脂在多糖、皂苷、黄酮、生物碱、三萜类化合物的分离方面都得到了很好的应用。如利用大孔吸附树脂分离甜叶菊苷，甜叶菊苷提取液通过 GDX-101（D 型非极性）树脂床，先用碱液洗，再用水洗，最后用 95% 乙醇洗脱，洗脱液处理后可得结晶。

六、高效液相色谱技术

高效液相色谱（high performance liquid chromatography，HPLC）又称高压液相色谱或高速液相色谱，是采用高效填充剂，利用加压手段加快流动相流速的一种高效能液相色谱。

（一）分类

按分离原理不同可分为分配色谱、吸附色谱、离子交换色谱和凝胶色谱等；按固定相和流动相极性不同分为正相色谱和反相色谱；按固定相和流动相的聚集状态不同可分为液-固色谱（LSC）和液-液色谱（LLC）。

（二）组成

高效液相色谱的基本装置包括有贮液器、高压泵、进样器、色谱柱及高灵敏度的检测器、数据处理器等，见图 2-20。

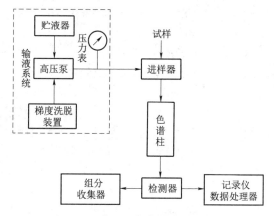

图 2-20　高效液相色谱装置示意图

（三）特点

高效液相色谱除具有速度快、效能高、仪器化等优点外，而且试样用量少，不需要气化，只需制成溶液即可进样，柱温不需太高，所以对难气化、或遇热不稳定的成分及分子量较大的成分都可应用。制备型的高效液相色谱还能较大量分离制备纯度较高的样品，因而在天然药物化学成分的分离、定性检识和定量分析等方面占有越来越重要的地位。

拓展阅读

气相色谱在天然药物化学中的应用

气相色谱（gas chromatography，GC）是一种分离、分析技术，被广泛应用于工业、农业、国防及科学研究中。气相色谱可分为气固色谱和气液色谱。二者均以气体为流动相，气固色谱以固体物质（如活性炭、硅胶）为固定相；气液色谱以液体为固定相。在天然药物化学中主要用于某些挥发性成分的分析和药物中残留农药的分析。

重点小结

知识点		要点
提取方法	溶剂提取法	1. 溶剂提取法的原理 2. 浸渍法、渗漉法、煎煮法、回流法和连续回流法的操作技术、适用范围及优缺点 3. 影响溶剂提取法的因素
	水蒸气蒸馏法	水蒸气蒸馏法的原理、操作技术及适用范围
	升华法	升华法的原理、操作技术及适用范围
	超临界流体萃取法	超临界流体萃取法的原理、适用范围及优缺点
分离方法	系统溶剂分离	系统溶剂分离法的原理、操作技术及应用
	两相溶剂萃取	1. 两相溶剂萃取法的原理 2. 分离因子和分配系数对萃取影响 3. 乳化现象及破乳的方法 4. 两相溶剂萃取法的操作技术及应用
	沉淀法	沉淀法的原理、适用范围、操作技术及应用
	结晶与重结晶	1. 结晶与重结晶法的原理 2. 结晶溶剂的选择原则，结晶纯度的判断方法 3. 结晶与重结晶法的操作技术及应用
	透析法	透析法的原理、适用范围、操作技术及应用
	分馏法	分馏法的原理、操作技术及应用
	色谱法	1. 吸附色谱、分配色谱、离子交换色谱、凝胶过滤色谱及大孔吸附树脂色谱的分离原理、操作技术及应用 2. 吸附色谱中吸附剂的类型及吸附特点，分配色谱的组成要素及支持剂的类型，离子交换色谱的类型

目标检测

一、选择题

（一）单项选择题

1. 下列能与水互溶的溶剂是（　　）。
   A. 正丁醇　　　B. 石油醚　　　C. 异戊醇
   D. 丙酮　　　E. 三氯甲烷

2. 用溶剂提取法提取的挥发油，含的主要杂质是（　　）。
   A. 油脂　　　B. 黏液质　　　C. 树胶
   D. 果胶　　　E. 蛋白质

3. 从中药中提取对热不稳定的成分，宜选用（　　）。
   A. 回流提取法　　　　　　　B. 煎煮法
   C. 渗漉法　　　　　　　　　D. 连续回流法

E. 常压蒸馏法

4. 用水蒸气蒸馏法提取，主要提取出的成分是（　　）。

   A. 挥发油　　　　　　B. 氨基酸　　　　　　C. 苷

   D. 鞣质　　　　　　　E. 蛋白质

5. 下列成分中可被醇提水沉法沉淀的是（　　）。

   A. 淀粉　　　　　　　B. 蛋白质　　　　　　C. 多糖

   D. 树脂　　　　　　　E. 鞣质

6. A、B 两物质在三氯甲烷-水中的分离因子为 100，则两者基本分离需要萃取（　　）。

   A. 10 次　　　　　　　B. 100 次　　　　　　C. 1 次

   D. 20 次　　　　　　　E. 30 次

7. 被提纯的有效成分要求在结晶溶剂中溶解度（　　）。

   A. 热时大，冷时小　　　　　　　　　B. 冷热均大

   C. 冷热均小　　　　　　　　　　　　D. 冷时大，热时小

   E. 没有规律

8. 现代高效的分离方法是（　　）。

   A. 萃取法　　　　　　B. 色谱法　　　　　　C. 沉淀法

   D. 结晶法　　　　　　E. 沉淀法

9. 纸色谱的缩写符号为（　　）。

   A. PC　　　　　　　　B. TLC　　　　　　　C. CC

   D. HPLC　　　　　　E. CMC-Na

10. 利用在两相溶剂中分配系数不同进行分离的方法是（　　）。

   A. 萃取法　　　　　　B. 结晶法　　　　　　C. 沉淀法

   D. 色谱法　　　　　　E. 分馏法

（二）多项选择题

1. 下列属于水溶性成分的是（　　）。

   A. 苷　　　　　　　　B. 油脂　　　　　　　C. 游离生物碱

   D. 蛋白质　　　　　　E. 挥发油

2. 能用 pH 梯度萃取法进行分离的植物成分有（　　）。

   A. 蒽醌类　　　　　　B. 黄酮类　　　　　　C. 生物碱类

   D. 糖类　　　　　　　E. 无机盐

3. 可被水提醇沉法沉淀的是（　　）。

   A. 淀粉　　　　　　　B. 蛋白质　　　　　　C. 多糖

   D. 树脂　　　　　　　E. 黏液质

4. 用溶剂从中药中提取化学成分的方法是（　　）。

   A. 升华法　　　　　　B. 透析法　　　　　　C. 渗漉法

   D. 回流法　　　　　　E. 色谱法

5. 常用的吸附剂包括（　　）。

   A. 活性炭　　　　　　B. 氧化铝　　　　　　C. 聚酰胺

   D. 纤维素　　　　　　E. 硅胶

二、名词解释

1. 溶剂提取法

2. 吸附色谱法

3. 分配色谱

三、问答题

1. 天然药物中有效成分的提取方法有哪些？其中最常用的方法是什么？

2. 溶剂提取法常用方法有哪些？其中哪些方法需加热？哪些方法提取效率高？哪些方法不适于受热易破坏成分的提取？

3. 色谱法按原理可分为哪几类？按操作形式又可分为哪几类？

实训项目一　常规分离技术——萃取

【实训目的】

掌握萃取法的原理及操作要点。

【实训原理】

萃取法是利用混合物中各种成分在两种互不相溶（或微溶）的溶剂相中分配系数的差异而达到分离的目的。根据分配定律，在一定的温度和压力下，某物质溶解在两种互不相溶的溶剂中，当达到动态平衡时，该物质在两种溶剂相中的浓度之比为一常数，称为分配系数（K），可用下式表示：

$$K = C_u / C_L$$

K 表示分配系数；C_u 表示溶质在上相溶剂中的浓度；C_L 表示溶质在下相溶剂中的浓度。

【实训材料】

1. 仪器及材料　分液漏斗、烧杯、玻璃棒、铁架台、固定圈。

2. 试药　水、三氯甲烷、墨水、对氨基偶氮苯、凡士林。

【实训步骤】

1. 检查分液漏斗，是否漏气、漏液，在下端玻璃塞上涂布凡士林油。

2. 关闭下端玻璃塞，向分液漏斗中加入 50ml 水，滴加 1~2 滴墨水，关闭上端玻璃塞，同时封闭通气孔，同方向振摇，使溶液混匀。

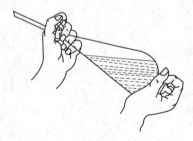

图 2-21　萃取操作示意图（一）

3. 向烧杯中加入 50ml 三氯甲烷，再加入少许对氨基偶氮苯，用玻璃棒进行搅拌使对氨基偶氮苯溶于三氯甲烷中。

4. 将对氨基偶氮苯的三氯甲烷溶液倒入分液漏斗中，关闭上端玻璃塞，同时封闭通气孔，同方向振摇几次，每次振摇后要旋开下端的玻璃塞，将有机溶剂因振摇产生的蒸汽排出（图 2-21）。

5. 将分液漏斗竖起，会看到两种溶剂间有明显界面，且三氯甲烷层因溶有对氨基偶氮苯而显黄色，水层因溶有墨水而显蓝色。

6. 置铁架台上，打开上端通气孔，打开下端活塞，将三氯甲烷层由下端放出，水层由上端倾出（图 2-22）。

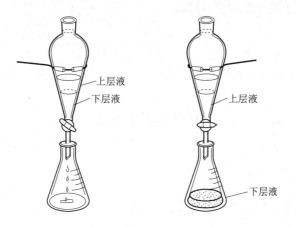

图 2-22　萃取操作示意图（二）

【实训思考】

1. 若用下列溶剂（乙醚、三氯甲烷、丙酮、己烷、苯）萃取水溶液，它们将在上层还是下层？

2. 怎样正确使用分液漏斗？怎样进行萃取？怎样才能使两层液体尽可能分离完全？

实训项目二　常规分离技术——结晶与重结晶法

【实训目的】

1. 学习利用结晶与重结晶法纯化甘草甜素的原理和方法。

2. 掌握抽滤、热滤操作和滤纸折叠的方法。

【实训原理】

利用混合物中各组分在某种溶剂中的溶解度不同，或在同一溶剂中不同温度时的溶解度不同，使它们得以分离。

【实训材料】

1. 仪器及材料　热滤漏斗、烧杯、玻璃棒、普通漏斗、脱脂棉、电炉、抽滤瓶、布氏漏斗、滤纸。

2. 试药　甘草、95%乙醇溶液、10%乙醇溶液。

【实训步骤】

（一）甘草甜素的提取

1. 首先将 30g 甘草切细，加 100ml 的水浸泡 2 天。将浸泡好的浸提液滤过，分别得到滤液和滤渣。

2. 再往滤渣中加入 50ml 的冷水浸泡 12 小时，再次滤过得到滤液，合并两次滤液。

（二）甘草甜素的精制

1. 将所得到的滤液进行蒸发浓缩，冷却后，向浓缩液中加入 95%乙醇 80ml 并在低温下放置 2 天。

2. 然后将上述乙醇液滤过，滤液再次蒸发浓缩，得到黑褐色黏稠状抽提液。

3. 甘草提取液再次浓缩干燥后生成甘草甜素粗结晶，最后将此粗结晶在 10%乙醇 80ml

溶液中进行重结晶即可得到精制的甘草甜素。

【实训思考】

1. 结晶过程中有哪些注意事项？结晶溶剂如何选择？
2. 停止抽滤时，如不先打开安全活塞就关闭水泵，会有什么现象产生，为什么？

实训项目三　薄层色谱、纸色谱和柱色谱

【实训目的】

1. 掌握硅胶薄层板的制备方法。
2. 掌握薄层色谱、纸色谱及柱色谱的基本操作。

【实训原理】

硅胶薄层色谱和纸色谱、柱色谱法是常用于检识、分离天然药物化学成分的基本方法。

1. 硅胶薄层色谱　采用吸附的原理，利用吸附剂对化合物吸附能力的不同而达到分离。吸附剂吸附能力的大小与化合物极性的大小有关，化合物极性大，被吸附剂吸附的越牢固，R_f 值就越小；反之化合物极性小，R_f 值大。一个化合物在某种已选定的吸附剂所表现的 R_f 值大小，主要取决于展开剂的极性大小，即所使用的展开剂极性大，所得的 R_f 值大；展开剂极性小，所得的 R_f 值也小。

2. 纸色谱　是一种分配色谱，利用化合物在展开剂和水中分配系数的不同而达到分离。一般在展开剂中分配系数大的化合物，其 R_f 值也相应较大。

3. 柱色谱　可根据情况采用分配或者吸附原理进行操作。

【实训材料】

1. 仪器及材料　玻璃板、玻璃柱、乳钵、恒温干燥箱、干燥器、色谱缸、脱脂棉。

2. 试药　硅胶 H（300 目）、0.5% 羧甲基纤维素钠水溶液、薄荷油乙醇溶液、薄荷脑的乙醇溶液（需新鲜配制）、香草醛-硫酸试剂、石油醚、乙酸乙酯、石油醚 - 乙酸乙酯（85：15）、色谱用氧化铝、石英砂、胡萝卜的石油醚提取液。

【实训步骤】

1. 薄层板的制备　取 300 目硅胶 H 细粉 8g，加入 0.5% 羧甲基纤维素钠水溶液 20ml，在乳钵中研磨均匀，随即倾倒于干燥的玻璃板上，均匀涂布成 0.25～0.5mm 厚度，轻轻振动玻璃板，使薄层表面平整均匀，然后在室温下水平放置，晾干后，于恒温干燥箱中 110℃下活化 1～2 小时，冷却后贮于干燥器内备用。

2. 硅胶薄层色谱法——挥发油的检查　取上述已活化好的硅胶 H 薄层板，在距底边 1～1.5cm 处标记原点，用毛细管将适量的试样（薄荷油及薄荷脑的乙醇溶液）点于原点上，待溶剂挥发后，迅速将薄层板置于密闭的盛有展开剂的展开容器中，上行展开，当展开剂接近薄层的上端时取出，标记溶剂前沿，挥去展开剂，立即喷洒显色剂，必要时可适当加热使其显色。计算各斑点的 R_f 值，选择三种不同的展开剂分别进行展开，比较哪种展开剂分离薄荷油效果最好。

3. 柱色谱法——胡萝卜素的分离　取色谱柱一支，柱底垫一层脱脂棉，装入在空气中自然暴露 2 小时以上的氧化铝（约 30cm 高），使装填均匀、紧密，并在氧化铝表面均匀覆盖一层干净的石英砂，然后用石油醚流洗柱体，待下口有液体流出，柱顶的液体即将流完时开始上样（胡萝卜的石油醚提取液），上样后不断用石油醚洗脱，可见柱内出现不同的色

带，按色带接收洗脱液，回收溶剂。

【实训提示】

1. 进行色谱操作时，试样原点直径不宜超过 0.5cm，斑点以圆而小为佳；展开时起始线不能浸在展开剂中；色谱操作前色谱缸应加入展开剂密闭一段时间，以保证展开条件上下一致，减少拖尾。

2. 羧甲基纤维素钠溶液常用的浓度一般为 0.5%～1%。硬板的铺制过程要迅速，以防硬化难以铺匀。

3. 纸色谱的显色不能选择腐蚀性的显色剂。

4. 进行柱色谱操作时注意装柱要均匀紧密，否则溶剂洗脱时容易产生断流和裂隙现象，影响分离效果。为提高分离速度，可在柱面覆盖一层石英砂起到助滤作用。石英砂一定要用水和洗脱溶剂处理干净，防止带入色素等杂质干扰分离结果。

【实训思考】

1. 吸附薄层色谱中如何选择展开剂？

2. 纸色谱中使用的层析滤纸有什么作用？

（杨　红　韩晓静）

第三章

糖与苷类化合物的提取分离技术

学习目标

知识要求　**1. 掌握**　糖与苷的结构类型、理化性质及检识；苷键的酸催化水解及其应用。

　　　　　2. 熟悉　苷键的碱催化水解和酶催化水解；代表性天然药物的质量控制成分。

　　　　　3. 了解　苷的氧化开裂法；苷的提取分离方法。

技能要求　1. 熟练掌握苷的酸水解技术；糖和苷的化学及色谱检识方法。

　　　　　2. 学会利用苷的性质对苷进行提取分离。

案例导入

案例： 苦杏仁为常用中药，味苦，微温；有小毒。归肺、大肠经。具有降气止咳平喘，润肠通便的功效。用于咳嗽气喘，胸满痰多，肠燥便秘。内服不宜过量，以免中毒。通常苦杏仁采用燀法加工炮制，起到"杀酶保苷"作用并能方便去皮。

讨论： 1. 苦杏仁为什么有小毒？止咳平喘作用的物质基础是什么？

　　　　2. 为什么燀法加工炮制苦杏仁能起到"杀酶保苷"作用？

糖类（saccharides）亦称碳水化合物，是多羟基醛或多羟基酮及其衍生物、聚合物的总称。糖是植物光合作用的产物，常占植物干重的 80% ~ 90%，是植物细胞生命活动不可缺少的营养物质和支撑物质，是构成生物机体的重要基础物质之一，也是提供动物生理活动以及运动所需的能量来源。糖及其衍生物是天然药物中重要生物活性成分之一，如人参、黄芪、党参、枸杞、灵芝、香菇等含大量的糖类，多具有抗肿瘤、抗衰老、保护肝肾、调节机体免疫力、治疗心血管疾病等生物活性。

苷类（glycosides）又称配糖体，是由糖或糖的衍生物与另一非糖物质通过糖的端基碳原子连接而成的一类化合物，其中非糖部分称苷元（genin）或配糖基（aglycone）。植物体中，糖是普遍存在的一类化合物，与之共存的各类型天然药物化学成分均可作为苷元与糖结合成苷，所以苷类化合物在自然界分布广泛。苷类化合物具有多种生物活性，如番泻叶中的番泻苷具有促进肠胃蠕动致泻作用，黄芩中的黄芩苷具有抗病毒作用，毛花洋地黄中的强心苷具有强心作用等。

第一节 结构类型

一、糖的结构与分类

天然药物中的糖可根据含单糖的数量分为单糖（monosaccharide）、低聚糖（oligosaccharide）和多糖（polysaccharide）。

（一）单糖

单糖是糖类的最小单位，也是组成糖类及其衍生物的基本单元，以五碳糖、六碳糖为多见。大多数单糖在生物体内呈结合状态，仅葡萄糖和果糖等少数单糖呈游离状态存在。此外，天然药物中还含有多种糖的衍生物，如糖醛酸、糖醇、氨基糖等。

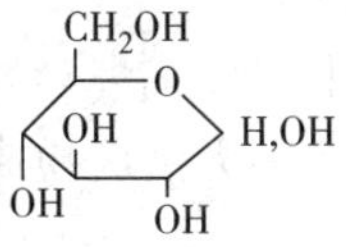

D-葡萄糖
（D-glucose, glc）

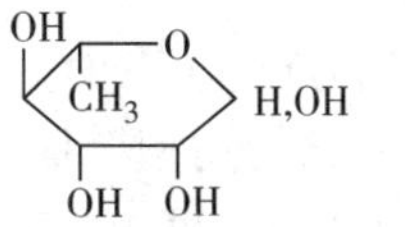

L-鼠李糖
（L-rhamnose, rha）

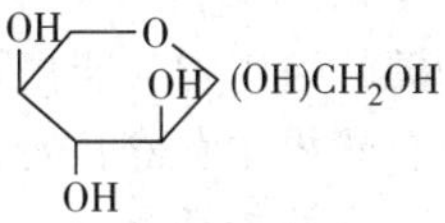

L-山梨糖
（L-sorbose, sor）

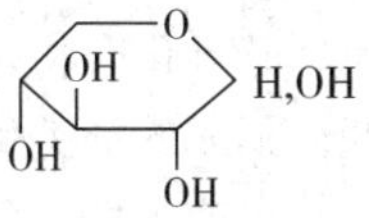

D-木糖
（D-xylose, xyl）

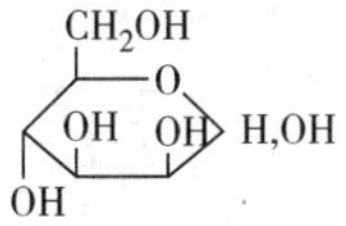

D-甘露糖
（D-mannose, man）

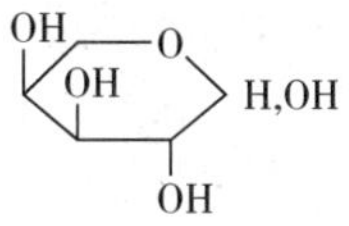

L-阿拉伯糖
（L-arabinose, ara）

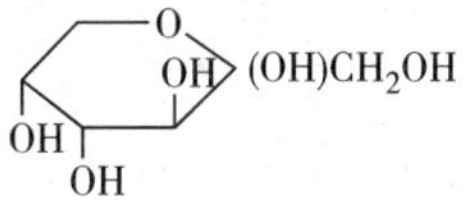

D-果糖
（D-fructose, fru）

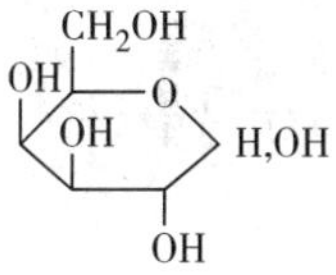

D-半乳糖
（D-galactose, gal）

萄糖和果糖等少数单糖呈游离状态存在。此外，天然药物中还含有多种糖的衍生物，如糖醛酸、糖醇、氨基糖等。

（二）低聚糖

低聚糖是由 2~9 个单糖基通过苷键结合而成的化合物，又称寡糖。根据是否含有游离的醛基或酮基，可分为还原性低聚糖与非还原性低聚糖。天然存在的低聚糖多数由 2~4 个单糖组成。按单糖基的数目可分为二糖、三糖、四糖等，如常见芸香糖（rutinose）、蔗糖（sucrose）。

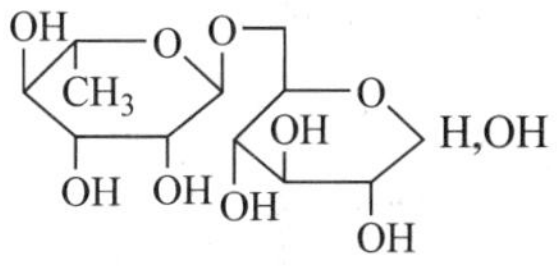

芸香糖

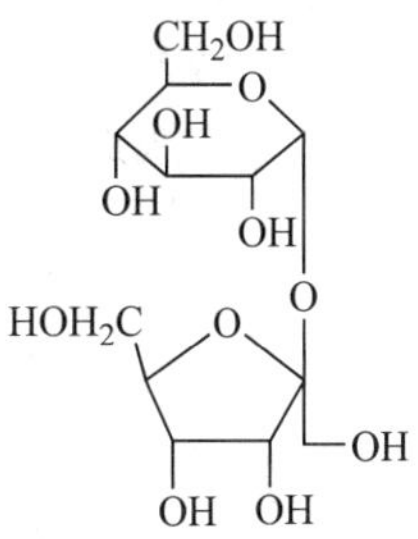

蔗糖

（三）多糖

多糖又称多聚糖，由 10 个以上单糖基通过糖苷键聚合而成。由同一单糖聚合的多糖为均多糖，由两种或两种以上单糖聚合的多糖为杂多糖。

多糖大多没有单糖的性质，无甜味，无还原性。根据是否溶于水，可分为水不溶性多糖，如纤维素（cellulose）、甲壳素、半纤维素等，分子呈直糖链型；水溶性多糖，如菊糖、黏液质、果胶等，分子呈支糖链型。

纤维素

二、苷的结构与分类

苷类化合物是由糖和糖的衍生物与非糖物质（称为苷元或配基），通过糖的半缩醛羟基脱水形成的一类化合物，自然界中分布广泛。苷元的结构类型多样，几乎各类天然药物成分均可能与糖结合成苷，形成的苷类化合物在性质和生物活性上各有不同。

（一）苷的结构

苷类化合物中非糖部分称苷元，苷元与糖之间连接的化学键称苷键，苷键上的原子，称苷键原子。常见的苷键原子有 O、S、N、C 四种，其中 O 原子居多。苷类化合物有不同的分类方式，如按照形成苷键原子不同、苷元的化学结构、糖的部分等进行分类。通常是按照形成苷键原子不同进行分类。

（二）苷的分类

1. 按苷键原子分类 根据形成苷键原子的不同，苷类化合物可分为氧苷（O-苷）、硫苷（S-苷）、氮苷（N-苷）、碳苷（C-苷）。

（1）氧苷（O-苷） 苷元通过氧原子和糖相连接而成的苷称为氧苷。氧苷是数量最多（占苷类的90%以上）最常见的苷类。根据形成苷键的苷元羟基类型不同，又分为醇苷、酚苷、酯苷、氰苷和吲哚苷。

①醇苷 通过苷元的醇羟基与糖的端基羟基脱水缩合而成的苷。如红景天中具有抗疲劳、抗衰老、免疫调节等作用的红景天苷（rhodioloside），毛茛中具有杀虫、抗菌作用的毛茛苷（ranunculin）。

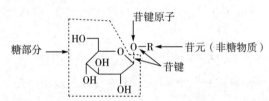

红景天苷   毛茛苷

②酚苷 通过苷元的酚羟基与糖的端基羟基脱水缩合而成的苷。天然药物有效成分中

很多为酚苷。如天麻中的天麻苷（gastrodin）具有镇静作用；红花中的红花苷（carthamin）能显著提高耐缺氧能力，对缺血缺氧性脑病有保护作用。

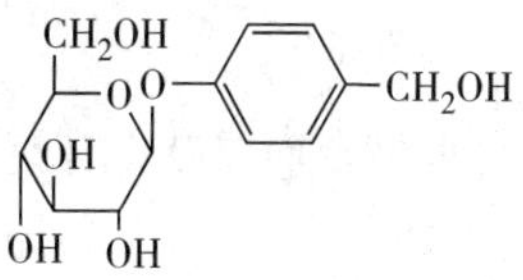

天麻苷 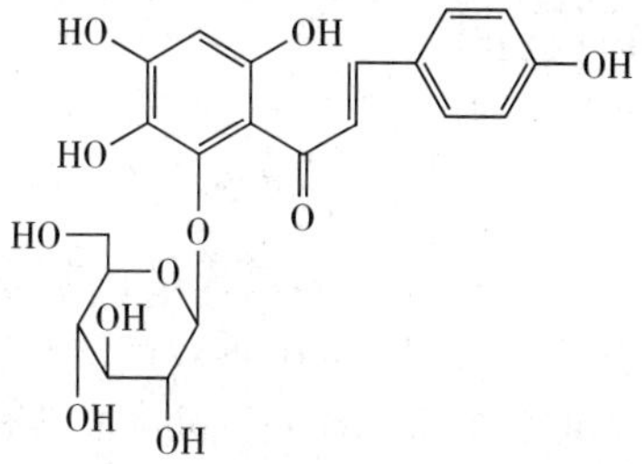　　　　　　　　　　　　　红花苷

③酯苷　通过苷元上的羧基与糖的端基羟基脱水缩合而成的苷，所形成的酯苷既有缩醛性质又有酯的性质，可被稀酸或稀碱水解。如山慈菇苷 A 和 B（tuliposide A、B）均具有抗霉菌活性，但二者性质不稳定，放置后结构发生改变，失去抗霉菌活性。

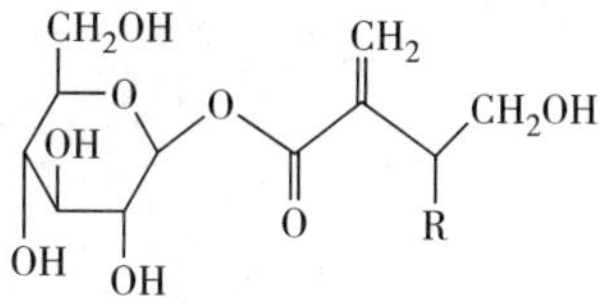

山慈菇苷A　R = H
山慈菇苷B　R = OH

④氰苷　是一类具有 α-羟腈的苷，分布广泛。在酸和酶的作用下易水解，生成的苷元 α-羟腈很不稳定，立即分解成醛（酮）和氢氰酸。如苦杏仁中具有镇咳作用的苦杏仁苷（amygdalin）。桃仁具有活血祛瘀、润肠通便、止咳平喘之功效，桃仁中含有氰苷化合物，其中苦杏仁苷的量为 1.5% ~ 3.0%，《中国药典》以苦杏仁苷为指标成分对桃仁进行含量测定，规定其中苦杏仁苷含量不低于 2.0%。

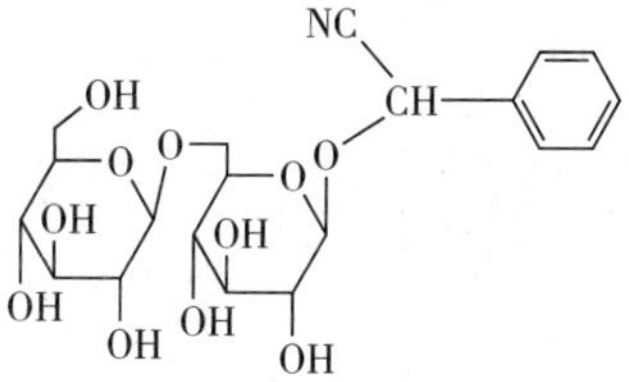

苦杏仁苷

⑤吲哚苷　苷元具有吲哚母核，以苷元吲哚醇中的羟基与糖的端基羟基脱水缩合而成。如靛苷（indican）为中药大青叶的主要成分。

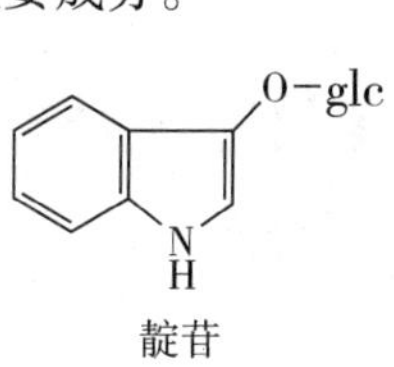

靛苷

（2）硫苷（S-苷）通过苷元上的巯基（—SH）与糖的端基羟基脱水缩合而成苷，苷键原子为硫原子，称为硫苷。硫苷数量较少，常存在于十字花科植物中。如萝卜中的萝卜苷（glugoraphenin），黑芥中黑芥子苷（sinigrin）。这类苷的苷元性质不稳定，水解后的苷元进一步分解，形成异硫氰酸的酯类。

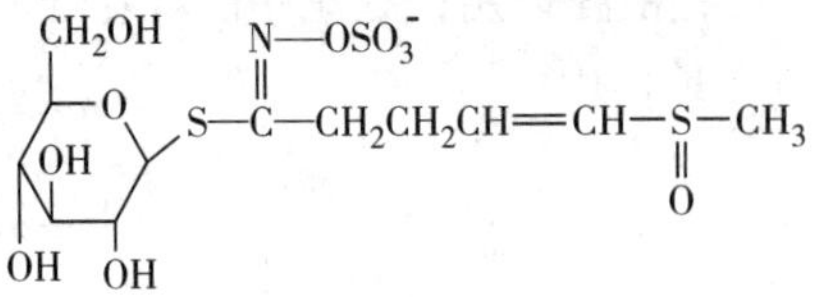

萝卜苷 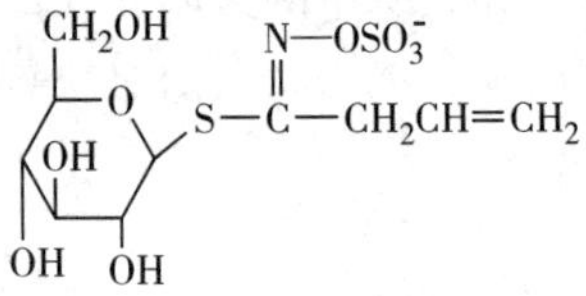　　　　　　　　　　　　　黑芥子苷

（3）氮苷（N-苷）通过苷元上的氨基与糖的端基羟基脱水缩合而成苷，苷键原子为氮原子，称为氮苷。如巴豆中具有抗菌作用的巴豆苷（crotonoside），麦角菌科真菌冬虫夏草中分离得到的虫草素（cordycepin），具有抗肿瘤、抗菌、抗病毒、免疫调节、改善新陈代谢及清除自由基等多种作用；构成核酸的重要物质，如腺苷（adenosine）、鸟苷（guanosine）、胞苷（cytidine）、尿苷（uridine）等。

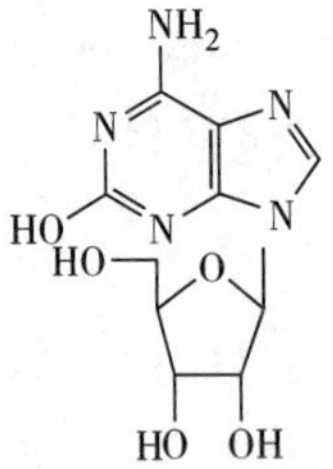

巴豆苷 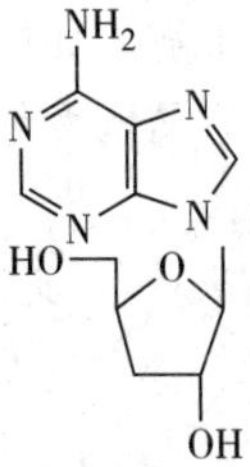　　　　　　　　　　虫草素 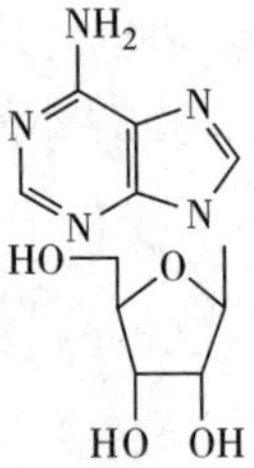　　　　　　　　　　腺苷

（4）碳苷（C-苷）是通过苷元碳上氢与糖的端基羟基脱水缩合而成，由糖直接以碳原子与苷元连接而成的苷类。组成碳苷的苷元多为黄酮类、蒽醌类化合物等，其中以黄酮碳苷最为多见。碳苷类具有水溶性小，难于水解的共同特性，如芦荟苷（barbaloin，aloin）。

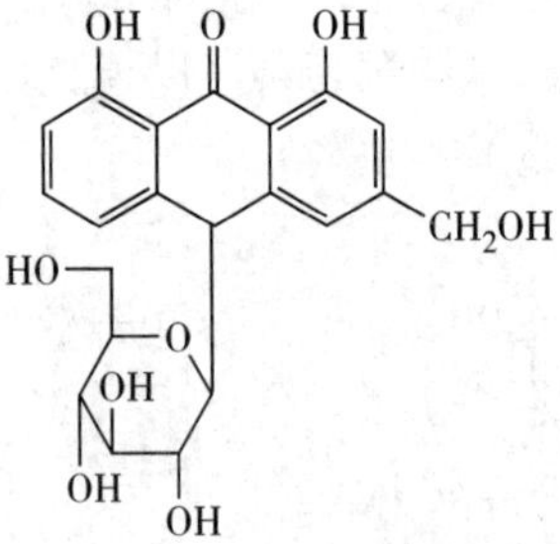

芦荟苷

拓展阅读

多糖的生物活性

20世纪50~60年代，人们逐步发现多糖类成分在抗肿瘤、治疗心血管疾病和抗衰老等方面具有生物活性。研究表明，多糖类成分主要作用于网状内皮系统和造血系统，影响RNA、DNA、蛋白质的合成，调控cAMP与cGMP、补体的表达，此外对干扰素的诱生作用等。

目前我国批准上市的治疗用植物多糖品种有黄芪多糖、香菇多糖、银耳多糖、猪苓多糖等。黄芪多糖可增强人体的免疫功能；香菇多糖对肿瘤生长有明显的抑制作用；银耳多糖能有效保护肝细胞；猪苓多糖具有抗肿瘤转移、调节免疫、抗辐射、保肝等作用。

第二节　理化性质

苷类化合物由糖、苷键和苷元三部分组成，虽然苷元的结构比较复杂，使苷显示不同的特性，但由于结构中均有糖部分和苷键部分，又使苷类成分具有一定的通性。

一、苷的性状

苷类化合物多为固体，含糖基多的苷一般呈无定形粉末，含糖基少的苷可形成完好的结晶，具有吸湿性。大多数苷类化合物为无色或白色，但也有个别因苷元具有发色团、助色基团而呈一定颜色，如黄酮苷、蒽醌苷等。苷类一般无味，少数具苦味、甜味或辛辣味，如穿心莲内酯味极苦。有些苷类对黏膜有刺激作用，如皂苷、强心苷。

二、旋光性

苷类均有旋光性，天然苷类化合物多呈左旋，水解后生成糖而呈右旋，同时也具有了还原性。通过比较水解前后旋光性的变化、还原性的有无，初步判断苷类成分的存在。苷类化合物旋光度的大小与苷元和糖的结构及其连接方式均有关系。

三、苷的溶解性

苷类化合物结构中因含有糖基，具有亲水性，可溶于水、亲水性有机溶剂，不溶或难溶于亲脂性有机溶剂。苷元部分因不含糖，呈亲脂性，不溶或难溶于水，可溶于甲醇、乙醇、丙酮，易溶于乙酸乙酯、三氯甲烷、乙醚等。苷的亲水性大小与糖基数目、糖基性质及苷元性质有关。一般情况下，糖基数目多，苷元上极性基团多则亲水性大，因此当用不同极性溶剂顺次提取时，在提取液中均有可能发现苷。碳苷与氧苷不同，无论在水中或有机溶剂中，溶解度都较小。

四、显色反应

（一）Molisch 反应

取试样液于试管中，加入 α-萘酚乙醇溶液混合后，沿试管壁滴加浓硫酸使出现两层，两液层交界面处产生紫红色环。其机制是苷类和多糖类遇浓硫酸被水解成单糖，单糖经浓硫酸作用，脱水闭环形成糠醛类化合物，在浓硫酸存在下与 α-萘酚发生酚醛缩合反应，生成紫红色缩合物。该反应是检识糖和苷类的重要反应，还可用于苷和苷元的鉴定。

（二）Fehling 反应

取试样于试管中，加入等量 Fehling（斐林）试剂，水浴加热，如产生砖红色氧化亚铜沉淀，表明供试样品中含有还原糖。

（三）Tollen 反应

取试样于试管中，加入新配置的 Tollen（多伦）试剂，水浴加热，如产生银镜或黑色的银沉淀，表明供试样品中含有还原糖。此反应又称银镜反应，用于还原性糖的检识。

第三节　苷键的裂解

苷键的裂解反应是研究苷类和多糖结构的重要方法。苷键具有缩醛的性质，在一定条件下，苷键可发生断裂，水解成为苷元和糖。通过苷键的裂解反应，有助于了解苷元的结构、糖的种类和组成，确定苷元与糖、糖与糖之间连接方式。苷键裂解的方法主要有酸水解、碱水解、酶水解和氧化开裂法等。

一、酸催化水解

苷键具有缩醛结构，易被稀酸催化水解，常用的酸有盐酸、硫酸、甲酸、醋酸等，反应一般在水或稀醇溶液中进行。其反应机制为：苷键原子在酸性条件下质子化，苷键断裂，生成苷元和糖的阳碳离子或半椅式的中间体，该中间体在水中溶剂化，再脱去氢离子形成糖分子。以氧苷中葡萄糖苷的酸水解为例，反应历程如下：

由此反应历程可见，苷类酸催化水解难易，与苷键原子的碱度，即苷键原子的电子云密度及其空间环境密切相关。凡有利于苷键原子质子化，则有利于水解。苷酸水解规律如下。

（一）按苷键原子的不同

酸水解的易难顺序为：N-苷>O-苷>S-苷>C-苷。氮原子电子云密度大，碱度高，最易接受质子，最容易发生酸水解；而碳苷中的碳原子上无共用电子对，不能质子化，故碳苷最难水解。

（二）按糖的种类不同

1. 呋喃糖苷较吡喃糖苷易水解，水解速率大 $50 \sim 100$ 倍。由于五元呋喃环是平面结构，各取代基处于重叠位置，张力较大，酸水解形成的中间体可使张力减少，故有利于水解。

2. 酮糖苷较醛糖苷易水解。酮糖多数为呋喃糖，醛糖多为吡喃糖，酮糖在端基上又增加一个—CH_2OH 大基团，增加呋喃环的拥挤状况，使水解较容易。

3. 吡喃糖苷中，吡喃环 C_5 取代基越大越难水解。不同糖的水解难易顺序为：五碳糖苷>甲基五碳糖苷>六碳糖苷>七碳糖苷>糖醛酸苷。

4. 糖结构中含吸电子基产生诱导效应，尤其是 C_2 上取代基的吸电子基，对质子的竞争吸引，使苷键原子的电子云密度降低，质子化能力下降，水解速度下降。水解的易难顺序为：2,6-二去氧糖苷>2-去氧糖苷>6-去氧糖苷>2-羟基糖苷>2-氨基糖苷。

（三）按苷元结构的不同

芳香族苷因苷元部分有供电子基，水解比脂肪族苷容易，某些酚苷，如蒽醌苷、香豆素苷不用加酸，只需加热即可发生水解。

对于较易水解的苷类化合物，常采用稀酸水解；对于难以水解的苷，常需要增加酸的浓度、延长水解时间，来达到水解的目的。但在剧烈的水解条件下会引起苷元脱水导致结构的改变。因此，为防止苷元结构被破坏，通常采用两相酸水解法，即向水解液中加入与之不相混溶的有机溶剂，使苷元生成后马上转溶于有机溶剂中，避免与酸的长时间接触，从而获得真正的苷元。

二、碱催化水解

苷键具有缩醛结构，大多数苷类化合物对碱性试剂比较稳定，不易发生碱水解。但酯苷、酚苷、烯醇苷及 β-吸电子基团的苷类易发生碱水解。如藏红花苦苷、山慈菇苷、水杨苷、靛苷等。

三、酶催化水解

酶是生物催化剂，水解条件温和，水解过程中糖和苷元结构不变。酶是专属性很强的生物催化剂，特定的酶通常只能催化水解特定构型的苷键。如转化糖酶只能水解 β-果糖苷键；麦芽糖酶只能水解 α-葡萄糖苷键；苦杏仁酶只能水解 β-葡萄糖苷键。所以用酶水解苷键可以获知苷键的构型，还可以保留部分苷键得到次生苷或低聚糖，以便获知苷元与糖、糖与糖的连接方式等信息。

苷类化合物在天然植物体内常与自身水解酶共存，因此在天然药物采收、加工、贮藏和提取过程中，必须充分考虑到酶的活性对苷类化合物的影响。随着酶分离纯化手段的提高和酶种类的增多，酶水解在苷类成分的应用前景将更加广阔。

四、氧化裂解法

Smith 降解法是常用的氧化开裂法。对某些用酸催化水解时苷元结构容易发生变化，以及较难水解的碳苷可采用此法，该法可以避免使用剧烈的酸水解条件，能够得到完整的苷元。

Smith 降解法先用 $NaIO_4$ 氧化糖苷，使之生成二元醛和甲酸，再用 $NaBH_4$ 将二元醛还原成相应的二元醇，然后在室温下与稀酸作用，即可水解生成苷元、多元醇、羟基乙醛。反应式如下：

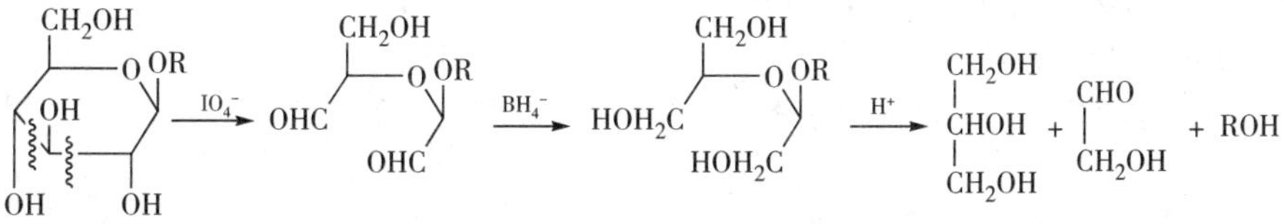

为了避免酸水解对苷元结构的影响，在某些氧苷的结构研究中，采用了 Smith 降解法水解苷键。如在研究远志、人参、柴胡等天然药物中的皂苷时采用此法。

第四节　提取与分离

一、提取

苷类成分因其苷元结构及其连接糖的数量和种类不同，其性质差异较大，需根据苷的性质及提取目的综合考虑。常采用水或乙醇等溶剂提取。在具体操作时，应充分考虑苷类化合物的共性和个性，同时应明确提取目标，如提取原生苷、次生苷还是苷元。由于苷类与水解它的酶共存于同一植物中，在提取过程中还需考虑酶的性质。

提取原生苷时，需要抑制或破坏酶的活性，常采用的方法有：新鲜药材迅速干燥（晒干或晾干）；可在天然药物中加入一定量的无机盐（如碳酸钙、硫酸铵）；也可采用沸水、甲醇或 60% 以上乙醇提取，同时在提取中尽量避免与酸和碱接触，以免苷键被水解。

提取次生苷时，需要有目的的利用和控制酶、酸或碱的水解。如以水为溶剂，可采取 30~

40℃发酵（温水放置 24~48 小时）处理药材，再根据苷类的极性大小，选择适宜的溶剂提取。

二、分离

苷类化合物一般极性较大，多为非结晶性固体。苷类提取物往往含有大量杂质，需要进一步除去这些混存的杂质才能进一步分离。纯化方法有溶剂法、色谱法等。溶剂法是先将粗提物溶于甲醇，滴加丙酮或乙醚，使苷类沉淀析出；或者将粗提物溶于水，吸附于大孔树脂柱，先用水洗去无机盐、糖、肽类等水溶性杂质，再以不同浓度的乙醇溶液梯度洗脱可得苷类化合物。苷的分离常选用硅胶、聚酰胺、葡聚糖凝胶等色谱技术。

第五节　检识

一、理化检识

从天然药物中提取分离得到的苷类化合物，需要经过物理和化学方法鉴定。物理方法主要依据化合物的形态、颜色、熔点、比旋度等进行鉴定。化学方法可通过颜色反应，如糖苷类可以利用 Molisch 试剂反应，会有紫红色环出现，Fehling 试剂或 Tollen 试剂可检识还原糖的存在等。

二、色谱检识

（一）纸色谱

糖类极性大，适合用纸色谱进行鉴定，展开剂一般常采用水饱和的有机溶剂，如正丁醇-醋酸-水（4∶1∶5 上层，BAW）。R_f 与糖结构中碳原子数、羟基数有关。在单糖中，碳原子少的糖 R_f 比碳原子多的糖大，酮糖比醛糖大，去氧糖则更大。R_f 还与溶剂的含水量有关，因此在配制展开剂时要特别注意。

糖的纸色谱分离后，常用的显色剂有苯胺-邻苯二甲酸、硝酸银、3,5-二羟基甲苯-盐酸等。

（二）薄层色谱

常用硅胶为吸附剂，极性较大的溶剂系统做展开剂，如正丁醇-醋酸-水（4∶1∶5 上层，BAW），三氯甲烷-甲醇-水（65∶35∶10 下层）。糖的极性大，色谱操作时点样量不宜过大，一般不能大于 5μg，否则易出现拖尾现象，影响分离效果。对于极性较小的苷类，也常用一定比例的三氯甲烷-甲醇、丙酮-甲醇等二元溶剂系统。反相硅胶薄层色谱时，常用不同比例的甲醇-水、乙腈-甲醇-水为展开剂。

薄层色谱的常用显色剂有苯胺-邻苯二甲酸、茴香醛-浓硫酸、硝酸银等。

第六节　应用实例

实例一　苦杏仁中苦杏仁苷的提取分离技术

苦杏仁为蔷薇科植物山杏（*Prunus armeniaca* L. var. *ansu* Maxim.）、西伯利亚杏（*Prunus sibirica* L.）、东北杏 [*Prunus mandshurica*（Maxim.）Koehne] 或杏（*Prunus armeniaca* L.）的干燥成熟种子。苦杏仁性味苦、温，有小毒。具有降气止咳平喘，润肠通便之功效。临床用于咳嗽气喘，胸满痰多，肠燥便秘。

一、苦杏仁中主要有效成分的结构、 理化性质

苦杏仁中主要成分是苦杏仁苷、苦杏仁酶、樱叶酶、油酸等，苦杏仁苷是苦杏仁的镇咳有效成分，其苷元属 α-羟基腈的氰苷，在酶或稀酸条件下水解生成的苷元——α-羟基腈很不稳定，立即分解成醛或酮及氢氰酸，微量氢氰酸具有止咳作用，过量会产生中毒。通过焯法和清炒法炮制，可以破坏酶的活性，起到"杀酶保苷"的作用。

《中国药典》采用高效液相法以苦杏仁苷为指标成分对苦杏仁进行含量测定，规定其含量不低于 3.0%。

苦杏仁苷为斜方柱状结晶（水），分子式为 $C_{20}H_{27}NO_{11}$，mp. 200℃（三水化合物），mp. 220℃（无水物），[α]-42°(H_2O）。易溶于水和醇，几乎不溶于乙醚。苦杏仁苷的水解过程如下：

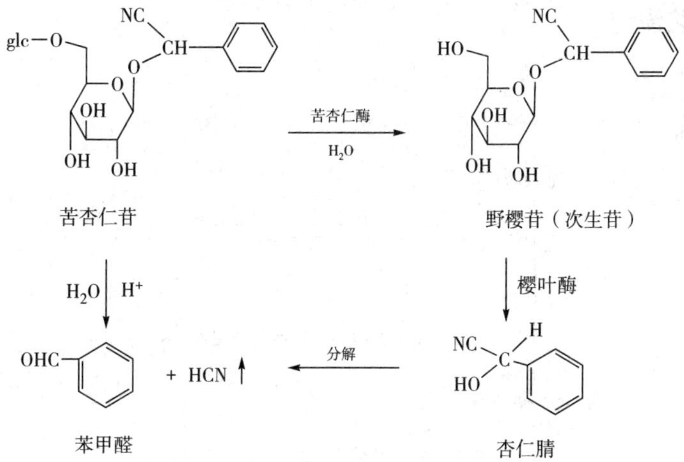

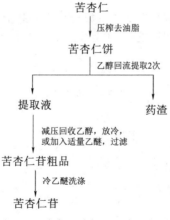

图 3-1　苦杏仁苷水解过程

二、苦杏仁中苦杏仁苷的提取分离

（一）工艺流程（图 3-2）

```
                    苦杏仁
                      │ 压榨去油脂
                    苦杏仁饼
                      │ 乙醇回流提取2次
          ┌───────────┴───────────┐
        提取液                    药渣
          │ 减压回收乙醇，放冷，
          │ 或加入适量乙醚，过滤
      苦杏仁苷粗品
          │ 冷乙醚洗涤
        苦杏仁苷
```

图 3-2　苦杏仁苷提取分离流程图

（二）流程说明

苦杏仁为种仁类药材，含有丰富的油脂，故提取前采用压榨法去除油脂类成分。根据苦杏仁苷易溶于醇，难于乙醚的性质，采用乙醇回流法提取并回收醇后，再加入适量乙醚

使之沉淀析出，滤过后再用乙醇洗涤，即得苦杏仁苷。

实例二　猪苓中猪苓多糖的提取分离技术

猪苓为多孔菌科真菌猪苓［*Polyporus umbellatus*（Pers.）Fres］的菌核。猪苓性味甘淡平，具有利水渗湿之功效。临床用于小便不利、水肿、泄泻、淋浊、带下等的治疗。

一、猪苓中主要有效成分的结构、理化性质

猪苓中主要含有麦角甾醇、粗蛋白、苹果酸、维生素 H 及多糖等，水溶性多糖为葡聚糖，名为猪苓多糖（polyporussua bellatus）。

二、猪苓中猪苓多糖的提取分离

（一）工艺流程

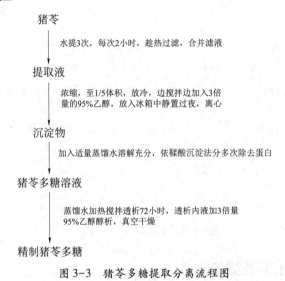

图 3-3　猪苓多糖提取分离流程图

（二）流程说明

依据多糖的性质，采用水提醇沉法得到猪苓多糖。其中含蛋白质杂质，采用鞣酸沉淀法除去，少量的蛋白质采用三氯甲烷-正丁醇反复处理。小分子杂质通过透析法除去，最后醇沉得到猪苓多糖纯品。

重点小结

知识点	要点
结构类型	1. 糖、苷类化合物的结构特点
	2. 糖类化合物的结构类型：单糖、低聚糖、多糖
	3. 苷类化合物的结构类型：氧苷、碳苷、硫苷、氮苷
理化性质	1. 糖、苷类化合物的物理性质：性状、溶解度、旋光性
	2. 糖、苷类化合物的化学性质：显色反应及其应用
苷键的裂解	苷类化合物的酸水解、酶水解、碱水解、氧化开裂法
提取与分离	1. 苷类化合物的提取：溶剂法（提取原生苷抑制酶，提取次生苷利用酶）
	2. 苷类化合物的分离：一般采用色谱法
检识	糖、苷类化合物的检识：理化检识、色谱检识

目标检测

一、选择题

（一）单项选择题

1. 下列成分不属于氧苷的是（　　）。

   A. 醇苷　　　　　　B. 腺苷　　　　　　C. 酚苷

   D. 酯苷　　　　　　E. 秦皮苷

2. 下列成分属于按照苷元结构分类的是（　　）。

   A. 氮苷　　　　　　B. 氧苷　　　　　　C. 硫苷

   D. 黄酮苷　　　　　E. 碳苷

3. 天然苷类成分中最常见的是（　　）。

   A. 碳苷　　　　　　B. 硫苷　　　　　　C. 氧苷

   D. 氮苷　　　　　　E. 以上均是

4. 下列苷类成分最难水解的苷是（　　）。

   A. 氮苷　　　　　　B. 醇苷　　　　　　C. 碳苷

   D. 硫苷　　　　　　E. 酚苷

5. 不符合苷类成分通性的是（　　）。

   A. 大多数为固体　　　　　　　　B. 大多数无色或白色

   C. 大多数为右旋　　　　　　　　D. 大多数为左旋

   E. 大多数具有亲水性

6. 下列苷类成分最容易水解的苷是（　　）。

   A. 醇苷　　　　　　B. 硫苷　　　　　　C. 氮苷

   D. 碳苷　　　　　　E. 酚苷

7. Smith 降解法属于（　　）。

   A. 碱水解法　　　B. 强烈酸水解法　　　C. 缓和酸水解法

D. 还原开裂法   E. 氧化开裂法

8. 可被碱催化水解的苷是（   ）。

   A. 氮苷　　　　　　B. 硫苷　　　　　　C. 碳苷

   D. 酯苷　　　　　　E. 醇苷

9. Molisch 试剂的组成是（   ）。

   A. α-萘酚-浓硫酸　　　　　　　　　B. β-萘酚-浓硫酸

   C. 氧化铜-氢氧化钠　　　　　　　　　D. 硝酸银-氨水

   E. 硫酸铜-氢氧化钠

10. 下列苷类成分酸水解速度最快的是（   ）。

   A. 6-去氧糖苷　　　　　　　　　　　B. 2,6-二去氧糖苷

   C. 2-羟基糖苷　　　　　　　　　　　D. 2-氨基糖苷

   E. 葡萄糖苷

（二）多项选择题

1. 属于还原单糖显色反应的是（   ）。

   A. Molish 反应　　　　　　　　　　B. Fehling 试验反应

   C. Smith 降解反应　　　　　　　　　D. 银镜反应

   E. 碱液反应

2. 下列苷类属于氧苷的是（   ）。

   A. 醇苷　　　　　　B. 酯苷　　　　　　C. 硫苷

   D. 酚苷　　　　　　E. 氮苷

3. 下列苷类能用碱水解的苷是（   ）。

   A. 酯苷　　　　　　B. 酚苷　　　　　　C. 碳苷

   D. 醇苷　　　　　　E. 苷键具有羟基共轭的烯醇结构

4. 提取原生苷，为抑制酶的活性可加入（   ）。

   A. 沸水　　　　　　B. 甲醇　　　　　　C. 温水

   D. 乙醇　　　　　　E. 碳酸钙

5. 为保持苷元的结构不变，常用的水解方法（   ）。

   A. 酸水解法　　　　B. 酶水解法　　　　C. 碱水解法

   D. 氧化开裂法　　　E. 两相水解法

二、名词解释

1. 苷

2. 次生苷

三、问答题

1. 简述酸水解的原理及影响酸水解的因素。

2. 在提取原生苷和次生苷时应该注意哪些问题？

（王甫成）

第四章

黄酮类化合物的提取分离技术

学习目标

知识要求　**1. 掌握**　黄酮类化合物的结构特点、理化性质、提取分离及检识。
　　　　　2. 熟悉　黄酮类化合物的结构类型；代表性天然药物的质量控制成分。
　　　　　3. 了解　黄酮类化合物的生物活性及分布。
技能要求　1. 熟练掌握常用黄酮类化合物的提取分离技术。
　　　　　2. 学会黄酮类化合物的检识操作。

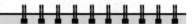

案例导入

案例：银杏（*Ginkgo biloba* L.）是我国特有的古老树种之一，被誉为"长寿树""活化石"。古代仅以种子入药，称为白果，始载于《日用本草》。银杏的防病、治病、健身价值在《本草纲目》中早有记载。李时珍谓："原生江南，叶似鸭掌，故名鸭脚。宋初始入贡，改呼银杏。因其形似小杏而核色白也，今名白果。"现代则另有用其树叶，称为银杏叶。对高血脂、高血压和冠心病等心脑血管系统疾病患者辅助性防治以及肥胖型人群的减肥等具有良好功效。

讨论：1. 银杏叶中调节血脂、防治心脑血管系统疾病的主要有效成分是什么？
　　　　2. 银杏中主要有效成分的结构特点和性质是什么？

　　黄酮类化合物（flavonoids）广泛存在于自然界，约有 1/4 植物中含有黄酮类成分，其数量之多列天然酚类化合物之首。主要分布于双子叶植物，如芸香科、豆科、菊科、唇形科、伞形科等；其次为裸子植物，如银杏科等；而在菌类、藻类、地衣类等低等植物中则较少见。许多天然药物如黄芩、补骨脂、桑白皮、槐花、芫花、忍冬、红花、葛根等都含有黄酮类成分。黄酮类化合物在植物体内主要以与糖结合成苷的形式存在，部分以游离形式存在。

　　黄酮类化合物具有多种生物活性。如芦丁、橙皮苷具有维生素 P 样作用，能维持血管的正常渗透性，降低血管脆性，用于防治高血压及动脉硬化的辅助治疗；葛根素具有扩张冠状动脉血管的作用；银杏素具有降低胆固醇的作用；儿茶素、水飞蓟素具有保肝作用；杜鹃素具有止咳、平喘、祛痰作用；木犀草素、黄芩苷具有抗菌消炎作用；牡荆素有抗癌作用；大豆素具有雌性激素样作用；甘草查耳酮 A 对艾滋病毒有一定的抑制作用等。

第一节　结构类型

黄酮类化合物主要是指具有 2-苯基色原酮基本母核结构的一系列化合物，因分子结构中含有酮基，且多为黄色，故称为黄酮。现在则是泛指分子中具有 C_6-C_3-C_6 基本骨架结构，即两个苯环（A 环和 B 环）通过中间三碳链相互连接而成的一系列化合物。

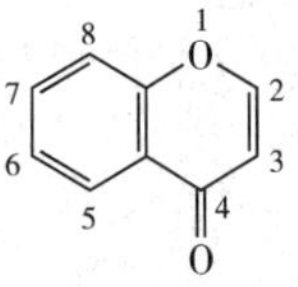

色原酮 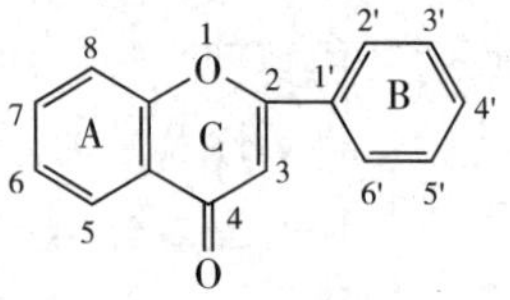　　　　　2-苯基色原酮 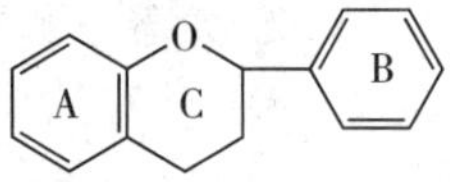　　　　　C_6-C_3-C_6

根据 A 环与 B 环中间三碳链结构的饱和程度，B 环连接位置（2-位或 3-位）以及三碳链结构是否成环状等特点，黄酮类化合物分类如下。

一、黄酮类

黄酮类（flavones）是以 2-苯基色原酮为基本母核，3 位无含氧取代基的一类化合物。如存在于金银花、忍冬藤、菊花等中药中的木犀草素（luteolin），有抗菌、消炎、解痉、降压等作用；存在于芫花中的芹菜素（apigenin），有止咳祛痰作用；存在于黄芩中的黄芩素（baicalein）和黄芩苷（baicalin），具有抗菌作用等。此外，具有扩冠作用的乙氧黄酮（心脉舒通、立可定），虽为人工合成品，但其母核却存在于天然黄酮类化合物中。

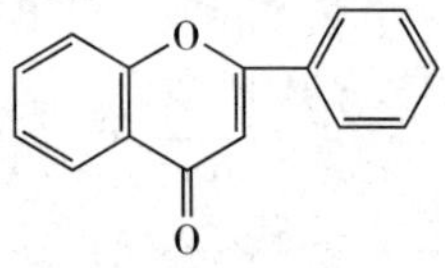

黄酮 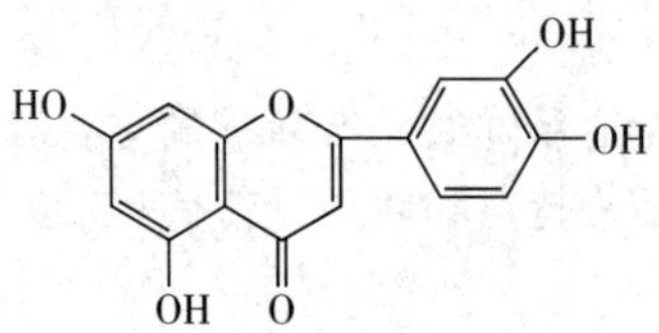　　　　　木犀草素 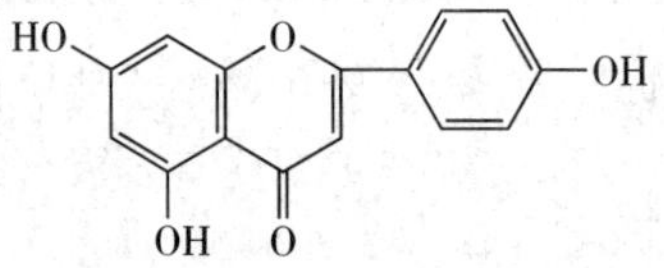　　　　　芹菜素

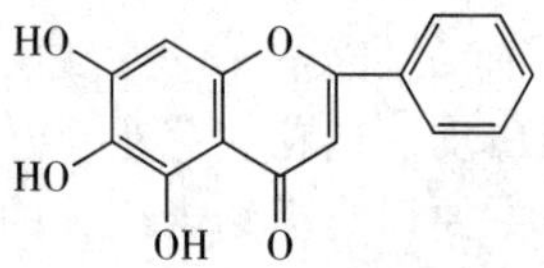

黄芩素 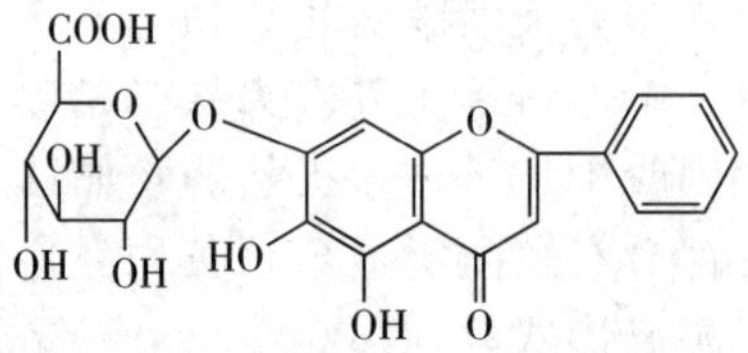　　　　　黄芩苷

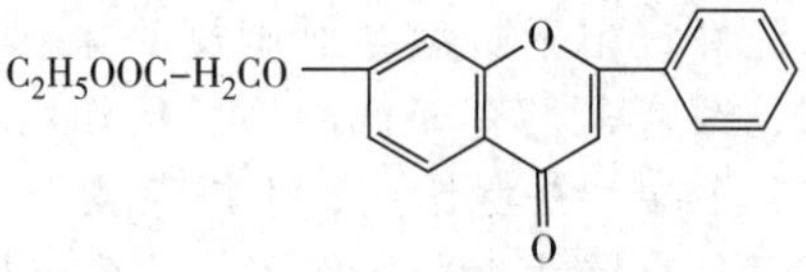

乙氧黄酮（合成品）

二、黄酮醇类

黄酮醇类（flavonols）是在黄酮基本母核的 3 位上有羟基或其他含氧基团取代的一类化合物。如存在于山柰中的山柰酚（kaempferol），具有止咳、祛痰、抗癌等作用；存在于槐米、荞麦叶等植物中的芦丁（rutin），具有维生素 P 样作用，其苷元槲皮素（quercetin）是

植物界分布最广的黄酮醇衍生物，具有祛痰、止咳、降压、增加冠脉流量的作用等；金钱草的主要成分为槲皮素和山柰酚，《中国药典》采用高效液相法进行含量测定，要求含槲皮素和山柰酚总量不得少于 0.10%。

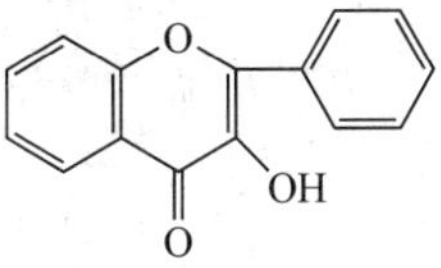

黄酮醇 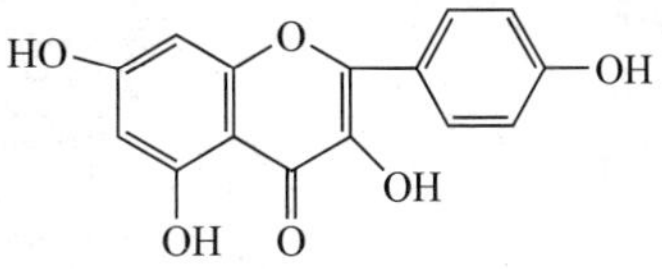　　　　　　　　　　　　　　山柰酚

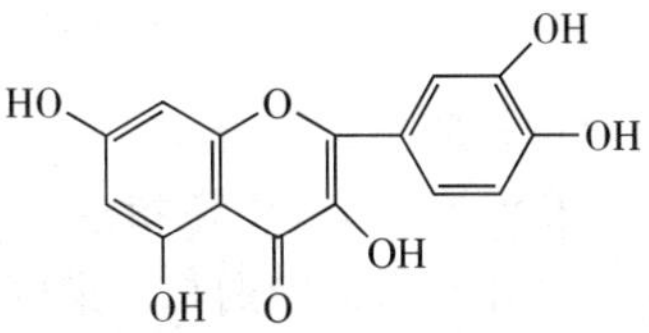

槲皮素 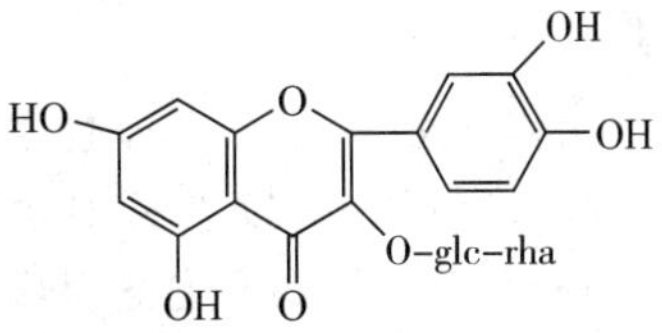　　　　　　　　　　　　　　芦丁

三、二氢黄酮类

二氢黄酮类（flavanones）是黄酮基本母核 2,3 位间的双键被两个氢饱和的一类化合物。如存在于甘草中的甘草素（liquiritigenin）和甘草苷（liquiritin），对消化性溃疡有抑制作用；陈皮中的橙皮素（hesperetin）和橙皮苷（hesperidin），具有降低毛细血管脆性，防止微血管破裂出血的作用等。

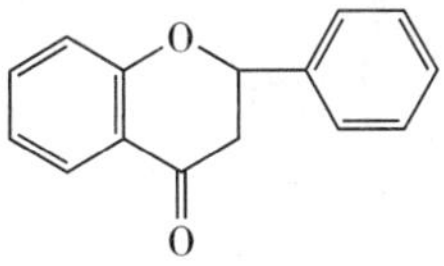

二氢黄酮 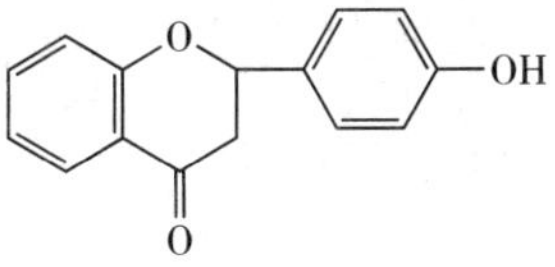　　　　　　　　　甘草素 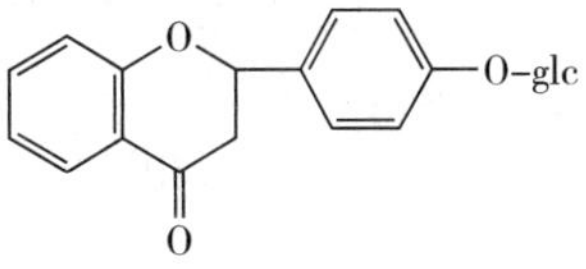　　　　　　　　　甘草苷

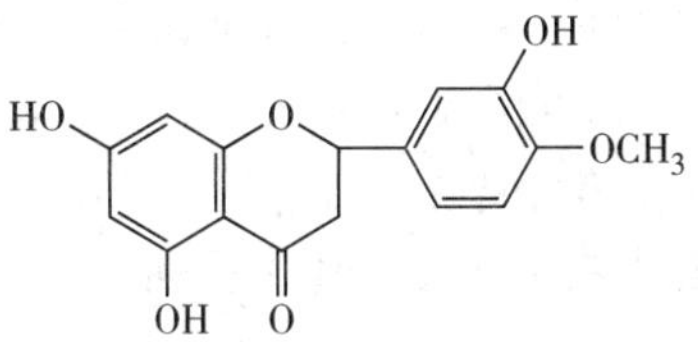

橙皮素 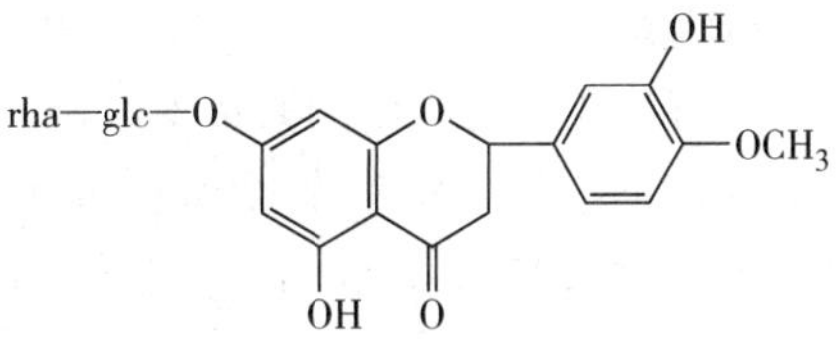　　　　　　　　　　　　　　橙皮苷

四、二氢黄酮醇类

二氢黄酮醇类（flavanonols）是二氢黄酮基本母核的 3 位上有羟基或其他含氧基团取代的一类化合物。如存在于满山红中的杜鹃素（farrerol），具有祛痰、止咳、抗菌等作用；存在于黄柏叶中的黄柏素-7-O-葡萄糖苷（phellamurin），具有抗癌活性；存在于桑枝中的二氢桑色素（dihydromorin）等，均属于二氢黄酮醇类化合物。

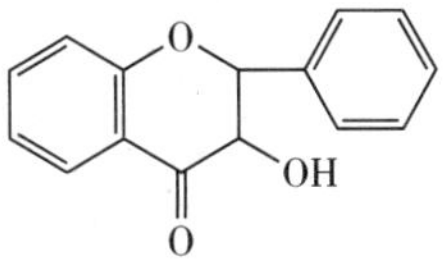

二氢黄酮醇 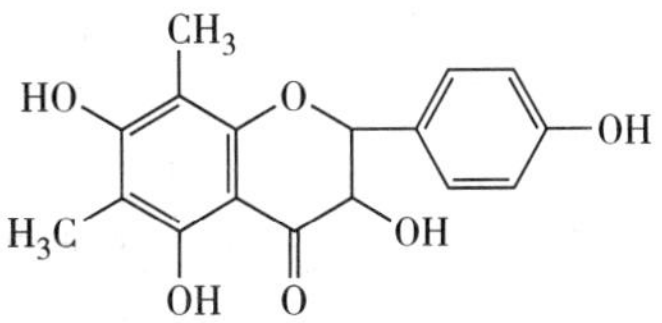　　　　　　　　　　　　杜鹃素

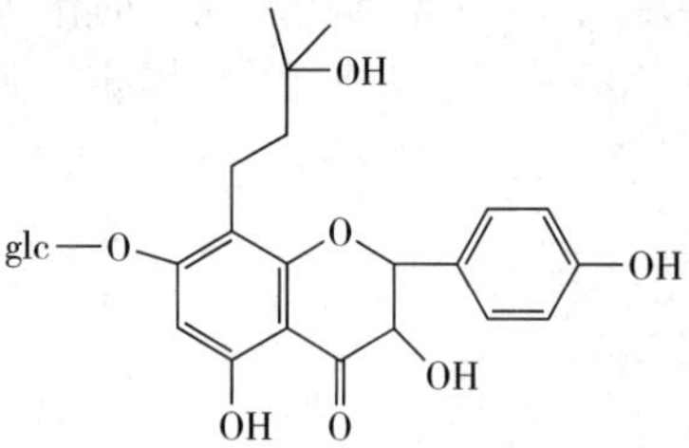

黄柏素-7-*O*-葡萄糖苷

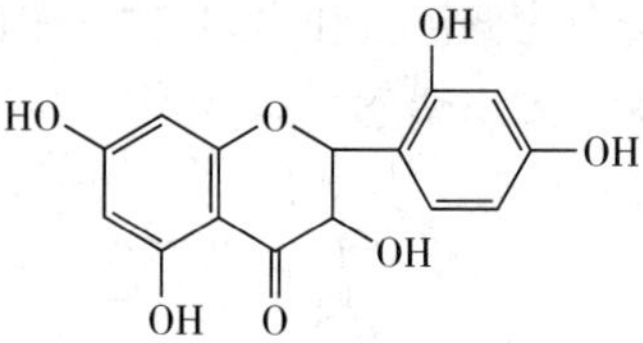

二氢桑色素

五、异黄酮类

异黄酮类（isoflavones）以 3-苯基色原酮为基本母核的一类化合物。如存在于大豆中的大豆素（daidzein），具有雌激素样作用；存在于槐角、柘木等植物中的染料木素（genistein），具有抗肿瘤、预防心血管疾病等作用；存在于葛根中的葛根素（puerarin），具有镇静、扩张血管、降低血压、增加冠脉流量、改善微循环等作用。

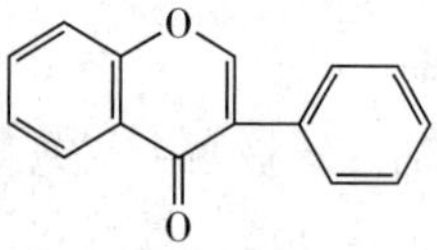

异黄酮

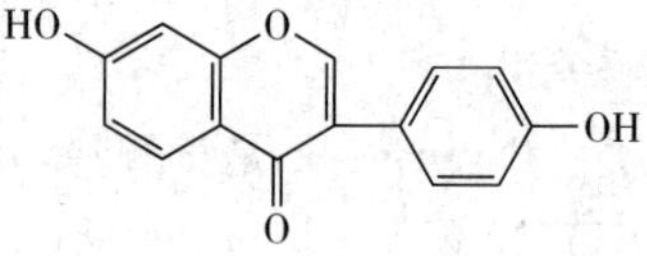

大豆素

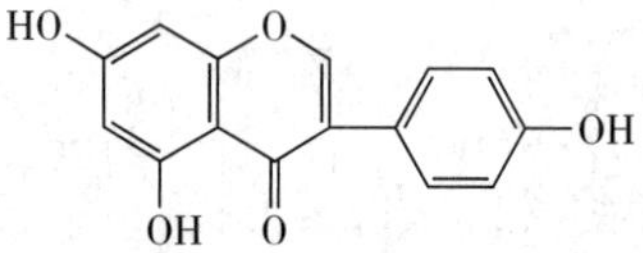

染料木素

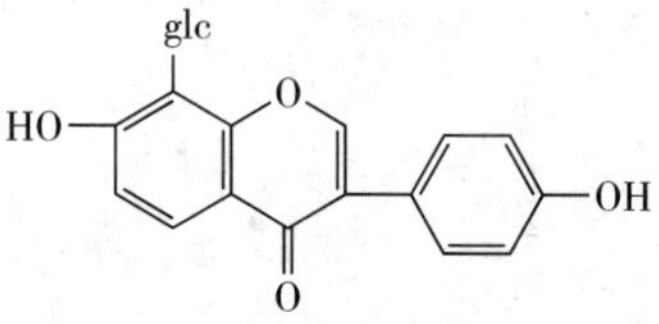

葛根素

六、二氢异黄酮类

二氢异黄酮类（isoflavanones）是异黄酮基本母核 2,3 位间的双键被两个氢饱和的一类化合物。如存在于广豆根中的紫檀素（pterocarpin），具有抗癌活性，且苷的活性大于苷元；存在于苦参中的三叶豆紫檀苷（trifolirhizin），具有抗菌抗炎作用；存在于美丽崖豆藤、金雀根等中的高丽槐素（maackiain），具有抗菌、抗癌及抗寄生虫等作用；存在于毛鱼藤中的鱼藤酮（rotenone），具有杀虫和毒鱼的作用等。

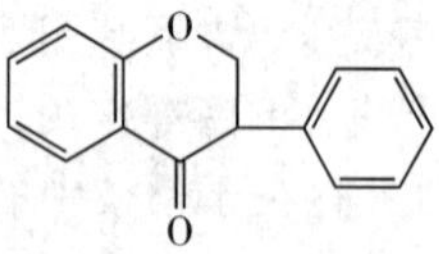

二氢异黄酮

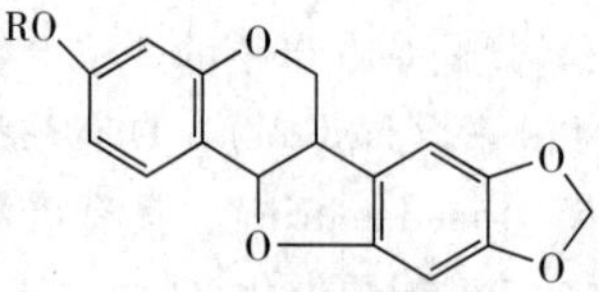

紫檀素　　　　R=CH₃
三叶豆紫檀苷　R=glc
高丽槐素　　　R=H

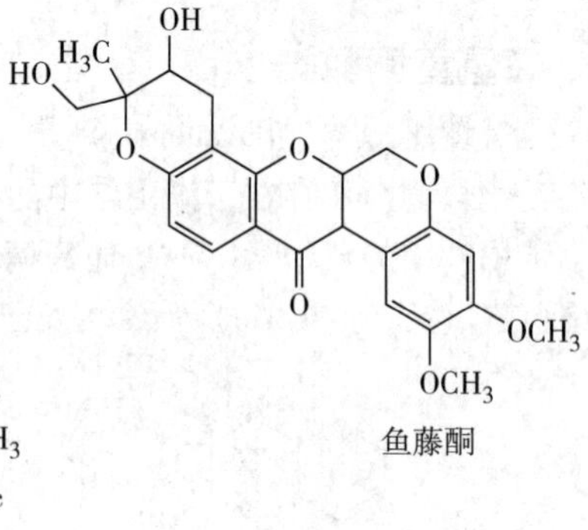

鱼藤酮

七、查耳酮类

查耳酮类（chalcones）是黄酮基本母核中 1,2 位断键生成的开环衍生物，因三碳链没有成环，故母核碳原子的编号也与其他黄酮类化合物不同。

邻羟基查耳酮（即 2′-羟基查耳酮）是二氢黄酮的异构体，二者可相互转化，在酸性条件下转为无色的二氢黄酮，碱化后又转为深黄色的邻羟基查耳酮，在植物界二者往往共存。如存在于红花中的红花苷（carthamin），是第一个被发现的查耳酮类成分，具有活血的作用。

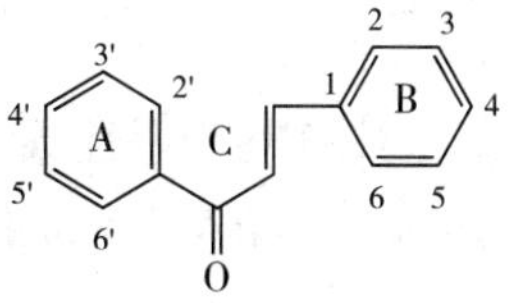

查耳酮 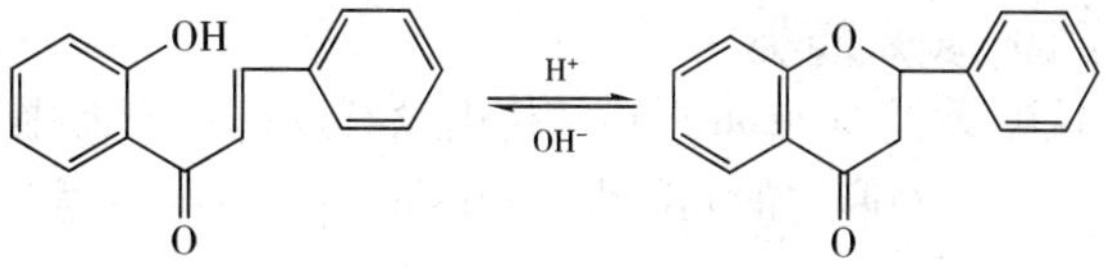　　　　　　　2′-羟基查耳酮　　　　　　二氢黄酮

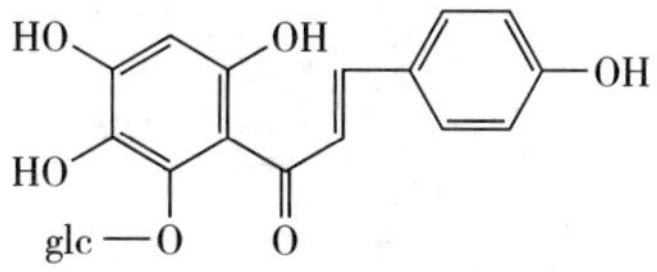

红花苷

八、二氢查耳酮类

二氢查耳酮类（dihydrochalcones）是查耳酮基本母核三碳链结构的双键被两个氢饱和的一类化合物，该类在植物中较少存在。如存在于苹果、梨等植物根皮中的梨根苷（phloridzin），存在于苦参中的次苦参醇素（kuraridinol）等均属于二氢查耳酮类化合物。

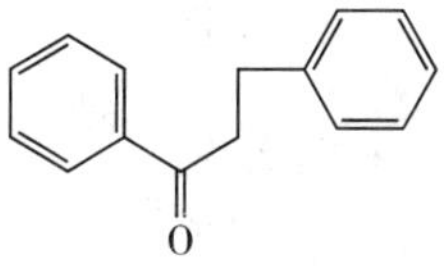

二氢查耳酮 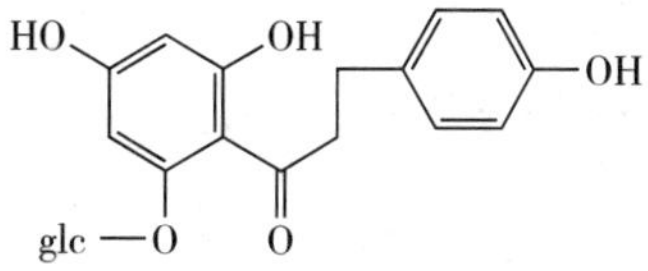　　　　　　　　　　　　　　梨根苷

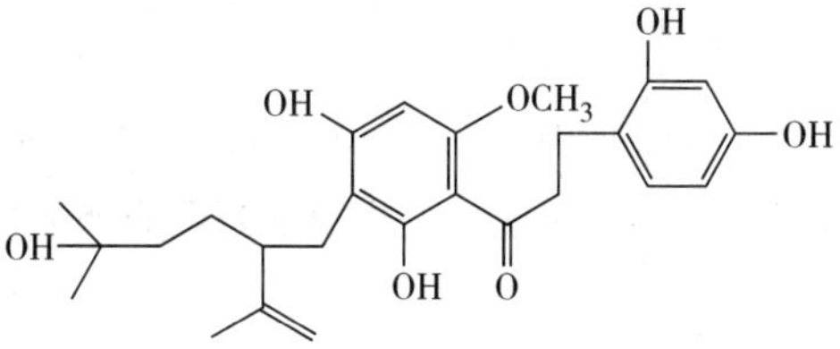

次苦参醇素

九、其他黄酮类

（一）花色素类

花色素（anthocyanidin）又称花青素，广泛存在于植物界，是植物中的花、果、叶呈现红、紫、蓝等颜色的化学成分，常与各种单糖形成苷的形式存在，故也称花色苷。其结构特点是基本母核 C 环无羰基，在分子中含有氧正离子，是化学性质较为稳定的色原烯衍生物。如矢车菊素（cyanidin）、飞燕草素（delphinidin）、天竺葵素（pelargonidin）等。

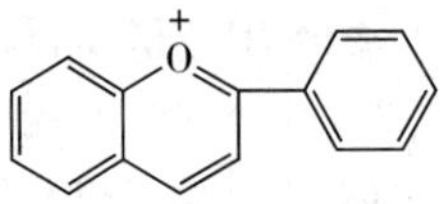

花色素

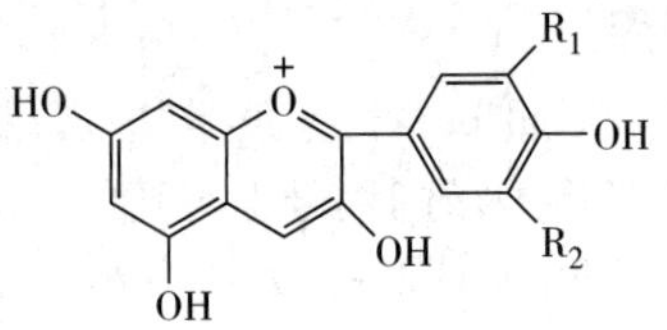

矢车菊苷元　R_1=OH　R_2=H
飞燕草苷元　R_1=R_2=OH
天竺葵苷元　R_1=R_2=H

（二）黄烷醇类

黄烷醇类（flavanols）在结构中没有羰基。该类化合物 C-2 和 C-3 均为手性碳。如存在于儿茶、罗布麻中的儿茶素（catechin）和表儿茶素（epicatechin），儿茶素有一定的抗癌活性。

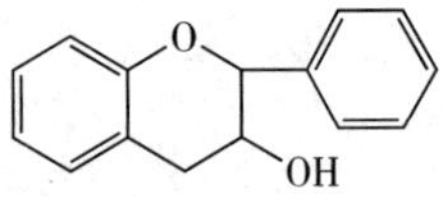

黄烷-3-醇 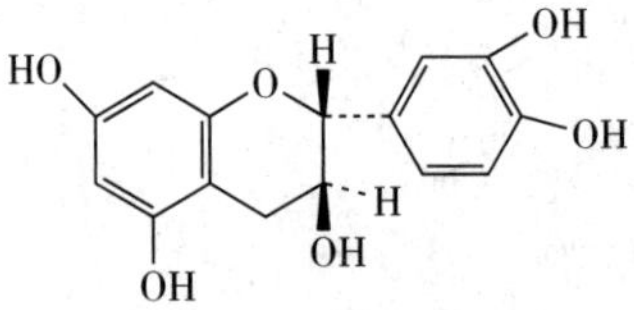　　　　（+）儿茶素 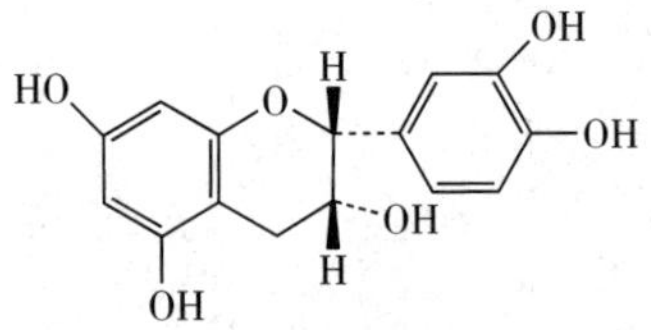　　　　（-）表儿茶素

（三）呫酮类

呫酮类（xanthone）又称双苯吡酮或苯并色原酮，其基本母核由苯环与色原酮的 2、3 位骈合而成。如存在于石苇、芒果叶和知母叶中的异芒果苷（isomengiferin），有止咳祛痰作用。

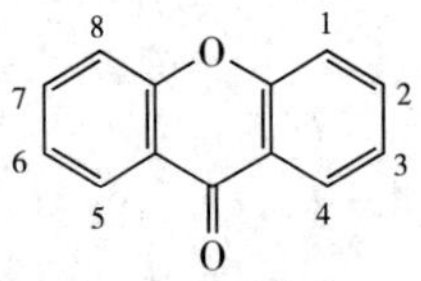

呫酮 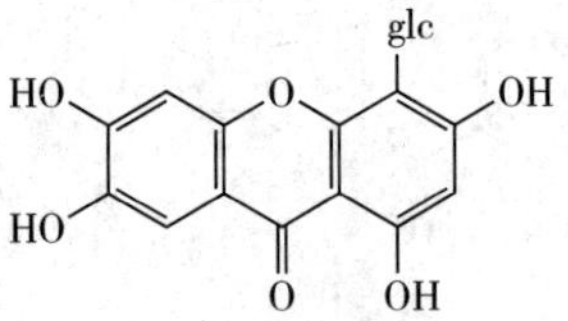　　　　　　　　　　异芒果苷

（四）橙酮类

橙酮（aurones）又称噢呼类，其结构中含有苯骈呋喃环，数量较少。如存在于观赏植物黄波斯菊中的硫磺菊素（sulphuretin），为细胞碘化甲腺氨酸脱碘酶抑制剂。

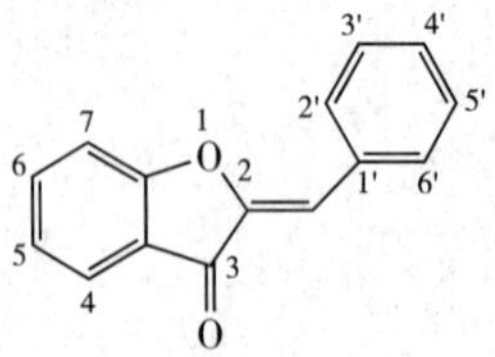

橙酮 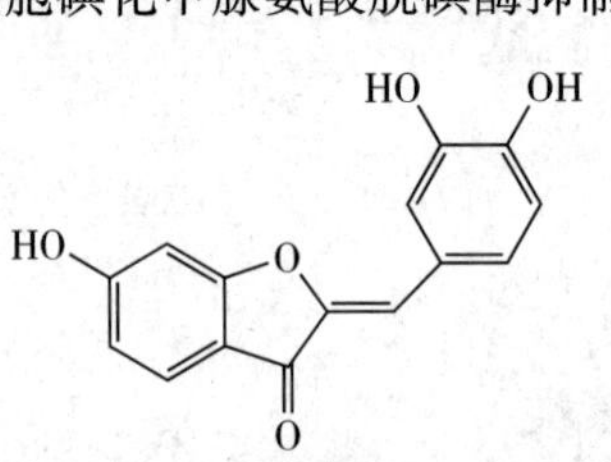　　　　　　　　　　硫磺菊素

（五）双黄酮类

双黄酮类（biflavones）是由二分子黄酮衍生物以 C—C 或 C—O—C 键缩合而成二聚物，主要存在于除松科以外的裸子植物中，以银杏纲最普遍。另外，在蕨类植物的卷柏属植物中也有存在。如存在于银杏叶中的银杏素（ginkgetin）、异银杏素（isoginkgetin）和白果素

（bilobetin），具有扩张血管，增加冠脉及脑血管流量，降低血黏度等功效；存在于侧柏叶中的扁柏黄酮（hinokiflavone），具有凉血、止血、止咳作用等。

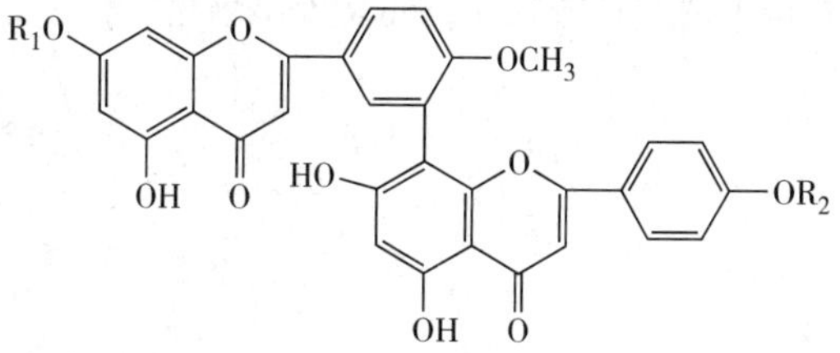

银杏素　　　$R_1=CH_3$　　$R_2=H$
异银杏素　$R_1=H$　　$R_2=CH_3$
白果素　　　$R_1=H$　　　$R_2=H$

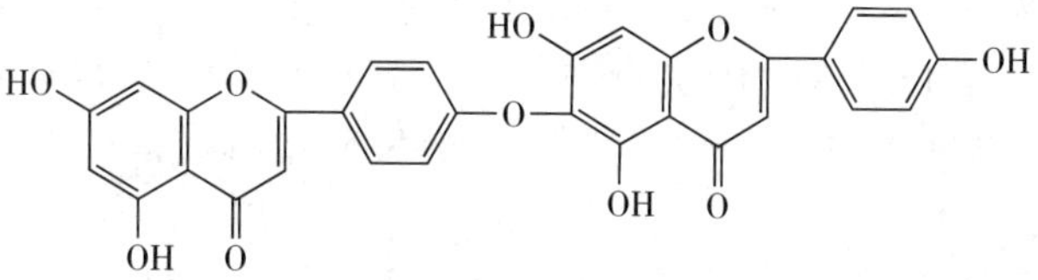

扁柏黄酮

另有少数黄酮类化合物结构复杂，如存在于水飞蓟中具有保肝作用的水飞蓟素（silymarin），以及生物碱型黄酮等。

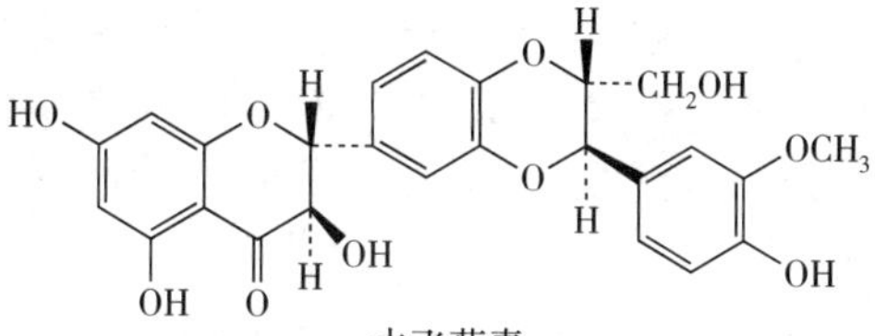

水飞蓟素

天然黄酮类化合物多以苷类形式存在，由于糖的种类、数量、连接位置、连接方式以及苷元的不同，形成了各种各样的黄酮苷。组成黄酮苷的糖类主要有以下类型。

单糖类：如 D-葡萄糖、D-半乳糖、D-木糖、L-鼠李糖、L-阿拉伯糖及 D-葡萄糖醛酸等。

双糖类：如新橙皮糖、刺槐二糖、芸香糖、槐糖、龙胆二糖等。

三糖类：如槐三糖、龙胆三糖等。

除 O-苷外，天然黄酮类化合物中还发现有 C-苷，如葛根素、葛根木糖苷，是葛根中具有扩张冠状血管作用的有效成分。

第二节　理化性质

一、性状

（一）状态

黄酮类化合物苷元多为结晶性固体，黄酮苷多为无定形粉末。

（二）颜色

大多数黄酮类化合物都有颜色，其颜色的深浅与分子中是否存在交叉共轭体系及助色团（—OH、—OCH₃等）的类型、数目以及位置有关。例如色原酮部分本来是无色的，但在 2-位上引入苯基后，即形成交叉共轭体系，即两双键互不共轭，但分别与第三双键共轭，并通过电子转移、重排，使共轭链延长，而呈现出颜色。

一般黄酮、黄酮醇及其苷类多显灰黄~黄色；查耳酮为黄~橙黄色；二氢黄酮、二氢黄酮醇，由于不具有交叉共轭体系而不显色；异黄酮类共轭链较短显微黄色。若黄酮、黄酮醇分子中 7-位及 4′-位引入—OH 或—OCH₃等助色团后，可促使电子转移、重排，使化合物颜色加深。但在其他位置引入—OH、—OCH₃等助色团，则影响较小。花色素及其苷类不仅有交叉共轭体系，而且以锌盐的形式存在，故呈现鲜艳的颜色，其颜色随 pH 值不同而改变，一般 pH<7 时显红色，pH=8.5 时显紫色，pH>8.5 时显蓝色。

（三）旋光性

在二氢黄酮、二氢黄酮醇、二氢异黄酮、黄烷醇等化合物的结构中，因含手性碳原子而有旋光性，其他如黄酮、黄酮醇、查耳酮、异黄酮等由于结构中无手性碳原子则无旋光性。黄酮苷类的结构中有糖分子，含手性碳原子，有旋光性，且多为左旋。

（四）荧光

黄酮类化合物在紫外灯下可呈现不同颜色的荧光。黄酮醇的荧光显亮黄色或黄绿色，但 3-OH 甲基化或与糖结合成苷后，则荧光暗淡，常为棕色；黄酮类显淡棕色或棕色荧光；异黄酮显紫色荧光；查耳酮显亮黄棕色或亮黄色荧光；花色苷显棕色荧光。

二、溶解性

一般地，游离黄酮类化合物（苷元）难溶或不溶于水，易溶于甲醇、乙醇、乙酸乙酯、乙醚等有机溶剂及碱水、吡啶、二甲基甲酰胺等碱性溶剂中。且黄酮苷元的溶解性因受其结构及结构中取代基的类型和数量的影响而有差异，其中黄酮、黄酮醇、查耳酮等分子中存在交叉共轭体系，具有平面性，因此分子与分子之间排列紧密，分子间引力较大，难溶于水；二氢黄酮、二氢黄酮醇由于吡喃环（C 环）双键被氢化，成为近似半椅式构象，破坏了分子的平面性，使分子排列不紧密，分子间引力降低，有利于水分子进入，故水中溶解度稍大；异黄酮类的 B 环受吡喃酮环羰基立体结构的阻碍，分子的平面性降低，故亲水性也比平面分子增加；花色素类虽为平面型结构，但因其以离子形式存在，具有盐的特性，亲水性较强，在水中的溶解度较大。

二氢黄酮　　R= H
二氢黄酮醇 R= OH

花色素

黄酮苷元的溶解性与取代基的种类、数目和位置有关。在黄酮苷元分子中引入羟基后，则亲水性增强，亲脂性降低，而羟基甲基化后，则亲脂性增强，亲水性降低。如黄酮类一一般为多羟基化合物，不溶于石油醚，故可与脂溶性杂质分开，但川陈皮素（5,6,7,8,3′,4′-六甲氧基黄酮）却可溶于石油醚。

黄酮类化合物与糖结合成苷后，亲水性增强。一般易溶于热水、甲醇、乙醇等极性溶剂，难溶或不溶于乙醚、三氯甲烷、苯等有机溶剂。且结构中糖的数目和位置对其溶解性有影响，多糖苷的水溶性大于单糖苷，单糖苷的糖链越长，亲水性越强。由于黄酮苷和苷元结构中含有酚羟基，故均可溶于碱性溶液。

三、酸碱性

（一）酸性

黄酮类化合物结构中多含酚羟基，而显一定酸性，可溶于碱性水溶液、吡啶、甲酰胺及二甲基甲酰胺中。酚羟基的数目及位置不同，其酸性强弱也不同，以黄酮为例，其酚羟基酸性强弱顺序依次为：

$$7,4′\text{-二羟基} > 7\ \text{或}\ 4′\text{-OH} > \text{一般酚羟基} > 5\text{-OH}$$

由于7-OH 或4′-OH 位于 C ═O 基的对位，在 p-π 共轭效应的影响下，可使酸性增加，而5-OH 因能与4-位羰基形成分子内氢键，故酸性较弱。一般酚羟基包括6-、8-、2′-、3′-、5′-、6′-位羟基。利用黄酮类化合物具有的酸性及其酸性强弱的不同，可进行提取和pH 梯度萃取分离。

（二）弱碱性

黄酮类化合物分子中 γ-吡喃酮环上的1-位氧原子因具有未共用电子对，故表现出微弱的碱性，可与强无机酸如浓硫酸、浓盐酸等生成锌盐，但锌盐极不稳定，遇水即可分解。黄酮类化合物溶于浓硫酸中生成的锌盐，常常表现出特殊的颜色，可用于鉴别。

四、显色反应

黄酮类化合物的显色反应多与分子结构中存在的酚羟基和 γ-吡喃酮环有关。主要有还原反应、与金属盐类试剂的络合反应、硼酸显色反应、碱性试剂显色反应等。

（一）还原反应

1. 盐酸-镁粉（或锌粉）反应 此法为鉴定黄酮类化合物最常用的显色反应。

方法 将试样溶于1ml 甲醇或乙醇中，加入少许镁粉（或锌粉）振摇，再滴加几滴浓盐酸，1~2分钟内（必要时微热）即可显色。多数黄酮、黄酮醇、二氢黄酮及二氢黄酮醇类化合物显橙红~紫红色，少数显紫~蓝色。分子中当 B-环上有—OH 或—OCH₃取代时，呈现的颜色亦即随之加深。但查耳酮、橙酮、儿茶素类则无该显色反应。异黄酮类除少数外，也不显色。

利用此反应进行黄酮类化合物鉴别时，需注意花色素类及部分橙酮、查耳酮等在浓盐酸下形成锌盐也会显红色，出现假阳性，故必要时应做对照试验，即在试样溶液中只加浓盐酸，不加镁粉，若产生红色则表明试样溶液中含有花色素、某些查耳酮或橙酮化合物。

2. 四氢硼钠（钾）反应 四氢硼钠（NaBH₄）是对二氢黄酮类化合物专属性较高的一种还原剂。

方法 在试样中加等量的 2% $NaBH_4$ 的甲醇溶液，1 分钟后再加浓盐酸或浓硫酸数滴即可；也可在滤纸上进行，先将试样滴在滤纸上，然后喷 2% $NaBH_4$ 的甲醇溶液，1 分钟后再加浓盐酸，观察现象。与二氢黄酮类或二氢黄酮醇类产生红~紫红色，与其他黄酮类化合物均不显色。若 A 环与 B 环有一个以上—OH 或—OCH_3 取代则颜色加深。其他黄酮类化合物均不显色，借此区别。

（二）与金属盐类试剂的络合反应

黄酮类化合物分子中常具有下列结构：3-OH、4-羰基；5-OH、4-羰基或邻二酚羟基，可与许多金属盐类试剂如铝盐、锆盐、镁盐、锶盐、铁盐等发生反应，生成有色的络合物或有色沉淀，有的还有荧光，可用于检识。

1. 三氯化铝反应 常用试剂为 1% 三氯化铝乙醇溶液。

方法 在供试品乙醇溶液加入 1% $AlCl_3$ 乙醇溶液，生成的络合物多呈黄色，置紫外灯下显鲜黄色荧光，可用于定性及定量分析。4′-羟基黄酮醇或 7,4′-二羟基黄酮醇显天蓝色荧光。此反应可在滤纸、薄层板上或试管中进行。

2. 锆-枸橼酸反应 常用试剂为 2% 二氯化氧锆（$ZrOCl_2$）甲醇溶液。此反应可用于鉴别 3-OH 或 5-OH 的存在。

方法 取供试品 0.5~1.0mg，用 10ml 甲醇加热溶解，再加 2% $ZrOCl_2$甲醇溶液 1ml，显黄色后，再加入 2%枸橼酸甲醇溶液，观察颜色变化。黄酮类化合结构中若有游离 3-OH 或 5-OH 时，均可与 $ZrOCl_2$ 试剂生成黄色的锆络合物。因两种锆络合物对酸的稳定性不同，3-OH、4-羰基生成的锆络合物比 5-OH、4-羰基的锆络合物更加稳定（但二氢黄酮醇除外），当在反应液中加入 2%枸橼酸甲醇溶液时，3-OH 黄酮溶液仍为鲜黄色，而 5-OH 黄酮溶液的黄色显著减退。此反应也可在滤纸上进行，得到的锆盐络合物斑点多呈黄绿色并有荧光。

锆络合物

3. 醋酸镁反应 常用试剂为醋酸镁甲醇溶液。此反应可在滤纸上进行。

方法 在滤纸上滴 1 滴供试液，喷以醋酸镁甲醇溶液，加热干燥，于紫外光灯下观察。二氢黄酮、二氢黄酮醇类显天蓝色荧光，若有 C_5-OH 时色泽更为明显。而黄酮、黄酮醇及异黄酮类等化合物则显黄~橙、黄~褐色。

4. 氨性氯化锶反应 常用试剂为氨性氯化锶（$SrCl_2$）溶液，含邻二酚羟基的黄酮类化合物反应。

方法 取少许供试品（约 1.0mg）置于小试管中，加入 1.0ml 甲醇溶解（必要时水浴加热），加入 3 滴 0.01mol/L 的氯化锶甲醇溶液，再加 3 滴被氨气饱和的甲醇溶液，如产生绿色至棕色乃至黑色沉淀，则表示有邻二酚羟基存在。

5. 三氯化铁反应　三氯化铁水溶液或醇溶液是常用的酚类显色试剂。多数黄酮类化合物分子中含有酚羟基，故可发生阳性反应。并且黄酮类化合物依分子中所含的酚羟基数目及位置的不同，可呈现紫、绿、蓝等不同颜色。

（三）硼酸显色反应

当黄酮类化合物分子中有 时，在无机酸或有机酸存在条件下，可与硼酸反应，产生亮黄色。一般在草酸存在下显黄色并具有绿色荧光，但在枸橼酸丙酮存在的条件下，则只显黄色而无荧光。5-OH 黄酮及 6′-OH 查耳酮类的结构符合上述要求，因此呈现阳性反应。而有同样羟基结构的二氢黄酮、异黄酮、橙酮等则多为阴性反应。借此反应可将 5-OH 黄酮、6′-OH 查耳酮类化合物与其他类型的黄酮类化合物区分开。

（四）碱性试剂显色反应

黄酮类化合物加入碱性溶液可显黄色、橙色或红色等，观察与碱性试剂反应后溶液颜色的变化情况，对于鉴别黄酮类化合物的类型有一定意义。也可将黄酮类化合物与碱性试剂在滤纸上反应，在可见光或紫外光下观察，根据颜色变化情况来鉴别黄酮类化合物。注意用氨熏处理后呈现的颜色变化置空气中随即可褪去，但经碳酸钠水溶液处理而呈现的颜色置空气中却不褪色。此外，利用碱性试剂显色反应还可帮助鉴别分子中某些结构特征。

1. 二氢黄酮类　在冷碱中呈黄～橙色，放置一段时间或加热则呈深红～紫红色，此为二氢黄酮类在碱性条件下开环后生成查耳酮之故。

2. 黄酮醇类　在碱液中先呈黄色，当溶液中通入空气后，因 3-羟基易被氧化，溶液即转变为棕色，据此可与其他黄酮类区别。

3. 黄酮类　分子结构中含有邻二酚羟基或 3,4′-二羟基取代时，在碱液中不稳定，易被氧化，显示黄色～深红色～绿棕色沉淀。

拓展阅读

红　花

红花为菊科植物红花（*Carthamus tinctorius* L.）的干燥花。红花具有活血通经，散瘀止痛的功效。红花中含有红花苷（carthamin）、新红花苷（neocarthamin）和醌式红花苷（carthamone）。红花在不同开花时期的颜色有不同的变化，开花初期，因主要含有无色的新红花苷及微量的红花苷，花冠呈淡黄色；开花中期，主要含红花苷，花冠呈深黄色；开花后期或采收干燥过程中，因受植物体内酶的作用红花苷氧化为红色的醌式红花苷，花冠的颜色变为红色或深红色。

新红花苷（无色）　异构化　红花苷（黄色）　氧化酶 SO₂　醌式红花苷（红色）

第三节　提取与分离

一、提取

黄酮类化合物在植物的花、叶、果实等组织中常以苷的形式存在，而在坚硬的木质部中则多以游离苷元的形式存在。由于苷和苷元的极性差别较大，在溶剂中的溶解度不同，故提取时应根据黄酮及其苷的存在部位及其溶解性选用合适的提取溶剂及方法。

大多数游离的黄酮苷元宜用极性较小的溶剂，如三氯甲烷、乙醚、乙酸乙酯等进行提取，而对多甲氧基的黄酮苷元还可用苯进行提取。黄酮苷类和极性稍大的苷元（如羟基黄酮、双黄酮、橙酮、查耳酮等），一般可用乙酸乙酯、丙酮、乙醇、甲醇、水或某些极性较大的混合溶剂如乙醇（甲醇）-水（1∶1）进行提取。一些多糖苷类则可用沸水进行提取。在提取花色苷类时可加少量 0.1% 盐酸进行提取。但提取一般黄酮苷类时则应慎重，否则有可能使苷类发生水解。为了避免在提取过程中黄酮苷类发生酶水解，可按一般提取苷的方法事先破坏酶的活性。

由于黄酮类化合物在植物体内存在的部位不同，所含杂质亦不一样，对提取得到的粗提物可用溶剂萃取法进行精制处理。如植物叶子或种子的醇提取液，可用石油醚处理除去叶绿素等脂溶性色素及油脂等。而某些提取物的水溶液经浓缩后可加入多倍量的浓醇，沉淀除去蛋白质、多糖等水溶性杂质。有时也可用逆流分配法，如用水-乙酸乙酯，正丁醇-石油醚等溶剂系统进行连续萃取。

常用的提取方法有以下几种。

（一）醇类溶剂提取法

乙醇或甲醇是提取黄酮类化合物最常用的溶剂，高浓度醇（如 90%~95%）适于提取黄酮苷元，60% 左右浓度的醇适于提取黄酮苷类。提取方法包括冷浸法、渗漉法和回流提取法等。例如橙皮苷的提取可采用 50% 或 60% 的乙醇进行渗漉提取；银杏叶总黄酮采用 60% 乙醇回流提取，收率大大高于水煎煮法；葛根总黄酮可用 95% 的乙醇或甲醇进行冷浸提取。

（二）碱溶酸沉法

黄酮类化合物多在结构中具有酚羟基，可用碱水或碱性乙醇进行提取，提取液加酸酸化后，黄酮类化合物即游离，可经沉淀析出或用有机溶剂萃取。该法因具有经济、安全、使用方便等优点而被广泛应用。常用的碱水有饱和石灰水溶液、5% 碳酸钠水溶液或稀氢氧化钠溶液等。若药材为花类和果实类时，宜用石灰水提取，可使药材中的酸性多糖如果胶、黏液质等水溶性杂质生成钙盐而沉淀，不被溶出，有利于黄酮类化合物的纯化。

用碱溶酸沉法提取时，应注意所用碱液的浓度不宜过高，以免在强碱性条件下，尤其加热时破坏黄酮母核；加酸酸化时，酸性也不宜过强，否则生成𬭰盐，会使析出的黄酮类化合物又重新溶解，使产率降低。

（三）热水提取法

热水仅限于黄酮苷类的提取，提取时常将原料投入沸水中以破坏酶的活性，如黄芩中提取黄芩苷。虽然热水提取出的杂质较多，但此方法成本低、安全，适合于工业化生产。除杂质的方法可以采用水提取液经浓缩后加入多倍量的浓醇，以除去多糖类等水溶性杂质。

（四）系统溶剂提取法

此法是用极性由小到大的溶剂依次进行提取，将黄酮类化合物按极性由小到大的顺序分别提取出来。如先用石油醚或正己烷脱脂，然后用苯提取含有多个甲氧基的黄酮苷元；用三氯甲烷、乙醚或乙酸乙酯等可提取大多数黄酮苷元；再用丙酮、乙醇或甲醇等提取多羟基黄酮苷元；最后用稀醇或沸水提取黄酮苷类。

二、分离

黄酮类化合物的分离主要是根据极性差异、酸性强弱、分子量大小和有无特殊结构等进行分离，但单体的分离主要以色谱法为主。常用的分离方法如下。

（一）pH 梯度萃取法

此法适用于酸性强弱不同的黄酮苷元的分离。不同酸性的黄酮苷元能溶于碱度不同的碱液中，规律如下。

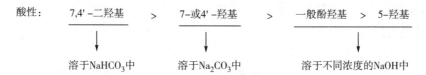

将黄酮混合物溶于乙醚、苯等亲脂性有机溶剂中，依次用 5% $NaHCO_3$、5% Na_2CO_3、0.2% NaOH、4% NaOH 溶液萃取，分别萃取出含不同羟基的黄酮化合物的酚盐，然后将各碱性萃取液酸化，使酚盐还原游离，回收溶剂或再用亲脂性有机溶剂萃取，即得到酸性不同的单体黄酮苷元。

（二）柱色谱法

分离黄酮类化合物常用的填充剂有硅胶、氧化铝、聚酰胺、葡聚糖凝胶、纤维素粉和微晶纤维素等，其中以硅胶和聚酰胺最常用，氧化铝较少应用。

1. 硅胶柱色谱　此法应用广泛，主要适用于分离二氢黄酮、二氢黄酮醇、异黄酮及高度甲基化（或乙酰化）的黄酮及黄酮醇类。少数情况下，硅胶在加水减活化后也可用于分离极性较大的化合物，如多羟基黄酮醇及黄酮苷类等。分离黄酮苷元常用三氯甲烷-甲醇混合溶剂作洗脱剂，分离黄酮苷类时，可用三氯甲烷-甲醇-水或乙酸乙酯-丙酮-水作洗脱剂。

2. 聚酰胺柱色谱　聚酰胺对各种黄酮类化合物（包括苷和苷元）的分离效果均较好，因其分离容量大，可用于制备性分离。一般认为聚酰胺的吸附作用主要是通过其酰胺基与黄酮类化合物分子中的酚羟基形成氢键缔合而产生的。黄酮类化合物在聚酰胺柱上洗脱的顺序取决于分子中酚羟基的数目与位置，同时也受洗脱剂的种类与极性影响。黄酮类化合物在聚酰胺柱上洗脱时，大体有如下规律。

（1）苷元相同，洗脱的先后顺序是：三糖苷、双糖苷、单糖苷、苷元。

（2）母核上酚羟基数目增多，洗脱速度相应减慢。

（3）分子中酚羟基数目相同时，酚羟基所处的位置也有影响。处于羰基间位或对位的酚羟基，吸附力强于羰基邻位的酚羟基，故后者先被洗脱。

（4）分子中芳香核、共轭双键越多吸附力越强。如查耳酮结构中的共轭双键较二氢黄酮多，故查耳酮比相应的二氢黄酮难于洗脱。

（5）不同类型的黄酮类化合物，洗脱先后顺序一般为：异黄酮、二氢黄酮醇、黄酮、黄酮醇。

上述几点规律也适用于黄酮类化合物在聚酰胺薄层色谱上的行为。

聚酰胺柱色谱分离黄酮类化合物时，常用不同浓度的甲醇或乙醇进行梯度洗脱。分离苷元时，也可用三氯甲烷-甲醇-丁酮-丙酮（40:20:5:1）或苯-石油醚-丁酮-甲醇（60:26:3.5:3.5）等作洗脱剂。

第四节　检识

一、理化检识

从天然药物中提取分离的黄酮类单体化合物，需要经过物理和化学方法鉴定。物理方法主要依据化合物的形态、颜色、熔点、比旋度等物理性质进行鉴定。化学方法可通过显色反应，利用黄酮类化合物的盐酸-镁粉反应、四氢硼钠反应、与金属盐类试剂的络合反应、硼酸显色反应及与碱性试剂反应等进行检识。

二、色谱检识

（一）薄层色谱

薄层色谱是目前鉴定黄酮类化合物最常用的方法之一，黄酮类化合物的薄层色谱一般采用硅胶或聚酰胺为吸附剂。

1. 硅胶薄层色谱　常用于分离和鉴定弱极性黄酮类化合物，特别是极性较弱的苷元，如大多数游离黄酮，也可用于黄酮苷的分离与检识。分离检识游离黄酮时常用混合溶剂作为展开剂，如甲苯-甲酸甲酯-甲酸（5:4:1），也可根据待分离和鉴定的成分极性大小不同，适当地调整甲苯和甲酸的比例。此外，还可用苯-甲醇（95:5）、苯-甲醇-醋酸（35:5:5）、丁醇-吡啶-甲酸（40:10:2）等溶剂系统为展开剂。一般化合物极性越大，被吸附能力越强，则 R_f 值越小。

2. 聚酰胺薄层色谱　此法适应范围较广，特别适合于分离和鉴定含有游离酚羟基的黄酮及其苷类。因聚酰胺对黄酮类化合物吸附能力较强，展开剂需要有较强极性，故在大多数展开剂中含有醇、酸或水。对于黄酮苷元，常用的展开剂有三氯甲烷-甲醇（94:6）、三氯甲烷-甲醇-丁酮（12:2:1）、苯-甲醇-丁酮（60:20:20）等；黄酮苷类常用的展开剂有甲醇-水（1:1）、丙酮-95%乙醇-水（2:1:2）、水饱和的正丁醇-乙酸（100:1）等。在聚酰胺薄层色谱中，各种黄酮类化合物的吸附规律与聚酰胺柱色谱相同。

（二）纸色谱

纸色谱适用于各种天然黄酮类化合物及其苷类混合物的分离和鉴定，可采用单向或双向色谱进行展开。苷元一般采用极性相对较小的"醇性"展开剂，如正丁醇-醋酸-水（4:1:5上层，BAW）或叔丁醇-醋酸-水（3:1:1，TBA）等。检识黄酮苷类宜采用极性相对较大的"水性"展开剂，如含盐酸或醋酸的水溶液等。鉴定苷和苷元混合物时，常采用双向纸色谱展开，第一向通常采用"醇性"展开剂展开，第二向常用"水性"展开剂展开，能将大多数黄酮及其苷类较好分离。

花色苷类的鉴定，需在展开剂中加适量浓酸，如用含浓盐酸或醋酸的溶剂进行展开，才能得到较好的结果。

黄酮类化合物大多具有颜色，且在紫外光下出现不同荧光或为有色斑点，以氨熏或喷 $10\% \, Na_2CO_3$ 水溶液后常产生明显的颜色变化，可用于斑点位置的确定。此外，还可喷洒 $2\% \, AlCl_3$ 甲醇溶液，于紫外灯下观察荧光斑点。该法也适用于黄酮类化合物的薄层色谱显色。

第五节　应用实例

实例一　黄芩中黄酮类化学成分的提取分离技术

黄芩为是唇形科植物黄芩（*Scutellaria baicalensis* Georgi）的干燥根。为常用的清热解毒药，具有清热燥湿、泻火解毒、止血、安胎的功效，是许多中成药或中药方剂中的组分。黄芩中主要成分是黄酮类化合物，黄芩苷是黄芩的抗菌有效成分，对革兰阳性和阴性细菌有抑制作用，此外，还有降转氨酶作用。临床上用于上呼吸道感染、肺炎、急性扁桃体炎、急性咽炎、痢疾等疾病的治疗。黄芩苷元磷酸酯钠可用于治疗过敏，哮喘等。

一、黄芩中主要有效成分的结构、理化性质

黄芩中已确定结构的化学成分有三十多种，主要有黄芩苷、黄芩素、汉黄芩素及其苷等黄酮类化合物，以及挥发油、氨基酸、甾醇、糖类等成分，其中汉黄芩苷有较强的抗癌活性。黄芩苷和汉黄芩苷均为黄酮 7-羟基与葡萄糖醛酸结合形成的苷，分子中含有羧基，在植物体内常以镁盐形式存在。

《中国药典》以黄芩苷为指标成分采用高效液相色谱法进行鉴别和含量测定，要求黄芩中黄芩苷含量不得少于 9.0%。

黄芩苷为淡黄色针状结晶，易溶于 N,N-二甲基甲酰胺、吡啶等碱性溶液，难溶于甲醇、乙醇、丙酮等大多数有机溶剂，几乎不溶于水。

黄芩素为黄色针状结晶，易溶于甲醇、乙醇、丙酮、乙酸乙酯，微溶于三氯甲烷、乙醚，溶于稀氢氧化钠呈绿色。由于黄芩素分子中具有邻三酚羟基结构，性质不稳定，在空气中易被氧化成醌式衍生物而显绿色，此为炮制或贮存保管不当时黄芩变绿的主要原因。在提取、分离时应注意防止酶解和氧化。

黄芩苷　　　　　　　　黄芩素（黄色）　　　　　　　绿色

二、黄芩中黄芩苷的提取分离

（一）工艺流程（图4-1）

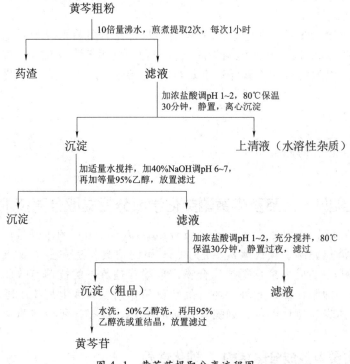

图 4-1　黄芩苷提取分离流程图

（二）流程说明

黄芩苷在植物体内以镁盐形式存在，水溶性较大，用热水加热提取即可提出。但提取液中的水溶性杂质较多，需将提取液酸化，使黄芩苷等总黄酮苷沉淀析出，初步与杂质分离。酸化时应注意加热至80℃保温30分钟，使析出的细小沉淀合并成较大颗粒下沉而易于过滤。碱化时要严格控制溶液的 pH<7，否则黄芩苷钠盐在50%左右浓度的乙醇中溶解度减小，以冻胶状物析出，会降低黄芩苷的收率。在碱液中加95%乙醇，使含醇量控制在50%左右，可降低杂质的溶解度，使杂质与黄芩苷钠盐分离。

实例二　槐米中黄酮类化学成分的提取分离技术

槐米为豆科植物槐（Sophora japonica L.）的干燥花及花蕾。夏季花开放或花蕾形成时采收，干燥，前者习称"槐花"，后者习称"槐米"。具有凉血止血、清肝泻火的作用。作为止血药用于便血、痔疮、血痢、子宫出血、吐血、鼻出血、肝热目赤、头痛眩晕等症。其所含主要化学成分为芦丁，又名芸香苷，药理实验表明有维生素 P 样作用，有助于保持和恢复毛细血管正常弹性，调节毛细血管渗透性，临床上用作毛细血管性止血药，并用于高血压的辅助治疗。

一、槐米中主要有效成分的结构、理化性质

槐米中含有芦丁，槲皮素，槐米甲、乙、丙素及白桦脂醇、槐二醇、鞣质、黏液质、树脂等成分。芦丁，是槐米中止血的有效成分，属黄酮类化合物。以芦丁为原料可制备槲皮素、羟乙基槲皮素、羟乙基芦丁等，后者是一种较好的治疗闭塞性脑血管病的药物。

《中国药典》采用高效液相色谱法以芦丁为指标成分进行鉴别和含量测定，要求芦丁含量槐花不得少于6.0%，槐米不得少于15.0%。

芦丁为浅黄色针晶（水），难溶于冷水，可溶于热水、甲醇、乙醇、丙酮、乙酸乙酯、吡啶及碱性溶剂中，几乎不溶于苯、乙醚、三氯甲烷及石油醚等溶剂。由于分子中含有多个酚羟基，易被氧化，在空气中久置会使芦丁颜色加深，尤其在碱性溶液中更易氧化。

槲皮素为芦丁水解产物，黄色针状结晶（稀乙醇），可溶于乙醇、甲醇、丙酮、乙酸乙酯、冰醋酸及吡啶等，不溶于水、苯、乙醚、三氯甲烷及石油醚等溶剂。

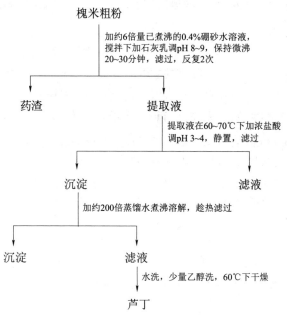

芦丁　　　　　　　　　　　　　　　　槲皮素

二、槐米中芦丁的提取分离

（一）工艺流程

1. 碱溶酸沉法（图4-2）

槐米粗粉

　　加约6倍量已煮沸的0.4%硼砂水溶液，
　　搅拌下加石灰乳调pH 8~9，保持微沸
　　20~30分钟，滤过，反复2次

药渣　　　　　　　　提取液

　　　　　　　　提取液在60~70℃下加浓盐酸
　　　　　　　　调pH 3~4，静置，滤过

沉淀　　　　　　　　　　　　　　滤液

　　加约200倍蒸馏水煮沸溶解，趁热滤过

沉淀　　　　　　　　滤液

　　　　　　　　水洗，少量乙醇洗，60℃下干燥

芦丁

图4-2　碱溶酸沉法提取芦丁流程图

2. 水提取法（图 4-3）

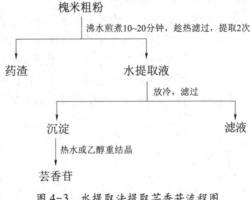

图 4-3 水提取法提取芸香苷流程图

（二）流程说明

芦丁分子中含有多个酚羟基，具有酸性，可溶于碱水，加酸酸化后又可沉淀析出，故可用碱溶酸沉法提取。因芦丁分子中含邻二酚羟基，易被氧化，在碱性条件下更易被氧化分解。硼酸盐能与邻二酚羟基结合，起保护作用，同时使邻二酚羟基不与钙离子形成配位化合物（因钙盐配合物不溶于水），从而提高产率。

芦丁的提取方法除了碱溶酸沉法外，还可以利用其在热水中溶解度大，在冷水中溶解度小的性质，用沸水进行提取，提取液放冷即得芦丁粗品。

实例三　陈皮中黄酮类化学成分的提取分离技术

陈皮为芸香科植物橘（*Citrus reticulata* Blanco）及其栽培变种的干燥成熟果皮。药材分为"陈皮"和"广陈皮"。性温，味辛而苦，有理气健脾、燥湿化痰之功效，可用于胸脘胀满、食少吐泻、咳嗽痰多等症。陈皮的主要有效成分橙皮苷，具有维生素 P 样作用，多制成甲基橙皮苷供药用，是治疗冠心病药物"脉通"的重要原料之一。

一、陈皮中主要有效成分的结构、理化性质

陈皮中的化学成分主要有橙皮苷、新橙皮苷、川陈皮素、柑橘素、二氢川陈皮素及 5-去甲二氢川陈皮素等黄酮类化合物，以及 D-柠檬烯、β-月桂烯、α-蒎烯、β-蒎烯等挥发油成分。此外，还含有柠檬苦素类、生物碱类、β-谷甾醇等成分。

《中国药典》采用高效液相色谱法以橙皮苷为指标成分进行鉴别和含量测定，要求陈皮中橙皮苷含量不得少于 3.5%。

橙皮苷又名陈皮苷，为无色细树状针形结晶（pH 6~7 沉淀所得）。易溶于稀氢氧化钠水溶液及吡啶，可溶于 70℃ 以上热水、60℃ 二甲基甲酰胺及甲酰胺，在冷水中溶解度小，微溶于甲醇及热冰醋酸，几乎不溶于丙酮、苯及三氯甲烷。

橙皮苷

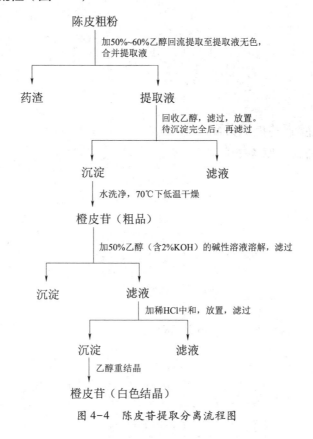

橙皮素　　　　　　　　　　　川陈皮素

二、陈皮中橙皮苷的提取分离

（一）工艺流程（图4-4）

陈皮粗粉
↓ 加50%~60%乙醇回流提取至提取液无色，合并提取液

药渣　　　　提取液
　　　　　　　↓ 回收乙醇，滤过，放置。待沉淀完全后，再滤过

沉淀　　　　滤液
↓ 水洗净，70℃下低温干燥

橙皮苷（粗品）
↓ 加50%乙醇（含2%KOH）的碱性溶液溶解，滤过

沉淀　　　　滤液
　　　　　　↓ 加稀HCl中和，放置，滤过

沉淀　　　　滤液
↓ 乙醇重结晶

橙皮苷（白色结晶）

图4-4　陈皮苷提取分离流程图

（二）流程说明

橙皮苷在冷水和甲醇中溶解度小，可溶于热醇，故橙皮苷可用热乙醇作溶剂进行提取。为使橙皮苷与共存杂质分离，可用碱溶酸沉法以碱性乙醇为溶剂溶解，放置待沉淀完全后滤过，去除杂质，滤液酸化后，橙皮苷即沉淀析出而与杂质分离。此外，可利用橙皮苷易溶于稀碱水的性质，进行碱溶酸沉法提取，用甲酰胺精制得橙皮苷。也可先用石油醚除去挥发油，再用甲醇提取及用活性炭精制得到橙皮苷。

实例四　满山红中黄酮类化学成分的提取分离技术

满山红为杜鹃花科植物兴安杜鹃（*Rhododendron dauricum* L.）的干燥茎叶，又称山石榴、映山红。性寒，味较苦、微辛，具有止咳、祛痰的功效，临床用于治疗慢性支气管炎及其他痰多咳嗽的患者，其中杜鹃素是满山红叶治疗气管炎的主要有效成分。

一、满山红中主要有效成分的结构、 理化性质

从满山红叶中已分离出的化学成分主要有杜鹃素、8-去甲基杜鹃素、山奈酚、槲皮素、杨梅素、金丝桃苷、异金丝桃苷及莨菪亭、伞形酮、棂木毒素、牻牛儿醇、薄荷醇、杜松脑和 α、β、γ-桉叶醇，以及鞣质树脂、酚类等成分。其中杜鹃素是满山红叶治疗气管炎的主要有效成分，属黄酮类化合物。

2015 年版《中国药典》采用高效液相色谱法以杜鹃素为对照品对满山红叶进行含量测定，要求杜鹃素含量不得少于 0.080%。

杜鹃素又名法尔杜鹃素，可溶于甲醇、乙醚和稀碱溶液，难溶于水。

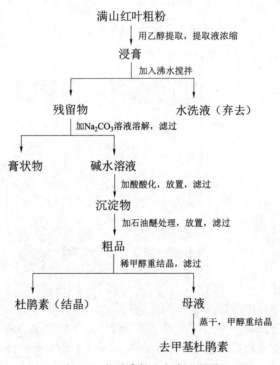

杜鹃素

二、满山红中杜鹃素的提取分离

（一） 工艺流程（图4-5）

```
                满山红叶粗粉
                     │ 用乙醇提取，提取液浓缩
                    浸膏
                     │ 加入沸水搅拌
         ┌───────────┴───────────┐
        残留物                水洗液（弃去）
         │ 加Na₂CO₃溶液溶解，滤过
    ┌────┴────┐
  膏状物    碱水溶液
              │ 加酸酸化，放置，滤过
            沉淀物
              │ 加石油醚处理，放置，滤过
             粗品
              │ 稀甲醇重结晶，滤过
     ┌────────┴────────┐
  杜鹃素（结晶）        母液
                         │ 蒸干，甲醇重结晶
                       去甲基杜鹃素
```

图4-5 杜鹃素提取分离流程图

（二） 流程说明

杜鹃素可溶于甲醇、乙醚和稀碱溶液，故可采用乙醇作溶剂回流提取，提取液浓缩后，在浸膏中加入沸水洗去水溶性成分如其他黄酮及杂质等，再利用杜鹃素可溶于稀碱水溶液的性质，用碳酸钠溶液溶解，稀碱水溶液加酸酸化后即可得到杜鹃素。

重点小结

知识点	要点
结构类型	1. 黄酮类化合物的结构特点 2. 黄酮类化合物的分类：黄酮类、黄酮醇类、二氢黄酮类、二氢黄酮醇类、异黄酮类、二氢异黄酮类、查耳酮类、二氢查耳酮类、其他黄酮类
理化性质	1. 黄酮类化合物的物理性质：性状、旋光性、溶解性、酸碱性 2. 黄酮类化合物的化学性质：还原反应、与金属盐类试剂的络合反应、硼酸显色反应、碱液显色反应及其应用
提取与分离	1. 黄酮类化合物的提取：溶剂提取法、碱溶酸沉法等 2. 黄酮类化合物的分离：pH梯度萃取法、柱色谱法等
检识	黄酮类化合物的检识：理化检识、色谱检识

目标检测

一、选择题

（一）单项选择题

1. 构成黄酮类化合物的基本骨架为（　　）。

  A. $C_6-C_6-C_6$　　　B. $C_6-C_6-C_3$　　　C. $C_6-C_3-C_6$

  D. $C_6-C_3-C_3$　　　E. $C_3-C_6-C_3$

2. 下列黄酮类化合物酸性最强的是（　　）。

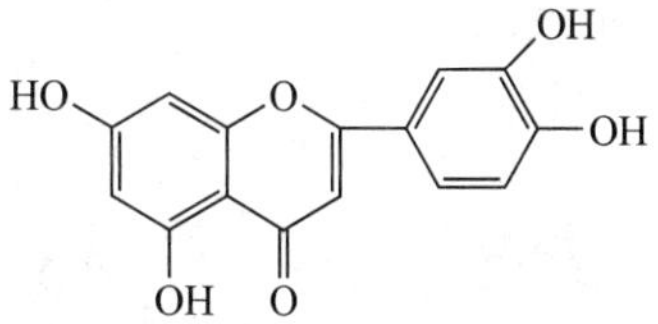

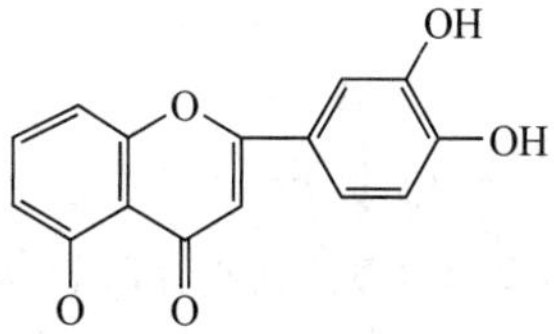

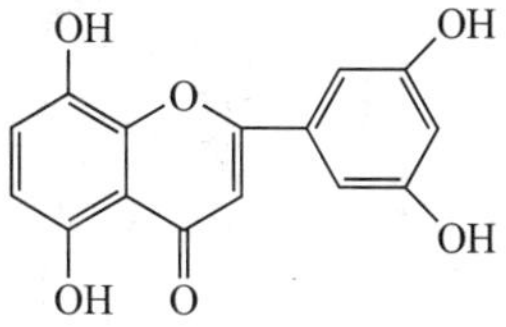

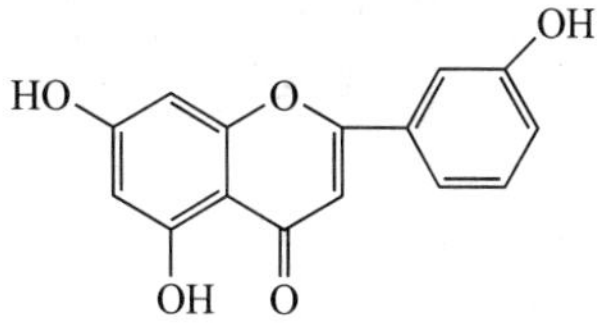

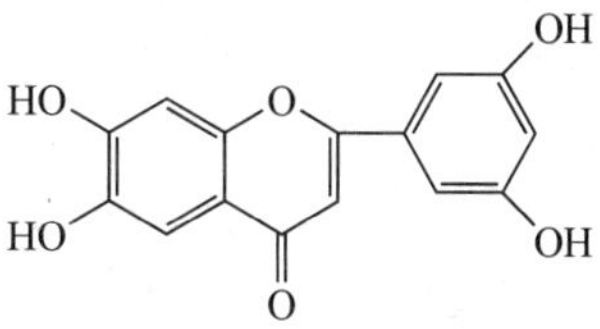

3. 黄酮类化合物的最常用的检识反应是（　　）。

  A. 盐酸-镁粉反应　　　　　　B. 醋酸镁反应

  C. 锆-枸橼酸反应　　　　　　D. 三氯化铝反应

  E. 三氯化铁反应

4. 四氢硼钠反应常用于检识（　　）。
   A. 黄酮　　　　　　B. 黄酮醇　　　　　　C. 二氢黄酮
   D. 异黄酮　　　　　E. 花色素

5. 常用于区别 3-OH 黄酮和 5-OH 黄酮的反应是（　　）。
   A. 盐酸-镁粉反应　　　　　　　　　　B. $AlCl_3$ 反应
   C. $NaBH_4$ 反应　　　　　　　　　　D. 锆-枸橼酸反应
   E. α-萘酚-浓硫酸试剂反应

6. 碱溶解酸沉淀法提取芸香苷，用石灰乳调 pH 时，应调至（　　）。
   A. pH 6~7　　　　　B. pH 7~8　　　　　C. pH 8~9
   D. pH 9~10　　　　 E. pH 10~12

7. 采用 pH 梯度萃取法分离下列黄酮苷元，用 5% $NaHCO_3$、5% Na_2CO_3、1% NaOH 依次进行萃取，先后萃取出化合物的顺序为（　　）。

   A. ①→②→③　　　B. ①→③→②　　　C. ②→①→③
   D. ③→①→②　　　E. ③→②→①

8. 存在于葛根中具有增加冠脉流量、改善微循环等作用的成分属于（　　）。
   A. 黄酮　　　　　　B. 黄酮醇　　　　　　C. 二氢黄酮
   D. 异黄酮　　　　　E. 黄烷醇

9. 含双黄酮类化合物，具有扩张血管，增加冠脉及脑血管流量，降低血黏度等功效的药材是（　　）。
   A. 黄芩　　　　　　B. 槐米　　　　　　　C. 银杏
   D. 满山红　　　　　E. 陈皮

10.《中国药典》（2015 年版）满山红以哪种指标成分进行质量控制（　　）。
   A. 杜鹃素　　　　　B. 芦丁　　　　　　　C. 杨梅素
   D. 山柰酚　　　　　E. 槲皮素

（二）多项选择题

1. 黄酮类化合物苷元结构分类的依据主要包括（　　）。
   A. 来自何种植物　　　　　　　　　　B. 三碳链的氧化程度
   C. B 环的连接位置　　　　　　　　　D. 是否连接糖链
   E. 三碳链是否成环

2. 以黄酮类化合物为主要有效成分的中药有（　　）。
   A. 黄连　　　　　　B. 槐米　　　　　　　C. 大黄
   D. 银杏　　　　　　E. 薄荷

3. 芸香苷具有的检识反应有（　　）。
   A. 盐酸-镁粉反应　　　　　　　　　　B. 四氢硼钠反应
   C. $FeCl_3$ 反应　　　　　　　　　　 D. α-萘酚-浓硫酸反应

E. 三氯化铝反应

4. 游离黄酮苷元有旋光性的是（　　　）。

A. 黄酮醇　　　　　B. 二氢黄酮　　　　　C. 二氢黄酮醇

D. 二氢异黄酮　　　E. 黄烷醇

5. 下列影响黄酮类化合物与聚酰胺吸附力强弱的因素有（　　　）。

A. 酚羟基数目　　　B. 酚羟基位置　　　　C. 芳香化程度

D. 化合物类型　　　E. 洗脱剂种类

二、名词解释

1. 黄酮类化合物

2. 二氢黄酮类化合物

3. 异黄酮类化合物

三、问答题

1. 黄酮类化合物按化学结构可分为哪几类？

2. 怎样用化学检识方法区分黄酮、二氢黄酮类化合物？

3. 中药黄芩的炮制方法有浸、烫、煮、蒸等。过去南方认为"黄芩有小毒，必须用冷水浸泡至色变绿去毒后，再切成饮片，叫淡黄芩"。北方则认为"黄芩遇冷水变绿影响质量，必须用热水煮后切成饮片，以色黄为佳"。请用天然药物化学的知识解释黄芩应以哪种方法进行炮制更为科学。

4. 用碱溶酸沉法提取黄酮类化合物时应注意哪些问题？为什么？

四、实例分析

1. 中药补骨脂中含有补骨脂甲素、补骨脂乙素等黄酮类化合物，试用聚酰胺色谱法，以不同浓度乙醇梯度洗脱进行分离，洗脱顺序如何？

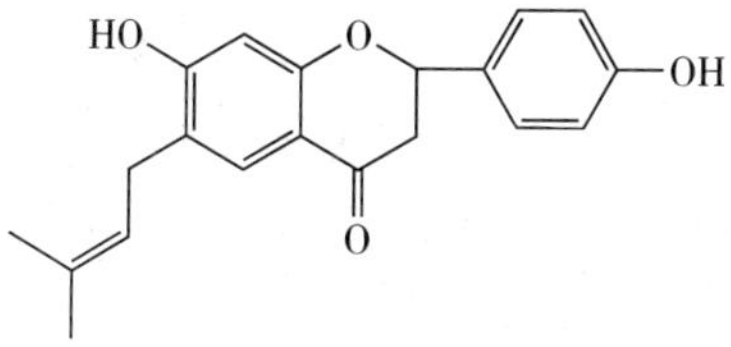

补骨脂甲素 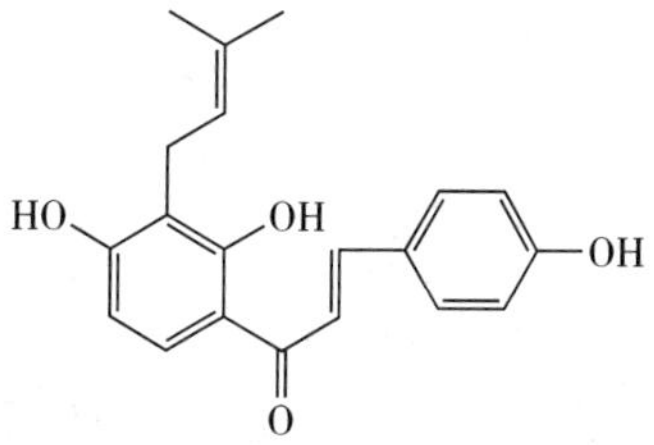　　　　　　　　　　补骨脂乙素

2. 在2015年版《中华人民共和国药典》中，槐米的薄层色谱鉴别方法如下：取槐米粉末0.2g，加甲醇5ml，密塞，振摇10分钟，滤过，取滤液作为供试品溶液。另取芦丁对照品，加甲醇制成1ml含4mg的溶液，作为对照品溶液。照薄层色谱法试验，吸取上述两种溶液各10μl，分别点于同一硅胶G薄层板上，以乙酸乙酯-甲酸-水（8∶1∶1）为展开剂，展开，取出，晾干，喷以三氯化铝试液，待乙醇挥干后，置紫外光灯（365nm）下检视。供试品色谱中，在与对照品色谱相应的位置上，显相同颜色的荧光斑点。请解释，为什么用甲醇提取？为什么喷以三氯化铝试液？

实训项目四　槐米中芦丁的提取分离及检识

【实训目的】

1. 能够运用碱溶酸沉法对槐米中的芦丁进行提取。
2. 能够运用重结晶法精制芦丁。
3. 学会酸水解法制备槲皮素的操作技术。
4. 学会芦丁和槲皮素的理化检识和色谱检识方法。

【实训原理】

槐米为豆科植物槐（*Sophora japonica* L.）的干燥花及花蕾。具有凉血止血、清肝泻火的作用。其所含主要化学成分为芦丁，又称芸香苷，在槐米中含量可高达12%~20%，药理实验证明芦丁有调节毛细血管渗透性，保持和恢复毛细血管正常弹性的作用，临床上用作毛细血管性止血药，并用于高血压的辅助治疗。以芦丁为原料可制备槲皮素。

芦丁为浅黄色粉末或细针状结晶（水），分子式为$C_{27}H_{30}O_{16}$，mp. 188~190℃（无水），mp. 176~178℃（含3分子结晶水）。在冷、热水溶解度不同，冷水（1:10000）、沸水（1:200），可溶于丙酮、乙酸乙酯、吡啶及碱性溶剂中，几乎不溶于苯、乙醚、三氯甲烷及石油醚等溶剂。

槲皮素为黄色针状结晶（稀乙醇），分子式为$C_{15}H_{10}O_7 \cdot 2H_2O$，mp. 314℃（分解）。在热乙醇中的溶解度为（1:23）、冷乙醇中为（1:290），可溶于甲醇、丙酮、乙酸乙酯、冰醋酸及吡啶等，不溶于水、苯、乙醚、三氯甲烷及石油醚等溶剂。

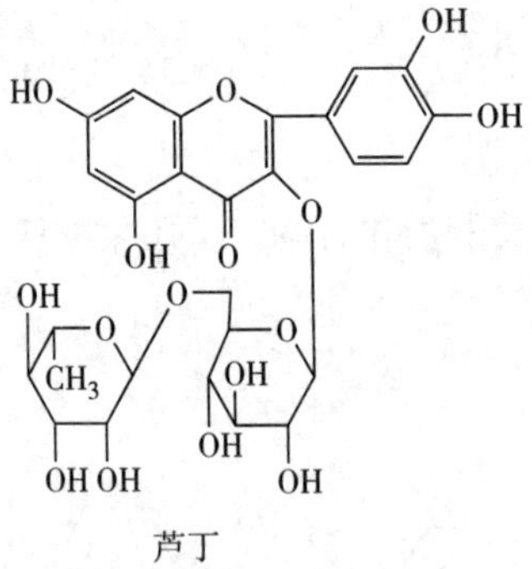

芦丁 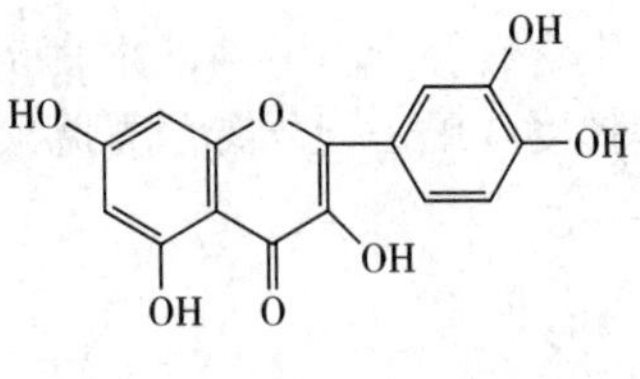　　　　　　槲皮素

利用芦丁分子结构中含有多个酚羟基，显弱酸性，能与碱作用生成盐而溶于碱水，加酸酸化后又能沉淀析出的性质，采用碱溶酸沉法进行提取。

利用芦丁在热水中溶解度大，在冷水中溶解度小的性质，用水作溶剂进行重结晶精制。

利用芦丁结构中具有苷键，能被酸水解生成苷元槲皮素和糖的性质，用2%稀硫酸作溶剂进行水解。

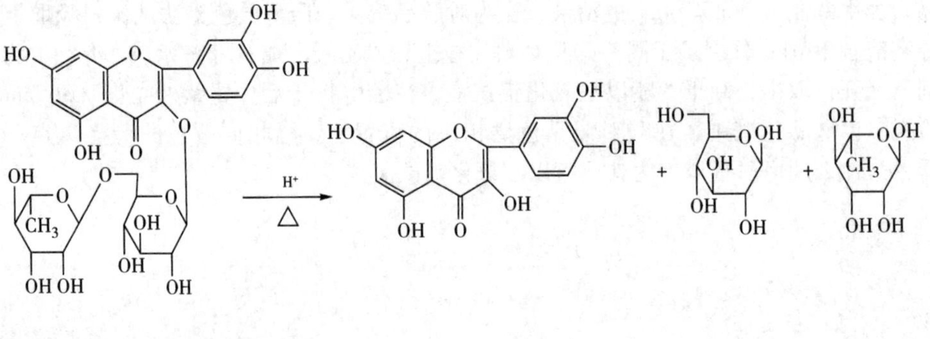

【实训材料】

1. 仪器及材料　广泛 pH 试纸、聚酰胺薄膜、中速层析滤纸（4cm×15cm）。

2. 试药　槐米、石灰乳、0.4% 硼砂水溶液、浓盐酸、正丁醇、醋酸、氨水、乙醇、活性炭、70% 乙醇、1% 氢氧化钠溶液、1% 三氯化铝乙醇溶液、2% 三氯化铁溶液、10% α-萘酚乙醇溶液、浓硫酸、2% 硫酸溶液、葡萄糖标准品、鼠李糖标准品、芦丁标准品、槲皮素标准品、氢氧化钡、氨制硝酸银试液。

【实训步骤】

一、芦丁的提取

称取槐米 20g（压碎），加 0.4% 硼砂水溶液 200ml，在搅拌下加石灰乳调节 pH 8~9，加热煮沸 20 分钟，随时补充失去的水分和保持 pH 8~9，倾出上清液，用四层纱布趁热过滤，滤渣同样操作再提取一次，过滤，合并两次滤液，放冷，用盐酸调节 pH 3~4，放置析晶，待全部结晶析出后，抽滤，用蒸馏水洗涤结晶，抽干，室温干燥，得芦丁粗品，称重，计算收得率。

二、芦丁的精制

称取粗品芦丁 2g，充分研细后置于烧杯中，加蒸馏水 400ml，煮沸至芦丁全部溶解，趁热抽滤，滤液放置析晶，抽滤，得芦丁精品（若含杂质过多，可加入适量乙醇回流溶解，并加入约 0.5% 活性炭继续回流 30 分钟，抽滤，滤液放冷析晶，抽滤，得芦丁精品）。置空气中晾干或于 60~70℃下干燥，称重，计算收得率。

三、芦丁的水解

取芦丁 1g，研细后置于圆底烧瓶中，加入 2% 硫酸水溶液 80ml，加热微沸 30 分钟，待出现的鲜黄色沉淀不再增加为止，放冷，抽滤，保存滤液用于制备糖的色谱检识的供试液，沉淀物用纯化水洗至中性，晾干，得粗制槲皮素。再用 70% 乙醇重结晶得黄色小针状槲皮素结晶，晾干，称重，计算收得率。

四、芦丁的检识

（一）化学检识

1. 盐酸-镁粉反应　分别取芦丁和槲皮素少许，分别用 1~2ml 乙醇水浴微热溶解，加入镁粉适量，浓盐酸数滴，观察并记录实验现象。

2. 三氯化铝反应　将芦丁和槲皮素的乙醇溶液分别点在滤纸片上，滴加 1% 三氯化铝乙醇溶液 1 滴，于紫外灯下观察荧光，并记录实验现象。

3. 三氯化铁反应　将样品溶液 1ml，加入 1~2 滴 2% 三氯化铁溶液，观察并记录实验现象。

4. Molisch 反应（α-萘酚-浓硫酸试验）　取芦丁和槲皮素少许，分别用 1~2ml 乙醇溶解，加 10% α-萘酚乙醇溶液 1ml，振摇后倾斜试管，沿试管壁缓缓加入约 1ml 浓硫酸，静置，观察二液界面颜色变化，并记录实验现象。

（二）色谱检识

1. 芦丁和槲皮素的聚酰胺色谱

色谱材料：聚酰胺薄膜。

展开剂：乙醇-水（7:3）。

供试品：自制芦丁的乙醇溶液与自制槲皮素乙醇溶液。

对照品：1% 芦丁标准品乙醇溶液与 1% 槲皮素标准品乙醇溶液。

显色剂：喷洒 1% 三氯化铝试剂前，置日光及紫外光（365nm）下观察色斑的变化。

观察记录：记录图谱及斑点颜色，分别计算各斑点的 R_f 值。

2. 糖的纸色谱检识

色谱材料：中速色谱滤纸（4cm×15cm）。

展开剂：正丁醇-醋酸-水（4∶1∶5 上层，BAW）。

供试品：取水解芸香苷之后的滤液，置水浴上加热，在搅拌下加适量氢氧化钡细粉中和至中性（pH 7），过滤，滤除沉淀物，滤液浓缩至 1ml 左右，放冷后供纸色谱点样用。

对照品：1% 葡萄糖标准品溶液与 1% 鼠李糖标准品溶液。

显色剂：①喷洒氨制硝酸银试液后，加热，出现棕褐色斑点。②喷苯胺-邻苯二甲酸试剂，于 105℃ 加热 10 分钟，显棕色或棕红色斑点。

观察记录：记录图谱及斑点颜色，分别计算各斑点 R_f 值。

【实训提示】

1. 提取芦丁时加入硼砂的目的是为了保护结构中的邻二酚羟基不被氧化，并使邻二酚羟基不与钙离子络合（因钙盐络合物不溶于水），使芦丁不受损失，提高产率。

2. 加入石灰乳既可以调节提取液的 pH 值，使提取过程在碱性条件下进行，又可以与槐米中共存的多糖类成分（黏液质、果胶等）生成钙盐沉淀而使之除去。实验过程中应严格控制溶液的 pH 值和加热煮沸的时间，以保证产率。

3. 用浓盐酸酸化时，调节溶液 pH 值不能过低（一般为 pH 3~4），否则会使析出的芦丁沉淀与酸生成锌盐而重新溶解，使收得率下降。

4. 芦丁的提取方法除了碱溶酸沉法外，还可以利用芦丁在热水中溶解度大，在冷水中溶解度小的性质，用沸水为溶剂进行提取，提取液放冷即得芦丁粗品。也可用乙醇或甲醇为溶剂用回流法提取，提取液回收溶剂后所得的浸膏，经除去脂溶性杂质后，纯化水洗涤，过滤，沉淀物干燥即得芦丁。

5. 槲皮素以乙醇重结晶时，如所用的乙醇浓度过高（90% 以上），一般不易析出结晶。此时可在乙醇溶液中滴加适量纯化水，使呈微浊状态，放置，槲皮素即可析出。

【实训思考】

1. 试述从槐米中提取、精制芦丁的方法及原理。

2. 用碱溶酸沉法提取芦丁为什么用石灰乳而不用氢氧化钠调节溶液的 pH 值？

（郭向群）

第五章

醌类化合物的提取分离技术

学习目标

知识要求　**1. 掌握**　蒽醌类化合物的结构特点、理化性质、提取分离及检识。

　　　　　2. 熟悉　醌类化合物的结构类型；代表性天然药物的质量控制成分。

　　　　　3. 了解　醌类化合物的生物活性及分布。

技能要求　1. 熟练掌握常用蒽醌类化合物的提取分离技术。

　　　　　2. 学会蒽醌类化合物的检识操作。

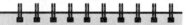

案例导入

案例：大黄为重要中药之一，也是一种世界性药物，又名将军、火参、锦纹等。在我国传统医学中应用已久，史载于我国现存最早的药学专著《神农本草》，因其色黄，故名。大黄性味苦寒，药性峻烈，素有"将军"之称。具有泻下攻积，清热泻火，解毒止血，活血化瘀，清热利湿的功能。

讨论：1. 大黄中具有泻下作用的有效成分是什么？

　　　　2. 大黄中有效成分结构性质如何？怎样提取分离得到？

　　　醌类（quinones）化合物是一类分子中具有不饱和环二酮（醌式结构）或容易转变成此类结构的天然有机化合物，主要分为苯醌、萘醌、菲醌和蒽醌四种类型，其中蒽醌及其衍生物的数量最多。醌类化合物多具有颜色，是天然产物中一类比较重要的活性成分。

　　　醌类在植物界的分布非常广泛，如蓼科的大黄、何首乌，豆科的决明子、番泻叶，百合科的芦荟，唇形科的丹参，茜草科的茜草，紫草科的紫草等，均含有醌类化合物。除高等植物外，在一些低等植物，如地衣类和菌类的代谢产物中也有存在。

　　　醌类化合物具有多种生物活性和药用价值，如大黄中大黄素、大黄酸等具有抗菌活性，大黄和番泻叶中的番泻苷类化合物具有较强的致泻作用，丹参中丹参醌类具有扩张冠状动脉的作用，维生素 K 类具有促进血液凝固作用等。此外，醌类化合物还具有抗病毒、抗氧化、止血、驱绦虫、解痉、利尿、利胆、镇咳、平喘等作用。

第一节　结构类型

一、苯醌类

　　　苯醌类（benzoquinones）化合物是醌类中最简单的一类化合物，从结构上分为对苯醌和邻苯醌两大类。该类化合物多呈黄色或橙色。邻苯醌结构不稳定，故天然存在的苯醌类化合物多为对苯醌的衍生物，其结构中常有—OH、—CH$_3$、—OCH$_3$或其他烃基等取代基。

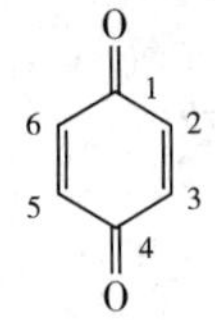

对苯醌 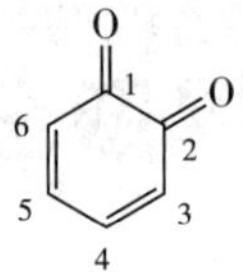　　　　　　　　　邻苯醌

天然苯醌类化合物主要分布于高等植物中，如中药凤眼草果实中的2,6-二甲氧基对苯醌，具有较强的抗菌作用；白花酸藤果中分离得到的信筒子醌（embelin），具有驱绦虫作用。

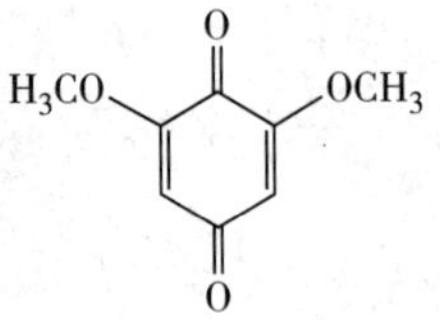

2,6-二甲氧基对苯醌 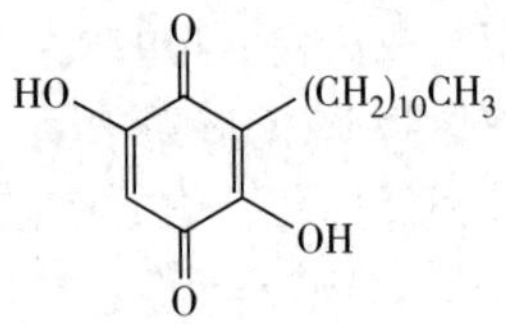　　　　　　　信筒子醌

具有苯醌类结构的泛醌类，又称辅酶Q，是自然界中广泛存在的脂溶性醌类化合物，能参与生物体内氧化还原过程，对生物体的电子转移系统具有重要作用，其中辅酶Q$_{10}$（coenzymes Q$_{10}$）已用于心血管疾病、肝炎、癌症等的辅助治疗。

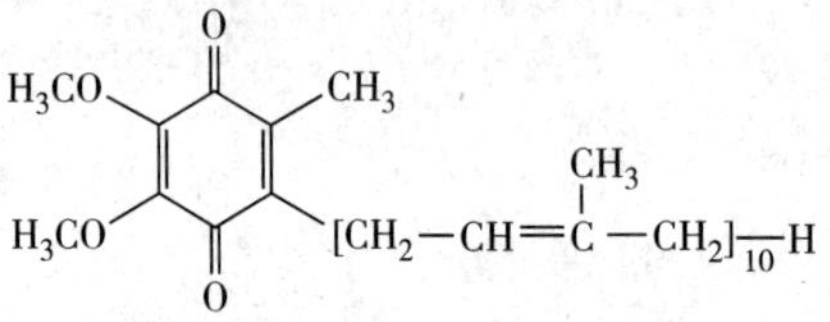

辅酶Q$_{10}$

二、萘醌类

萘醌类（naphthoquinones）化合物依结构可分为1,4-萘醌（α-萘醌）、1,2-萘醌（β-萘醌）、2,6-萘醌（amphi-萘醌）三种类型，但迄今为止自然界发现的绝大多数是1,4-萘醌类，其衍生物多为橙黄色或橙红色结晶，个别呈紫色。

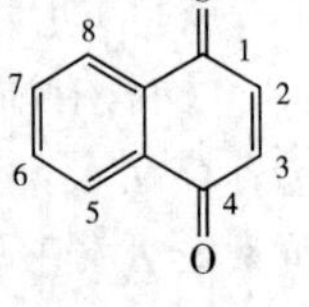

1,4-萘醌 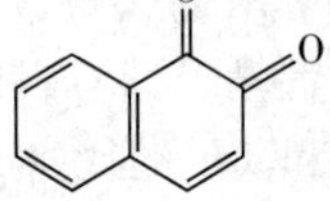　　　　　　1,2-萘醌 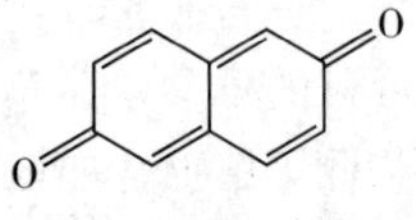　　　　　　2,6-萘醌

中药紫草及软紫草中分离得到的一系列紫草素（shikonin）及异紫草素（alkanin）衍生物，为萘醌类化合物。《中国药典》采用紫外分光光度法测定药材中羟基萘醌总含量，以紫草素计，不得少于0.8%。

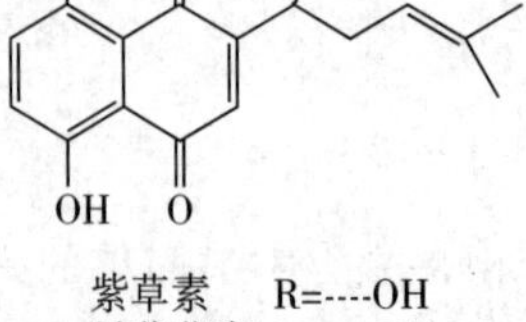

紫草素　　R=----OH
异紫草素　R=——OH

三、菲醌类

天然菲醌类（phenanthraquinones）衍生物包括邻菲醌及对菲醌两种类型。

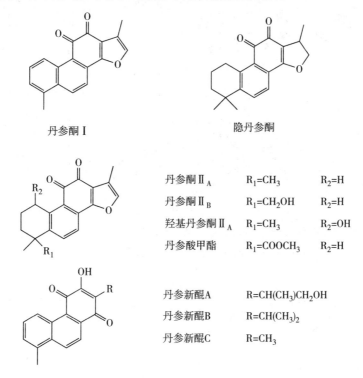

邻菲醌　　　　　　　　　　对菲醌

丹参为唇形科多年生植物丹参的干燥根及根茎。性味苦、微寒，具有祛瘀生新、活血通经、清心除烦等功效。丹参的主要化学成分为脂溶性成分和水溶性成分两大类，脂溶性成分分为菲醌衍生物，如丹参酮 I（tanshinone I）、丹参酮 II$_A$（tanshinone II$_A$）、丹参酮 II$_B$（tanshinone II$_B$）、隐丹参酮（cryptotanshinone）、丹参酸甲酯、羟基丹参酮 II$_A$、二氢丹参酮 I 以及次甲基丹参酮，均为邻醌类型。而丹参新醌 A（tanshenquione A）、丹参新醌 B（tanshenquione B）、丹参新醌 C（tanshenquione C）则属对醌类型。水溶性成分主要为丹参素、丹酚酸 B、原儿茶醛和原儿茶酸等。《中国药典》采用高效液相法测定丹参药材中丹参酮 II$_A$、丹酚酸 B 含量，要求丹参酮 I、丹参酮 II$_A$、隐丹参酮的总量不得少于 0.25%，丹酚酸 B 不得少于 3.0%。

丹参醌类成分具有抗菌、扩张冠状动脉作用。近年开发的丹参注射液是以丹参中水溶性成分为主的制剂，丹参滴丸则是以脂溶性丹参酮为主的制剂。

丹参酮 I　　　　　　　　　隐丹参酮

丹参酮 II$_A$	R$_1$=CH$_3$	R$_2$=H
丹参酮 II$_B$	R$_1$=CH$_2$OH	R$_2$=H
羟基丹参酮 II$_A$	R$_1$=CH$_3$	R$_2$=OH
丹参酸甲酯	R$_1$=COOCH$_3$	R$_2$=H

丹参新醌A	R=CH(CH$_3$)CH$_2$OH
丹参新醌B	R=CH(CH$_3$)$_2$
丹参新醌C	R=CH$_3$

四、蒽醌类

蒽醌类（anthraquinones）化合物及其衍生物、不同程度的还原产物，如蒽酚、蒽酮、氧化蒽酚、二蒽酮等，是醌类中数量最多的一类化合物，也是一种重要的天然色素。天然蔥醌类化合物以 9,10-蔥醌最为常见，其基本母核为：

1,4,5,8位为 α 位
2,3,6,7位为 β 位
9,10位为 meso 位（又称中位）

　　蔥醌类化合物广泛分布于植物界，其中主要存在于高等植物中，如蓼科、鼠李科、茜草科、豆科、玄参科、百合科、紫葳科、马鞭草科等，其他存在于真菌及地衣类中，在动物及细菌中偶有发现。在植物中主要分布在根、皮、叶及心材中，多和糖结合成苷或以游离态存在。常见含蔥醌类的中药有大黄、何首乌、虎杖、决明子、芦荟、番泻叶、茜草等。

　　蔥醌类化合物是一类重要的活性成分，具有泻下、抑菌、利尿、止血、抗癌等作用。

　　（一）蔥醌衍生物

　　天然存在的蔥醌类成分在蔥醌母核上常有羟基、羟甲基、甲氧基和羧基等取代基，其中以羟基蔥醌类化合物为主。以游离或成苷的形式存在于植物体中。根据羟基在蔥醌母核上的分布情况，其衍生物可分为以下两种类型。

　　1. 大黄素型　该类化合物的特点是羟基分布在两侧的苯环上，多数化合物呈黄色。中药大黄、决明子、虎杖、何首乌等的活性成分多属此类，具有清热泻下、活血化瘀等多种作用。羟基蔥醌类衍生物多与葡萄糖、鼠李糖结合成苷存在。

	R_1	R_2
大黄酚（chrsophanol）	CH$_3$	H
大黄素（emodin）	CH$_3$	OH
大黄素甲醚（physcion）	CH$_3$	OCH$_3$
芦荟大黄素（aloe-emodin）	H	CH$_2$OH
大黄酸（rhein）	H	COOH

大黄酚葡萄糖苷

　　2. 茜草素型　该类化合物的特点是结构中的羟基分布在一侧的苯环上，多为橙黄色至橙红色。从天然药物茜草中分离得到茜草素等化合物即属于此类型，茜草素具有抗菌、抗炎作用。

	R_1	R_2	R_3
茜草素（alizarin）	OH	H	H
羟基茜草素（purpurin）	OH	H	OH
伪羟基茜草素（pseudopurpurin）	OH	COOH	OH

　　（二）蔥酚（或蔥酮）衍生物

　　蔥醌类化合物在酸性介质中可被还原，生成蔥酚及其互变异构体蔥酮，蔥酚或蔥酮又可氧化成蔥醌。

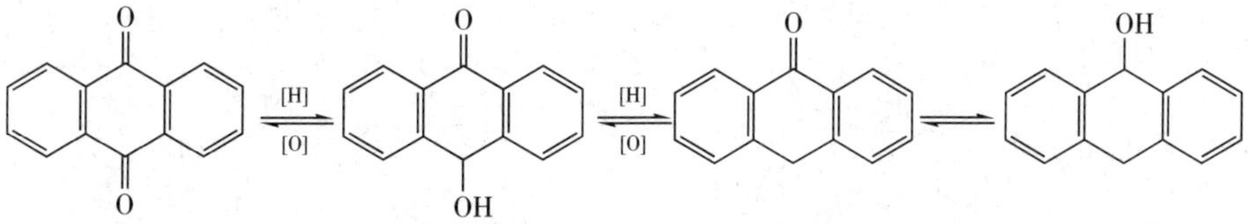

蒽醌　　　　　　氧化蒽酚　　　　　　蒽酮　　　　　　　蒽酚

蒽酚（或蒽酮）的羟基衍生物通常只能在新鲜植物中分离得到。例如，在新鲜的中药大黄、虎杖根中同时含有羟基蒽醌类衍生物和蒽酚、蒽酮的羟基衍生物，但储存两年以后就很难检出蒽酚（酮）类成分，它们均被氧化成了蒽醌类成分。如果蒽酚衍生物的 *meso* 位羟基与糖缩合成蒽酚苷，则性质比较稳定，只有经过水解去糖后，才容易被氧化转变成蒽醌类化合物。

羟基蒽酚类化合物对真菌具有较强的杀灭作用，是治疗皮肤病的有效药物，如柯桠素（chrysarobin）治疗癣疥等效果显著。

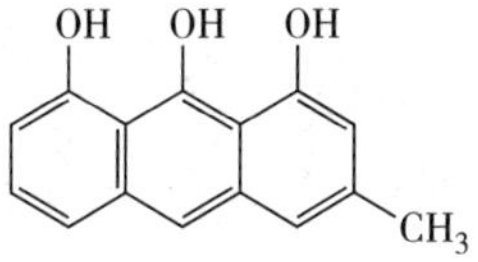

柯桠素

自然界中还有少量蒽酮衍生物存在，如芦荟致泻的主要有效成分芦荟苷（barbaloin），也是碳苷类化合物。

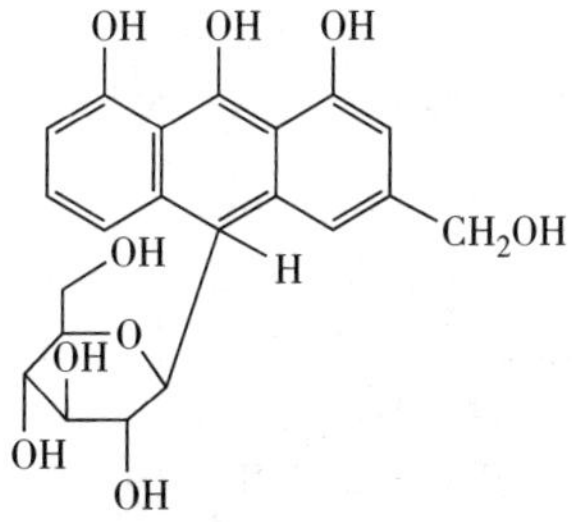

芦荟苷

（三）二蒽醌（酮）类衍生物

二蒽醌（酮）类可看成是两分子单蒽醌脱去一分子氢（或多分子氢）相互连接的二聚合体。脱氢的位置和数目不同产生出不同形式的二聚合体产物，以单键相连的形式为多。如存在于豆科决明属植物种子、叶中的山扁豆双醌（cassiamine）；黄色霉素（luteoskyrin）存在于变质大米中，微量可引起肝硬化；中药大黄、番泻叶中致泻的主要成分番泻苷 A、B、C、D（sennoside A、B、C、D）等皆为二蒽酮类衍生物。

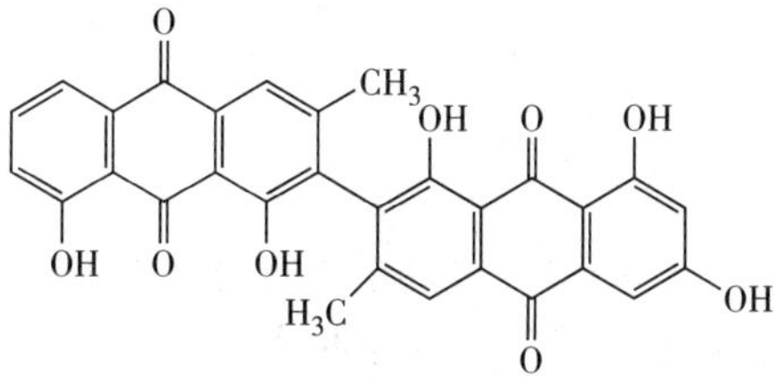

山扁豆双醌

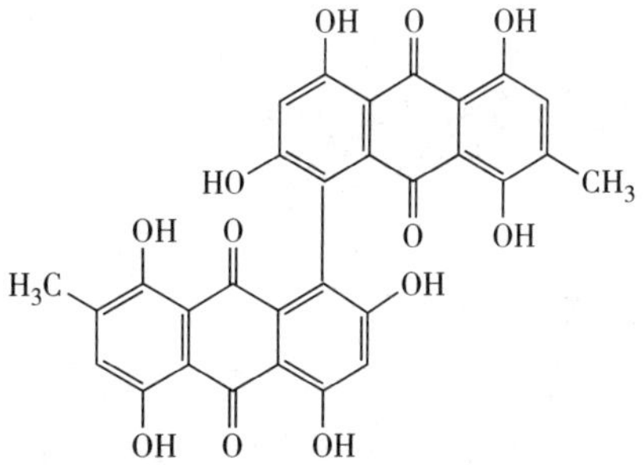

黄色霉素

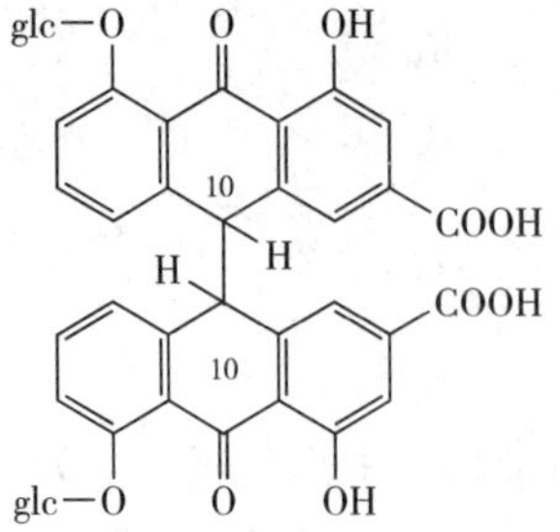

番泻苷A

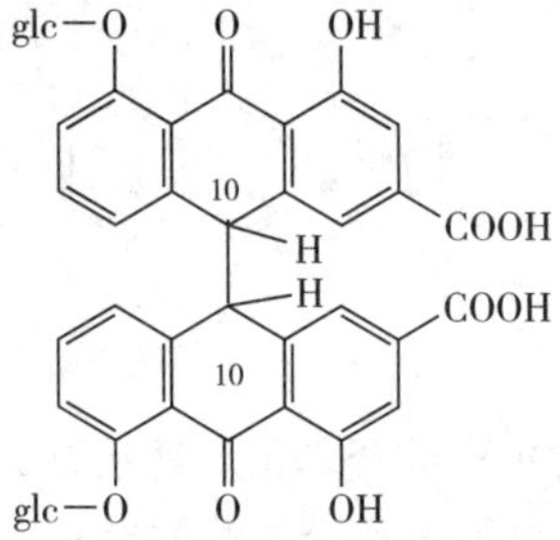

番泻苷B

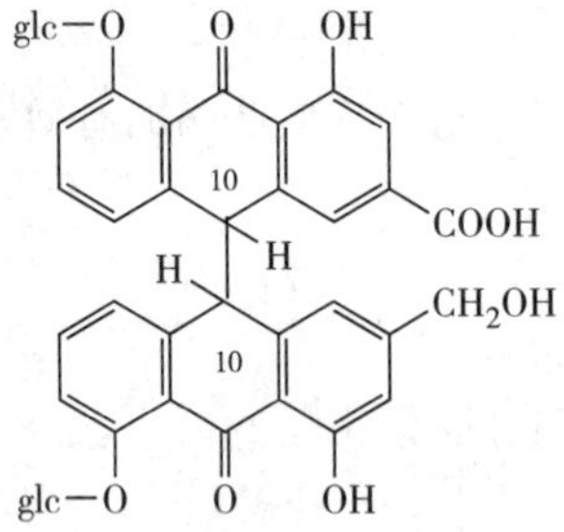

番泻苷C

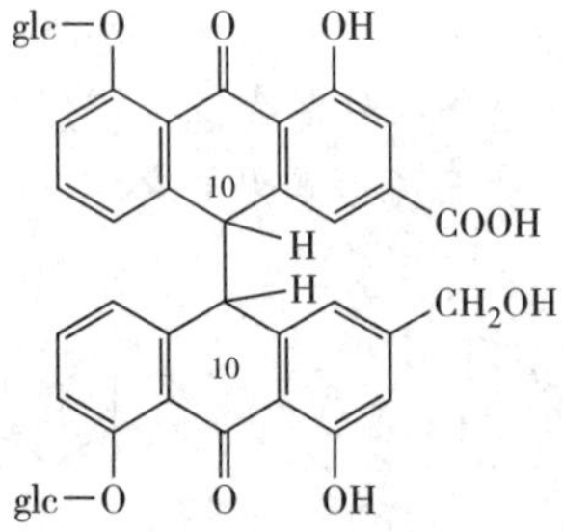

番泻苷D

二蒽酮类化合物 C_{10}-$C_{10'}$ 键易于断裂，生成蒽酮类化合物。大黄中致泻的主要成分番泻苷 A，就是因其在肠内转变为大黄酸蒽酮而发挥作用。

拓展阅读

芦 荟

芦荟为百合科植物拉索芦荟（*Aloe barbadensis* Miller.）、好望角芦荟（*Aloe ferox* Miller.）或其他同属近缘植物叶的汁液浓缩干燥物，前者习称"老芦荟"，后者习称"新芦荟"。芦荟中主要活性成分是羟基蒽醌衍生物，包括芦荟大黄素、大黄酸、大黄素、大黄酚、大黄素甲醚等。《中国药典》（2015 年版）以芦荟苷（barbaloin）为指标成分进行含量测定。

芦荟中的大黄酸有抑菌、抗病毒作用；大黄素、芦荟大黄素有抗肿瘤的作用；芦荟酸和芦荟泻素的药用价值为健胃和通便；芦荟霉素具有抗癌、抗病毒、抗菌的作用。

第二节 理化性质

一、性状

天然醌类化合物多为有色晶体，酚羟基等助色团的引入可以增强化合物的颜色，呈现黄、橙、棕红色以至紫红色等。取代基越多，颜色越深。苯醌、萘醌和菲醌多以游离态存在，多为晶体。

　　蒽醌类化合物多为黄色至橙红色固体，有一定的熔点。游离蒽醌多有完好的结晶形状，多数蒽醌苷较难得到完好的结晶体。蒽醌类化合物一般都具荧光，并在不同 pH 时显示不同的颜色。

二、升华性

　　小分子的苯醌和萘醌类具有挥发性，能随水蒸气蒸馏。游离蒽醌一般也具有升华性，常用于鉴别。常压下加热可升华而不分解，能随水蒸气蒸馏，此性质常用于对这类成分的提取和精制。

三、溶解性

　　游离醌类化合物极性较小，一般溶于苯、乙醚、三氯甲烷、乙酸乙酯等有机溶剂，不溶或难溶于水。但结合成苷后极性增大，易溶于乙醇、甲醇，也能溶于水，热水中溶解度增大，几乎不溶于苯、乙醚、三氯甲烷等亲脂性有机溶剂。蒽醌的碳苷难溶于水及常见的有机溶剂，易溶于吡啶。

　　羟基蒽醌苷及苷元因具有酚羟基，可溶于碱性溶液中，加酸酸化后又可析出沉淀，这一性质可用于提取分离。

四、酸碱性

（一）酸性

　　醌类化合物多数含有酚羟基，有的还含有羧基，因此具有酸性，酸性强弱与分子中是否存在羧基、酚羟基的数目及结合位置有关。以游离蒽醌类化合物为例，酸性强弱规律如下。

　　（1）带有羧基的蒽醌化合物酸性强于不含羧基者，一般蒽核上羧基的酸性与芳香酸相同，能溶于碳酸氢钠溶液中。

　　（2）β-羟基蒽醌的酸性大于α-羟基蒽醌类。这是由于α-羟基蒽醌中α-羟基和相邻的羰基容易形成分子内氢键，降低质子的解离度，而使酸性减弱。而β-羟基受羰基吸电子作用影响，使羟基上氧原子的电子云密度降低，对质子的吸引力降低，质子解离度增大，因此酸性较强。含β-羟基的蒽醌可溶于碳酸钠溶液，而含α-羟基的蒽醌不溶于碳酸氢钠溶液，只能溶于氢氧化钠溶液中。

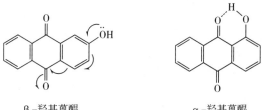

β-羟基蒽醌　　　　　　　　　α-羟基蒽醌

　　（3）酚羟基数目增多，酸性也增强，但与位置有关。无论α位或β位，随着羟基数目的增加，其酸性都有一定程度的增加。但酚羟基若形成分子内氢键，则酸性下降。如 1,5 与 1,4-二羟基蒽醌上的酚羟基各自均能与不同羰基氧形成分子内氢键，而 1,8-二羟基蒽醌上的两个酚羟基只能与同一羰基形成分子内氢键，因此 1,5 或 1,4-二羟基蒽醌的酸性要小于 1,8-二羟基蒽醌；1,2-二羟基蒽醌由于在分子内形成连续氢键，尽管其羟基数目多于β-羟基蒽醌，但其酸性要小于β-羟基蒽醌。

β–羟基蒽醌   1,2–二羟基蒽醌   1,8–二羟基蒽醌   1,5–二羟基蒽醌

依据上述性质，蒽醌类化合物酸性强弱的排列顺序为：含—COOH>含两个以上 β-OH>含一个 β-OH>含两个以上 α-OH>含一个 α-OH。

蒽醌类化合物多数呈酸性，在碱性水溶液中可成盐而溶解，加酸酸化后被游离而从水中沉淀析出，可利用碱溶酸沉法从天然药物中提取蒽醌类化合物。利用其结构中取代基的种类、数量、位置不同，酸性强弱也不同的规律，可用不同强度的碱水，采用 pH 梯度萃取法分离不同酸性的蒽醌类化合物。例如用碱性不同的水溶液（5% 碳酸氢钠溶液、5% 碳酸钠溶液、1% 氢氧化钠溶液、5% 氢氧化钠溶液）依次提取，其结果为酸性较强的蒽醌类化合物（含—COOH 或两个 β-酚羟基）能被碳酸氢钠溶液提出；酸性较弱的蒽醌类化合物（含一个 β-酚羟基）能被碳酸钠溶液提出；酸性更弱的蒽醌类化合物（含两个或多个 α-酚羟基）只能被 1% 氢氧化钠溶液提出；酸性最弱的蒽醌类化合物（含一个 α-酚羟基）则只能被 5% 氢氧化钠溶液提出。

（二）碱性

蒽醌类化合物羰基上的氧原子有微弱的碱性，能溶于浓硫酸生成𬭼盐，再转成阳碳离子，同时颜色显著加深，羟基蒽醌在浓硫酸中一般呈红色至红紫色。如大黄酚为暗黄色，溶于浓硫酸中变为红色，大黄素由橙红变为红色，生成的𬭼盐不稳定，加水即分解（颜色褪去）。

五、显色反应

醌类化合物的颜色反应主要基于其氧化还原性质以及结构中酚羟基的性质。

（一）Feigl 反应

醌类衍生物在碱性条件下与醛类、邻二硝基苯反应，生成紫色化合物。醌类化合物在反应中仅起传递电子作用。

（二）无色亚甲蓝反应

无色亚甲蓝溶液是检出苯醌及萘醌类的专属显色剂。此反应可在纸色谱和薄层色谱上

进行，样品在白色背景下显蓝色斑点，可与蒽醌类化合物区别。

（三）碱显色反应

在碱性溶液中，羟基醌类颜色改变并加深，多呈橙、红、紫红及蓝色，例如羟基蒽醌类化合物遇碱显红色至紫红色的反应称为 Bornträger 反应。该显色反应与形成共轭体系的酚羟基及羰基有关，酚羟基在碱性溶液中形成酚氧负离子，氧原子的电子在共轭效应影响下转移到羰基氧原子上，形成新的共轭体系，发生颜色变化。此方法是检识中药中羟基蒽醌成分存在的最常用方法之一。

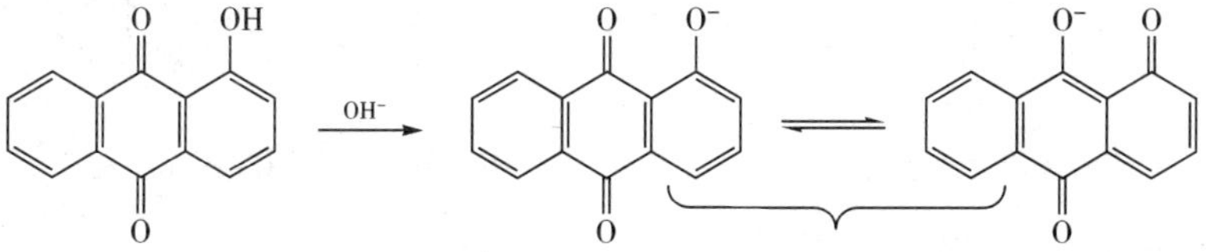

α-羟基蒽醌　　　　　　　　　　　红色

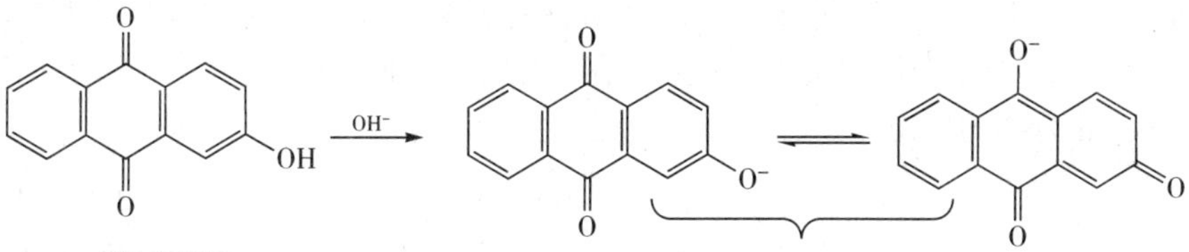

β-羟基蒽醌　　　　　　　　　　　红色

羟基蒽酚、蒽酮、二蒽酮类化合物遇碱呈黄色，且往往带有绿色荧光，只有将它们氧化成蒽醌后才显特征颜色。

（四）活性次甲基试剂反应（Kesting-Craven 法）

当苯醌和萘醌的醌环上有未被取代的位置时，在碱性条件下与含活性次甲基试剂，如乙酰乙酸乙酯、丙二酸酯反应，呈蓝绿色或蓝紫色。蒽醌类化合物因不含有未取代的醌环，故不发生该反应，可用于与苯醌及萘醌类化合物区别。

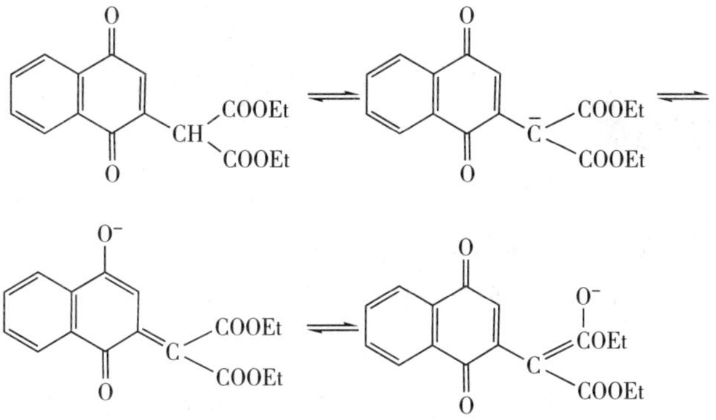

（五）醋酸镁反应

羟基蒽醌类化合物能和 0.5% 醋酸镁甲醇或乙醇溶液生成稳定的橙红色、紫红色或紫色的络合物，反应很灵敏，生成的颜色随分子中羟基的位置而有所不同，可借以帮助识别羟基在蒽醌环中的结合位置，并可作为蒽醌类成分色谱显色、定性定量之用。显色反应的条件是蒽醌母核上至少有一个 α-羟基或者有邻二酚羟基，反应机制是羟基蒽醌和镁离子产生络合物所致。

蒽醌镁络合物（蓝色）　　　　　　　　　　　　蒽醌镁络合物（橙色）

（六） 对亚硝基-二甲苯胺反应

蒽酮类化合物尤其是 1,8-二羟基蒽酮衍生物，其羰基对位亚甲基上的氢很活泼，可与 0.1% 对亚硝基-二甲苯胺吡啶溶液反应缩合而成共轭体系较长的化合物，呈现各种颜色，如紫、绿、蓝、灰等色。缩合物颜色随结构不同而异，1,8-二羟基蒽酮类均为绿色。据此可用于蒽酮类化合物的鉴定。

1,8-二羟基蒽酮　　　　　　　　　　　　　　　　绿色

第三节　提取与分离

醌类化合物在植物体内常以游离苷元或糖苷的形式存在，其理化性质特别是极性和溶解度方面差异很大。常用的提取分离方法如下。

一、提取

由于醌类化合物在植物体内存在形式的多样性、复杂性，以及各种类型之间在极性和溶解度上的差异，其提取方法也是多种多样的。

（一） 有机溶剂提取法

游离醌类的极性较小，可采用极性较小的有机溶剂提取，如三氯甲烷、乙醚等。苷类极性较苷元大，故可采用甲醇、乙醇提取。实际工作中，一般常选甲醇、乙醇作为提取溶剂，可以把药材中不同类型、性质互异的醌类成分提取出来，总提取物再进行下一步纯化与分离，得到不同类型的醌类化合物。

对于多羟基蒽醌或具有羧基的蒽醌，在植物体内多以盐的形式存在，难以被有机溶剂

溶出，提取前应先酸化使之游离。

（二）酸碱提取法

多数天然醌类化合物含有酚羟基或羧基，具有一定酸性，可与碱成盐而溶于溶液中，可直接用碱水溶液提取；碱提取液也可先用乙醚等溶剂萃取，除去脂溶性杂质，然后酸化使之游离沉淀析出；也可先用酸性溶液处理，使醌类成分充分游离后再用有机溶剂提取。使用这种方法时注意 pH 的范围，避免某些醌类化合物结构改变。

（三）其他方法

一些相对分子量小的具有挥发性的苯醌及萘醌类化合物可用水蒸气蒸馏法提取。近年来超临界流体萃取法、超声波提取法及微波辅助提取法等在醌类成分提取中应有较多，具有操作简便、时间短、提取效率高、环保等优点。

二、分离

醌类化合物主要根据其酸性、极性差异及分子量大小等进行分离纯化。

（一）游离蒽醌衍生物分离

分离游离蒽醌衍生物一般采取溶剂分步结晶、pH 梯度萃取法和色谱法。

pH 梯度萃取法是最常用的方法。游离蒽醌类成分结构中因含有酸性基团的种类、数量和位置不同，酸性强弱有明显差别，可溶于不同强度的碱溶液中通过萃取而分离。一般将游离蒽醌类衍生物溶于三氯甲烷、乙醚或苯等有机溶剂中，用不同浓度的碳酸氢钠、碳酸钠、氢氧化钠按 pH 由低到高的顺序依次萃取，再将碱水萃取液酸化，即可得到酸性强弱不同的游离羟基蒽醌类化合物，该方法称为 pH 梯度萃取法。该方法可用不同强度的碱性水溶液，从有机溶剂中提取不同酸性的游离蒽醌衍生物。但对于性质相似，酸性强弱相差不大的羟基蒽醌混合物的分离则存在着局限性。

色谱法分离蒽醌衍生物常用的吸附剂有硅胶、聚酰胺，一般不用氧化铝，尤其不用碱性氧化铝，以避免发生化学吸附而难以洗脱。对于结构相近的化学成分需多次分离才能取得较好的效果。

（二）蒽醌苷与游离蒽醌衍生物分离

蒽醌苷类与游离蒽醌衍生物的极性差别较大，蒽醌苷极性较强，其苷元及其他游离蒽醌衍生物则易溶于低极性有机溶剂。将含有蒽醌类化合物的乙醇提取液浓缩后，加水分散，用与水不相混溶的有机溶剂反复萃取，游离蒽醌则转溶于有机溶剂中，蒽醌苷则留于水溶液中。常用的有机溶剂有三氯甲烷、苯、乙醚等。水溶液若再以正丁醇萃取，蒽醌苷类可转移至正丁醇中而与水溶性杂质分离。也可将浓缩液减压蒸干，置回流提取器中，用三氯甲烷等有机溶剂提取游离蒽醌衍生物，蒽醌苷则留在残渣内。但需注意一般羟基蒽醌类衍生物及其相应苷类在植物内多通过酚羟基或羧基结合成镁、钾、钠、钙盐形式存在，为充分提取蒽醌类衍生物，必须预先加酸酸化使之全部游离后再提取。

（三）蒽醌苷类化合物分离

蒽醌苷类极性较大，水溶性较强，分离和纯化较为困难，一般不易得到纯品，需要结合色谱法进行分离。常用的吸附剂有聚酰胺、硅胶以及葡聚糖凝胶等。在色谱分离前需要用溶剂法萃取粗提物，除去大部分杂质，制得较纯总苷后，再用色谱法进一步分离。如用有机溶剂乙酸乙酯、正丁醇等，将蒽醌苷从除去游离蒽醌衍生物的水溶液中萃取出来，回收溶剂得到总蒽醌苷，再作进一步的分离。如将虎杖浸膏的水溶液，用三氯甲烷萃取，即可从三氯甲烷中得到大黄素等黄色沉淀，残余的水溶液以乙酸乙酯萃取即得到大黄素苷的黄色粉末。

应用聚酰胺为吸附剂的色谱柱，对羟基蒽醌衍生物成分的分离效果良好。应用葡聚糖凝胶分子筛结合色谱法分离蒽醌苷也能获得满意的效果。如 Sephadex LH-20 凝胶柱上曾将大黄中含有的蒽醌苷按分子量由大到小的顺序分别分离出来。将中药大黄的 70% 甲醇提取液加到凝胶柱上，并用70%甲醇洗脱，分段收集，则依次得到二蒽酮苷（番泻苷 A、B、C、D）、蒽醌二葡萄糖苷、蒽醌单糖苷、游离苷元。

随着高效液相色谱和各种制备型中、低压液相色谱的应用，越来越多的蒽醌类化合物得以分离出来。近年来高速逆流色谱、毛细管电泳也已广泛地应用于蒽醌苷类的分离。

第四节 检识

一、理化检识

从天然药物中提取分离的醌类单体化合物，需要经过物理和化学方法鉴定。物理方法主要依据化合物的形态、颜色、熔点、比旋度等物理性质鉴定。化学方法可通过显色反应，如羟基蒽醌类化合物可以利用碱液呈色反应、醋酸镁反应鉴别；利用 Feigl 反应、无色亚甲蓝显色反应和活性亚甲基试剂反应来鉴定苯醌、萘醌。

二、色谱检识

（一）薄层色谱

薄层色谱的吸附剂常采用硅胶、聚酰胺等。展开剂多采用混合溶剂系统，若游离蒽醌的极性较弱可选用亲脂性溶剂系统展开，如苯-乙酸乙酯（75∶25）、石油醚-甲酸乙酯-甲酸（15∶5∶1上层）、甲苯-二氯甲烷-冰醋酸（6∶3∶1）、石油醚-乙酸乙酯（8∶2）等；蒽醌苷可采用极性较大的溶剂系统，如三氯甲烷-甲醇（3∶1）、丁醇-丙酮-水（10∶2∶1）等。

蒽醌及其苷类本身具有颜色，在日光下多显黄色，在紫外光下则显黄棕、红、橙色等荧光，可直接观察。如果需要显色剂，常用氨熏或喷10%氢氧化钾甲醇溶液、3%氢氧化钠或碳酸钠溶液，颜色加深或变红，亦可用0.5%醋酸镁甲醇溶液喷后90 ℃加热5分钟，再观察颜色。

（二）纸色谱

游离蒽醌的纸色谱一般在中性溶剂系统中进行，常用水、乙醇、丙酮等饱和的石油醚、苯等，如石油醚-丙酮-水（1∶1∶3上层），97%甲醇饱和的石油醚；也可用酸性溶剂系统，如正丁醇-醋酸-水（4∶1∶5上层，BAW）；非水溶剂系统，如以10%甲酰胺的乙醇液处理滤纸，石油醚-三氯甲烷（94∶6）为展开剂，羟基蒽醌苷元可获得较好的色谱效果。蒽醌苷类极性较强，需要选用极性较大的溶剂系统，如正丁醇-乙酸乙酯-水（4∶3∶3上层），三氯甲烷-甲醇-水（2∶1∶1下层）。显色剂与薄层色谱相同。

第五节 应用实例

实例一 大黄中蒽醌类化学成分的提取分离技术

大黄为常用中药之一，是蓼科多年生草本植物掌叶大黄（*Rheum palmatum* L.）、唐古特大黄（*Rheum tanguticum* Maxim. ex Balf.）、药用大黄（*Rheum officinale* Baill.）的干燥根及根茎。其味苦、性寒，具有泻实热、破积滞、行瘀血等功效。现代药理学表明，大黄具有泻下作用，产生泻下作用的有效成分为番泻苷类，游离蒽醌类的泻下作用较弱，其中含有的芦荟大黄素、大黄素及大黄酸具有较强的抗菌作用，对革兰阳性细菌均有抑制作用。此外，大黄还具有抗肿瘤、利胆保肝、利尿、止血等作用。

一、大黄中主要有效成分的结构、理化性质

大黄中已被阐明化学成分的结构至少有 130 余种，但其主要成分为蒽醌类化合物，总含量约为 2%~5%，其中游离蒽醌类化合物仅占 10%~20%，主要为大黄酚、大黄素、大黄酸、大黄素甲醚和芦荟大黄素等 5 种主要成分。大多数羟基蒽醌类化合物是以苷的形式存在，如大黄酚葡萄糖苷、大黄素葡萄糖苷、芦荟大黄素葡萄糖苷、一些双葡萄糖链苷及少量的番泻苷 A、B、C、D，此外还含鞣质、多糖等。

游离羟基蒽醌为亲脂性成分，难溶于水，易溶于苯、乙醚、三氯甲烷等亲脂性有机溶剂，有升华性，且有蒽醌的显色反应。

蒽醌苷类主要有大黄酸、大黄素、大黄酚、大黄素甲醚、芦荟大黄素的葡萄糖苷，糖基大部分结合在 8 位羟基上。除单糖苷外，也有双糖苷，如大黄素甲醚-8-O-β-D-龙胆双糖苷。苷类不具升华性，且水溶性增大，并与游离蒽醌有相同的显色反应。大黄中的二蒽酮苷主要是番泻苷（sennoside）A、B、C、D，其中番泻苷 A 的含量最多。

《中国药典》采用高效液相色谱法测定药材中芦荟大黄素、大黄酸、大黄素、大黄酚和大黄素甲醚等总蒽醌的含量，要求总量不得少于干燥药材 1.5%。

大黄素为橙色针状结晶（乙醇），分子式 $C_{15}H_{10}O_5$，相对分子质量 270.23，mp. 256~257℃。易溶于乙醇及碱溶液，几乎不溶于水。

大黄酸为黄色针状结晶（乙醇），分子式 $C_{15}H_8O_6$，相对分子质量 284.21，mp. 321~322℃。易溶于碱或吡啶，略溶于乙醇、苯、三氯甲烷、乙醚和石油醚，几乎不溶于水。

芦荟大黄素为橙色针状结晶（甲苯），分子式 $C_{15}H_{10}O_5$，相对分子质量 270.23，mp. 223~224℃。易溶于热乙醇，在乙醚及苯中呈黄色，氨水及硫酸中呈绯红色。

大黄酚为六方形或单斜结晶（乙醇），分子式 $C_{15}H_{10}O_4$，相对分子质量 254.23，mp. 196℃，具有升华性。溶于苯、三氯甲烷、乙醚、冰醋酸及丙酮等，略溶于冷乙醇，极微溶于石油醚，几乎不溶于水。

大黄素甲醚为砖红色单斜针状结晶（乙醇），分子式 $C_{16}H_{12}O_5$，相对分子质量 284.26，mp. 203~207℃。溶于苯、三氯甲烷、乙醚、吡啶及甲苯等，难溶于醋酸和乙酸乙酯，不溶于甲醇、乙醇和丙酮。

	R₁	R₂
大黄酚	CH_3	H
大黄素	CH_3	OH
大黄素甲醚	CH_3	OCH_3
芦荟大黄素	H	CH_2OH
大黄酸	H	COOH

大黄酚葡萄糖苷

二、大黄中蒽醌类化合物的提取分离

（一）大黄中游离蒽醌类化合物的提取分离

1. 工艺流程（图 5-1）

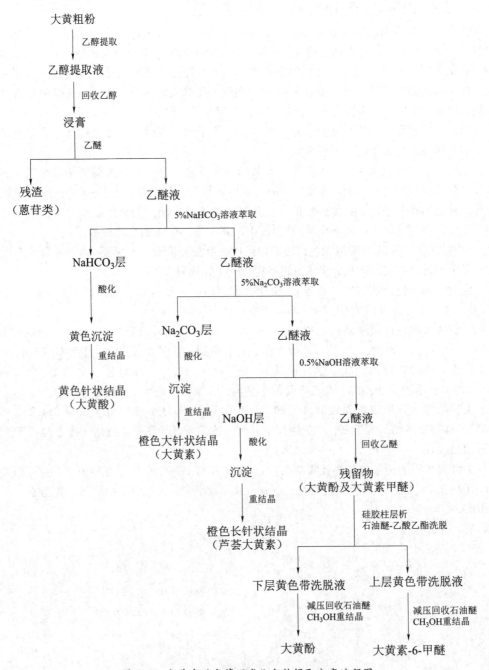

图 5-1　大黄中游离蒽醌类化合物提取分离流程图

2. 流程说明　利用溶剂提取法从大黄中提取羟基蒽醌类成分，其中的游离蒽醌可溶于乙醚而被提出。再利用各羟基蒽醌类化合物酸性不同，采用 pH 梯度萃取法分离而得各单体苷元。

（二）大黄中蒽醌苷类成分的提取分离

1. 工艺流程（图 5-2）

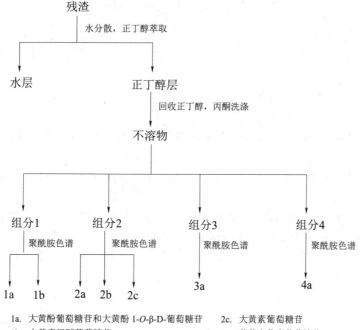

1a. 大黄酚葡萄糖苷和大黄酚 1-*O*-β-D-葡萄糖苷　　2c. 大黄素葡萄糖苷
1b. 大黄素甲醚葡萄糖苷　　　　　　　　　　　　　3a. 芦荟大黄素葡萄糖苷
2a. 芦荟大黄素葡萄糖-ω-β-D-葡萄糖苷　　　　　　4a. 大黄酸葡萄糖苷
2b. 大黄素 1-*O*-β-D-葡萄糖苷

图 5-2　大黄中蒽醌苷类化合物提取分离流程图

2. 流程说明　　大黄中的蒽醌苷类成分常采用硅胶柱色谱、聚酰胺色谱及其他的色谱技术进行分离。

实例二　茜草中蒽醌类化学成分的提取分离技术

茜草为茜草科植物茜草（*Rubia cordifolia* L.）的干燥根及根茎。春、秋两季挖，除去泥沙，干燥。主产陕西、河北、河南、山东等地，以陕西、河北、河南最大，品质最佳。有凉血，止血，祛瘀，通经之功效。主治吐血，衄血，崩漏，外伤出血，经闭瘀阻，关节麻痹，跌扑肿痛。

一、茜草中主要有效成分的结构、理化性质

茜草中含有羟基蒽醌及其苷、还原萘醌以及 β-谷甾醇、胡萝卜苷和环己肽类化合物。蒽醌类有茜草素（alizarin）、羟基茜草素（purpurin）、1,3,6-三羟基-2-甲基蒽醌、1-羟基蒽醌、1,2,4-三羟基蒽醌、1,3,6-三羟基-2-甲基蒽醌-3-*O*-β-D-吡喃葡萄糖苷、1,2-二羟基蒽醌-2-*O*-β-D-吡喃木糖（1→6）-β-D-吡喃葡萄糖苷、1,3-二羟基-2-羟甲基蒽醌-3-*O*-β-吡喃木糖（1→6）-β-D-吡喃葡萄糖苷等。

茜草素为斜方橙色针状结晶（乙醇），分子式 $C_{14}H_8O_4$，相对分子量 240.2，mp. 290℃。易溶于热甲醇和 25℃的乙醚。能溶于苯、冰醋酸、吡啶、二硫化碳，微溶于水。

羟基茜草素分子式量为 $C_{14}H_8O_5$，相对分子质量 256。

茜草素　　R=H
羟基茜草素　R=OH

1,3,6-三羟基-2-甲基蒽醌为橙黄色针晶（CH_3OH），mp. 242℃，具有升华性，与 NaOH 反应呈粉色，与 $MgAc_2$ 反应呈橙色。

1-羟基蒽醌为橙黄色针晶（$CHCl_3$-石油醚），mp. 134~137℃，与 NaOH 和 $MgAc_2$ 反应阳性。

1,2,4-三羟基蒽醌为红色针晶（$CHCl_3$-CH_3OH），mp. 257~259℃，与 NaOH 和 $MgAc_2$ 反应阳性。

1,3,6-三羟基-2-甲基蒽醌-3-O-β-D-吡喃葡萄糖苷为黄色针晶（CH_3OH-C_5H_5N），mp. 278~279℃，与 NaOH、$MgAc_2$ 和 Molisch 反应均呈阳性。

1,2-二羟基蒽醌-2-O-β-D-吡喃木糖（1→6）-β-D-吡喃葡萄糖苷为黄色针晶（CH_3OH），熔点 268~269℃，与 NaOH、$MgAc_2$ 和 Molisch 反应均呈阳性。

1,3-二羟基-2-羟甲基蒽醌-3-O-D-吡喃木糖（1→6）-β-D-吡喃葡萄糖苷为黄色针晶（CH_3OH-C_5H_5N），mp. 210~212℃，与 NaOH、$MgAc_2$ 和 Molisch 反应均呈阳性。

	R_1	R_2	R_3	R_4	R_5
1,3,6-三羟基-2-甲基蒽醌	OH	CH_3	OH	H	OH
1-羟基蒽醌	OH	H	H	H	H
1,2,4-三羟基蒽醌	OH	OH	H	OH	H
1,3,6-三羟基-2-甲基蒽醌-3-O-β-D-吡喃葡萄糖苷	OH	CH_3	O-Glc	H	OH
1,2-二羟基蒽醌-2-O-β-D-吡喃木糖（1→6）-β-D-吡喃葡萄糖苷	OH	O-xyl(1→6)Glc	H	H	H
1,3-二羟基-2-羟甲基蒽醌-3-O-β-D-吡喃木糖（1→6）-β-D-吡喃葡萄糖苷	OH	CH_2OH	O-xyl(1→6)Glc	H	H

二、茜草中主要有效成分的提取分离

采用系统溶剂提取法对茜草中总蒽醌进行提取，选择不同色谱法对各极性部位进行分离。

（一）工艺流程

详见图 5-3。

（二）流程说明

采用溶剂提取法进行提取，系统溶剂法进行分离，得到不同极性部分。对各极性部分应用色谱法如硅胶色谱法、反相柱色谱法等进行分离。

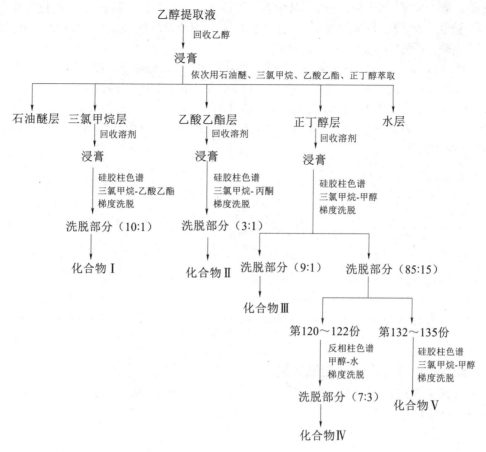

化合物 I：1,3,6-三羟基-2-甲基蒽醌

化合物 II：1,3,6-三羟基-2-甲基蒽醌-3-O-β-D-吡喃葡萄糖苷

化合物 III：1,3,6-三羟基-2-甲基蒽醌-3-O-β-D-吡喃木糖(1→2)-β-(6′-O-Ac)吡喃葡萄糖苷

化合物 IV：1,2-二羟基蒽醌-2-O-β-D-吡喃木糖(1→6)-β-D-吡喃葡萄糖苷

化合物 V：1,3-二羟基-2-羟甲基蒽醌-3-O-β-D-吡喃木糖(1→6)-β-D-吡喃葡萄糖苷

图 5-3 茜草中蒽醌类化合物提取分离流程图

实例三 番泻叶中蒽醌类化学成分的提取分离技术

番泻叶为豆科植物狭叶番泻（*Cassia angustifolia* Vahl.）或尖叶番泻（*C. acutifolia* Delile.）的干燥小叶。具有泻热行滞、通便、利水之功效，用于热结积滞、便秘腹痛、水肿胀满等症。现代药理学研究表明，番泻叶具有广泛的临床疗效，如治疗急性胰腺炎、胆囊炎，治疗上消化道出血、胆石症、蛔虫性肠梗阻等作用。

一、番泻叶中主要有效成分的结构、 理化性质

番泻叶主要活性成分为番泻苷 A（sennoside A）、番泻苷 B（sennoside B）、番泻苷 C（sennoside C）、番泻苷 D（sennoside D）。狭叶番泻叶含番泻苷 A 及番泻苷 B（两者互为立体异构）、番泻苷 C 及番泻苷 D（两者互为立体异构）、芦荟大黄素双蒽酮苷（aloe-emodin bianthrone）、大黄酸葡萄糖苷、芦荟大黄素葡萄糖苷及少量的大黄酸、芦荟大黄素。尖叶番

泻叶含蒽醌衍生物 0.85% ~2.86%，其中有番泻苷 A、番泻苷 B、番泻苷 C、芦荟大黄素-8-葡萄糖苷、大黄酸-8-葡萄糖苷、大黄酸-1-葡萄糖苷及芦荟大黄素、大黄酸、异鼠李素、山奈酚、植物甾醇及苷等。

番泻苷 A 为黄色粉末（丙酮-水），分子式为 $C_{42}H_{38}O_{20}$，相对分子质量 862.74。溶于碳酸氢钠水溶液，微溶于甲醇、乙醇、丙酮，不溶于水、苯、乙醚、三氯甲烷等。

番泻苷 C 分子式为 $C_{42}H_{40}O_{19}$，相对分子质量 848.78。

芦荟大黄素双蒽酮为深棕色固体，分子式为 $C_{30}H_{22}O_8$，相对分子质量 510.51，熔点>260℃（分解）。

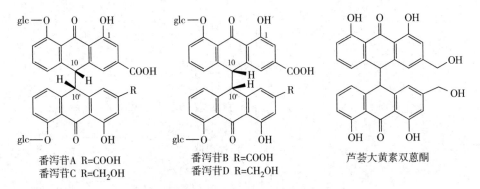

番泻苷A R=COOH
番泻苷C R=CH₂OH

番泻苷B R=COOH
番泻苷D R=CH₂OH

芦荟大黄素双蒽酮

二、番泻叶中番泻苷 A 的提取分离

分别采用溶剂提取法对番泻叶中番泻苷 A 进行提取，选择色谱法对番泻苷 A 进行分离纯化。

（一）工艺流程

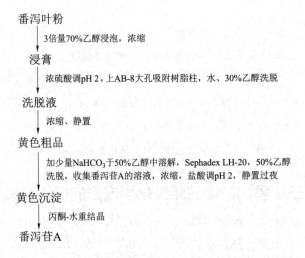

图 5-4 番泻叶苷 A 提取分离流程图

（二）流程说明

番泻苷 A 是由 2 分子大黄酸蒽酮通过 $C_{10}-C_{10'}$ 相互结合（反式排列）而成。不溶于水、苯、乙醚或三氯甲烷，难溶于甲醇、乙醇或丙酮，但在与水相混的有机溶剂中的溶解度随含水量的增加而增大，溶剂中含水量达 30% 时溶解度最大，能溶于碳酸氢钠水溶液中，易被酸水解生成 2 分子葡萄糖和 1 分子番泻苷元 A，具有右旋性。

重点小结

知识点	要点
结构类型	1. 醌类化合物的结构特点 2. 醌类化合物的分类：苯醌、萘醌、菲醌、蒽醌 3. 蒽醌类化合物的分类：大黄素型、茜草素型
理化性质	1. 醌类化合物的物理性质：性状、升华性、溶解性及酸碱性 2. 醌类化合物化学性质：显色反应及其应用
提取与分离	1. 醌类化合物的提取：溶剂法、碱溶酸沉法、其他方法 2. 醌类化合物的分离：pH 梯度萃取法、色谱法
检识	醌类化合物的检识：理化检识、色谱检识

目标检测

一、选择题

（一）单项选择题

1. 从下列总蒽醌的乙醚溶液中，用冷 5% 的 Na_2CO_3 水溶液萃取，碱水层的成分是（　　）。

A. 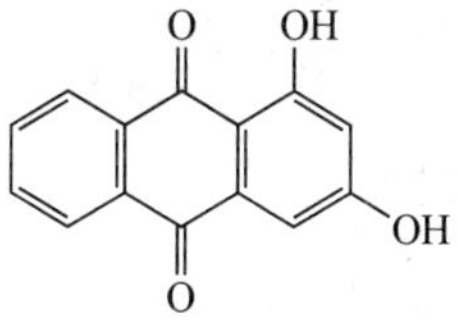

B. 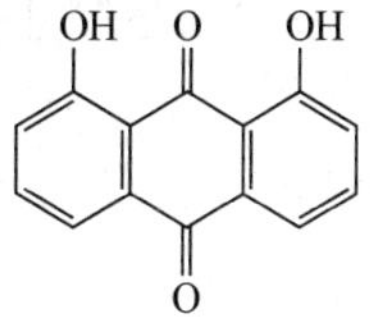

C. 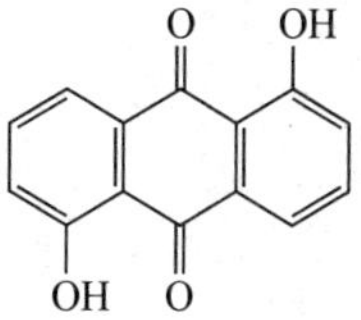

D. 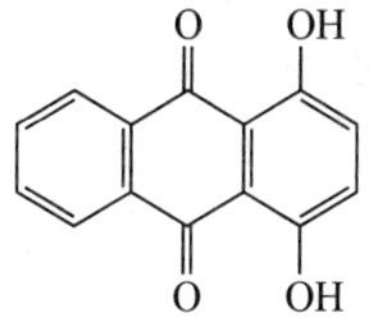

E. 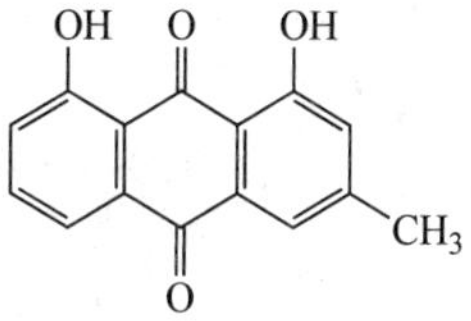

2. 下列游离蒽醌衍生物酸性最弱的是（　　）。

A. 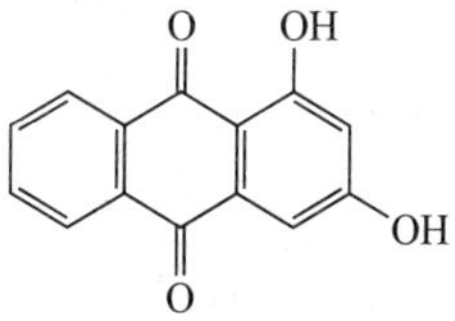

B. 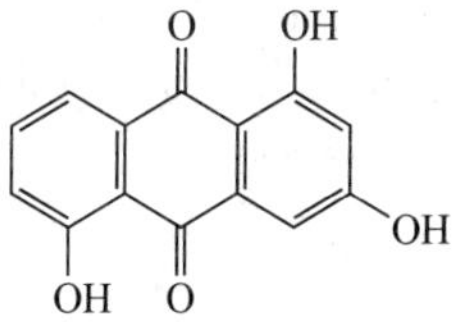

C. 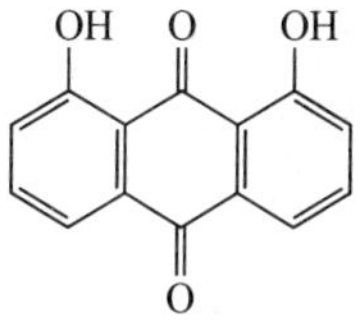

D. 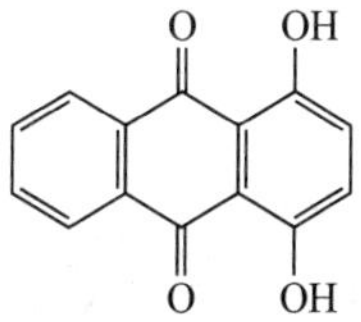

E.

3. 蒽酮衍生物一般仅存于新鲜药材，而不存在于久贮后的药材，其原因是（　　）。
   A. 自然挥发散去　　　　　　　　　　B. 被氧化成蒽醌
   C. 结合成苷　　　　　　　　　　　　D. 聚合成二蒽酮
   E. 水解成游离蒽醌

4. 芦荟苷按苷元结构应属于（　　）。

   A. 菲醌　　　　　　　B. 蒽酮　　　　　　　C. 大黄素型
   D. 茜草素型　　　　　E. 氧化蒽醌

5. 中草药水煎液有显著泻下作用，可能含有（　　）。
   A. 香豆素　　　　　　B. 蒽醌苷　　　　　　C. 黄酮苷
   D. 皂苷　　　　　　　E. 强心苷

6. 大黄素型蒽醌母核上的羟基分布情况是（　　）。
   A. 一个苯环的 β 位　　　　　　　　B. 苯环的 β 位
   C. 在两个苯环的 α 或 β 位　　　　　D. 一个苯环的 α 或 β 位
   E. 在醌环上

7. 番泻苷 A 属于（　　）。
   A. 大黄素型蒽醌衍生物　　　　　　B. 茜草素型蒽醌衍生物
   C. 二蒽酮衍生物　　　　　　　　　D. 二蒽醌衍生物
   E. 蒽酮衍生物

8. 下列蒽醌有升华性的是（　　）。
   A. 大黄酚葡萄糖苷　　　　　　　　B. 大黄酚
   C. 番泻苷 A　　　　　　　　　　　D. 大黄素龙胆双糖苷
   E. 芦荟苷

9. 主要含有醌类化合物的中药是（　　）。
   A. 丹参　　　　　　　B. 黄芪　　　　　　　C. 龙胆
   D. 蟾蜍　　　　　　　E. 麝香

10. 能与碱液发生反应，生成红色化合物的是（　　）。
    A. 羟基蒽酮类　　　B. 蒽酮类　　　　　　C. 羟基蒽醌类
    D. 二蒽酮类　　　　E. 羟基蒽酚类

（二）多项选择题

1. 下列中药中含醌类成分的有（　　）。
   A. 虎杖　　　　　　　B. 巴豆　　　　　　　C. 补骨酯
   D. 番泻叶　　　　　　E. 紫草

2. 下列蒽醌的乙醚溶液，用 5% 碳酸钠萃取，可溶于碳酸钠层的有（　　）。

　　A. 1,8-二羟基蒽醌　　　　　　　　　　B. 1,3-二羟基蒽醌

　　C. 1,3,4-三羟基蒽醌　　　　　　　　　D. 1,8-二羟基-3-羧基蒽醌

　　E. 1,4,6-三羟基蒽醌

3. 可与5%氢氧化钠反应产生红色的是（　　　）。

　　A. 羟基蒽醌　　　　B. 羟基蒽酮　　　　C. 大黄素型蒽醌

　　D. 茜草素型蒽醌　　E. 苯醌

4. 醌类化合物包括（　　　）。

　　A. 苯醌类　　　　　B. 香豆素类　　　　C. 菲醌类

　　D. 蒽醌类　　　　　E. 萘醌类

5. 醌类化合物的酸性和下列哪些取代基有关（　　　）。

　　A. 醇羟基　　　　　B. 酚羟基　　　　　C. 羧基

　　D. 羰基　　　　　　E. 甲基

二、名词解释

1. 醌类化合物

2. pH 梯度萃取法

三、用适当的方法鉴别下列化合物

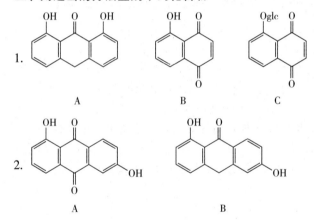

　　　　A　　　　　　　　　　B　　　　　　　　　C

　　　　　A　　　　　　　　　　　　　　B

四、问答题

1. 蒽醌类化合物分哪几类，举例说明。

2. 怎样用化学检识方法区分蒽醌、蒽酮类化合物？

3. 为何药典规定新采集的大黄必须贮存两年以上才可药用？

五、实例分析

1. 某中药主要含有大黄酸、大黄素、大黄素甲醚等蒽醌类成分以及三种成分的氧苷，试完成下列问题。

　　（1）如何鉴定药材中含有蒽醌类成分？

　　（2）试设计从该中药中提取、分离三种苷元的流程。

2. 某中药中含蒽醌类成分：蒽醌苷元、蒽醌单糖苷、蒽醌二糖苷，试用 Sephadex LH-20 层析，以70%甲醇溶液洗脱，请说明以上三个化合物流出的先后顺序，并说明理由。

📝 实训项目五　大黄中游离蒽醌的提取分离及检识

【实训目的】

1. 能够运用回流提取法对大黄中总蒽醌类化合物进行提取。
2. 能够熟练运用 pH 梯度萃取法对大黄中游离蒽醌进行分离。
3. 正确判断化学检识、色谱检识的结果。

【实训原理】

大黄中含有大黄素型游离蒽醌及其苷类，利用大黄中的蒽醌类化合物均可溶于乙醇而提取，根据游离蒽醌及蒽醌苷在水和乙醚中溶解度的不同采用萃取方法分离。游离蒽醌的分离是利用各羟基蒽醌类化合物酸性不同，采用 pH 梯度萃取法进行分离。

【实训材料】

1. 仪器及材料　圆底烧瓶、冷凝管、研钵、水浴锅、分液漏斗、烧杯、三角瓶、表面皿、试管、层析缸、pH 试纸、薄层硅胶、CMC-Na、新华色谱滤纸（20cm×7cm）。

2. 试药　大黄粗粉、95% 乙醇、乙醚、盐酸、三氯甲烷、5% KOH 溶液、5% Na_2CO_3 溶液、5% $NaHCO_3$ 溶液、0.5% NaOH 溶液、苯-乙酸乙酯（8∶2）、苯-甲醇（8∶1）、甲苯、氨、0.5% 醋酸镁、1% 大黄酸三氯甲烷溶液、1% 大黄素三氯甲烷溶液、1% 芦荟大黄素三氯甲烷溶液。

【实训步骤】

1. 乙醇总提取物的制备　取大黄粗粉 50g，置于 500ml 圆底烧瓶中，加 95% 乙醇以约高出生药面为度，置水浴加热回流 2~3 小时，趁热抽滤。滤渣再以 95% 乙醇热提两次，趁热抽滤后合并三次乙醇提取液。浓缩乙醇提取液，得到乙醇总提取物。

2. 总游离蒽醌的提取　将乙醇总提取物浸膏加水适量混悬，加乙醚 150ml 于 500ml 分液漏斗中萃取，充分振荡后放置，倾出醚层，再加 50ml 乙醚振摇，放置，倾出醚层，同法操作 6 次，直至乙醚液呈色较浅时为止，合并乙醚液，乙醚溶液含总游离蒽醌。

3. 蒽醌单体的分离

（1）大黄酸分离　将含有游离蒽醌的乙醚溶液移至 250ml 的分液漏斗中，加 5% $NaHCO_3$ 水溶液 20ml，振摇。放置分层，放出下层 $NaHCO_3$ 溶液，置于另一锥形瓶中，上层乙醚溶液留于分液漏斗中，再加 5% $NaHCO_3$ 溶液 15ml 萃取一次，每次振摇提取后，放置分层时间应稍久，以免乙醚溶液混在下层水液中，影响分离效果。提取过程中，如乙醚挥发，可酌量补加。合并 $NaHCO_3$ 提取液，注意其呈色，在搅拌下小心滴加盐酸调 pH 2~3，观察酸化过程中的呈色变化，析出物抽滤收集，干燥后称重。

（2）大黄素分离　留存在分液漏斗中的乙醚液，用 5% Na_2CO_3 水溶液每次 15~20ml 如上法萃取数次，直至提取液呈色较浅时为止，约需 6~7 次，合并 Na_2CO_3 提取液，小心滴加盐酸酸化至 pH 2~3，放置待沉淀析出，抽滤，收集析出物，经水洗涤，抽干移至表面皿上，干燥后称重。

（3）芦荟大黄素分离　留存在分液漏斗中的乙醚液，用 0.5% NaOH 水溶液每次 15ml 萃取 3~4 次。乙醚溶液再以蒸馏水萃取 2~3 次，以洗去碱液。合并 NaOH 和水的提取液，加盐酸调 pH 2~3，放置。抽滤析出沉淀，收集沉淀，经水洗，抽干移至表面皿上，干燥后称重。

（4）大黄酚和大黄素-6-甲醚分离　留存的乙醚液，置圆底烧瓶中，回收乙醚，放置。抽滤收集沉淀，经水洗，抽干移至表面皿上，干燥后称重。

4. 检识

（1）碱液试验　分别取蒽醌化合物结晶少许，置试管中，加1ml乙醇溶解，加数滴5%氢氧化钾试剂振摇，溶液呈红色。

（2）醋酸镁试验　分别取各蒽醌化合物结晶少许，置试管中，加1ml乙醇溶解，加数滴0.5%醋酸镁试剂，产生橙、红、紫等颜色。

（3）薄层检识

吸附剂：硅胶CMC-Na薄层板。

样　品：各蒽醌成分的1%三氯甲烷溶液。

对照品：1%大黄酸、1%大黄素、1%芦荟大黄素的三氯甲烷溶液。

展开剂：苯-乙酸乙酯（8∶2）、苯-甲醇（8∶1）。

显　色：氨熏后观察或喷5%氢氧化钾溶液后观察。

（4）纸色谱检识

支持剂：新华色谱滤纸（中速20cm×7cm）。

样　品：1%各蒽醌的三氯甲烷溶液。

对照品：1%大黄酸三氯甲烷溶液、1%大黄素三氯甲烷溶液、1%芦荟大黄素三氯甲烷溶液。

展开剂：甲苯。

显色剂：0.5%醋酸镁甲醇溶液。

【实训提示】

1. 碱水与有机溶剂乙醚萃取的时候，要注意防止乳化，否则将影响各成分分离。

2. 萃取所得的碱水液加酸后要放置一段时间，让游离出的蒽醌充分沉淀再抽滤。

3. 乙醚由于沸点较低，在使用过程中注意安全。

【实训思考】

1. 在实训过程中采用pH梯度萃取法分离游离蒽醌，萃取过程中若出现乳化现象，应如何处理？

2. 大黄酚和大黄素甲醚结构相似，请设计分离方法。

3. 实训中应注意哪些安全问题？

（张雷红）

第六章

苯丙素类化合物的提取分离技术

学习目标

知识要求　**1. 掌握**　香豆素类化合物的结构特点、理化性质、提取分离及检识。

　　　　　　2. 熟悉　香豆素类化合物的结构类型及代表性天然药物的质量控制成分；
　　　　　　　　　　木脂素类化合物结构类型、理化性质、提取分离及应用。

　　　　　　3. 了解　香豆素、木脂素类化合物的生物活性及分布。

技能要求　1. 熟练掌握常用香豆素类化合物的提取分离技术。

　　　　　　2. 学会香豆素类化合物的检识操作。

案例导入

案例：秦皮为木犀科植物苦枥白蜡树、白蜡树、尖叶白蜡树或宿柱白蜡树的干燥枝皮或干皮，其性味苦寒，具有清热燥湿、清肝明目、平喘止咳功效，用于热毒泻痢、目赤肿痛、目生翳障等。秦皮始载于《神农本草经》，列为中品，以后历代主要本草均有记载。《中国药典》收载了四种秦皮，视为正品。

讨论：1. 秦皮中具有抗菌消炎作用的主要生物活性成分是什么？

　　　　　2. 它们结构性质如何？怎样提取分离得到？

苯丙素类（phenylpropanoids）是一类天然存在的含有一个或几个 C_6-C_3 单元的化合物，大多数在苯环上有酚羟基或烷氧基取代。广泛存在于植物界中。苯丙素类化合物包括简单苯丙素、香豆素、木脂素、木质素等。本章主要介绍香豆素和木脂素类化合物。

第一节　香豆素类化合物

香豆素（coumarins）又称香豆精，是一类具有苯骈 α-吡喃酮母核的天然产物的总称，在结构上可以看做是顺式邻羟基桂皮酸脱水而形成的内酯类化合物。

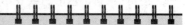

香豆素　　　　　　　　顺式邻羟基桂皮酸

香豆素及其苷在植物界分布广泛，特别是在伞形科、芸香科、菊科、豆科、茄科、兰科、木犀科、五加科等植物中。中药蛇床子、独活、白芷、前胡、秦皮、茵陈、补骨脂等均含有香豆素类成分。香豆素类化合物多以游离状态或苷的形式存在于植物的花、果实、茎和叶中，通常以幼嫩的枝叶中含量较高。

香豆素类化合物具有多方面的生物活性，是天然药物中一类重要的有效成分。如伞形花内酯具有抗炎和止痛作用；秦皮甲素和秦皮乙素具有抗菌作用；补骨脂内酯具有光敏作用，可用于治疗白斑病；蛇床子中的蛇床子素能治疗湿疹、脚癣；花椒内酯临床上用于治疗心绞痛、白癜风、牛皮癣和银屑病等。

一、结构类型

（一）简单香豆素

简单香豆素是指仅在其母核的苯环上有取代，且7位羟基与6位或者8位没有形成呋喃环或者吡喃环的香豆素，取代基包括羟基、甲氧基、亚甲二氧基和异戊烯基等。天然香豆素中结构最简单的是伞形花内酯，即7-羟基香豆素，常被认为是香豆素类成分的母体（7位均有含氧功能基）。常见简单香豆素如秦皮中具有抗菌、消炎、止咳、平喘作用的秦皮乙素（七叶内酯，aesculetin）和秦皮甲素（七叶苷，aesculin）；滨蒿内酯（scoparone）是茵陈的主要有效成分，具有解痉、利胆功效。

七叶内酯   七叶苷   滨蒿内酯

（二）呋喃香豆素

基本结构为一个呋喃环稠合在香豆素母核的苯环上。根据稠合位置可分为线型和角型两种。

1. 6,7呋喃香豆素（线型） 香豆素母核 C_6 位异戊烯基与 C_7 位的羟基环合，形成 C_6、C_7 位与呋喃环稠合的衍生物，此型香豆素又称作补骨脂内酯型，以补骨脂内酯为代表。如常见中药补骨脂中具有光敏作用的补骨脂素（psoralen）；存在于中药前胡中具有抗癌、抗菌活性及雌激素样作用的前胡素（peucedanin）。

补骨脂素   前胡素

2. 7,8呋喃香豆素（角型） 香豆素母核 C_8 位异戊烯基与 C_7 位的羟基环合，形成 C_7、C_8 位与呋喃环稠合的衍生物，此型香豆素又称作异补骨脂内酯型，以异补骨脂内酯（白芷内酯，angelicone）为代表。常见如补骨脂中的异补骨脂内酯，具有中枢抑制、解痉作用，紫花前胡中含有的茴芹内酯（pimpinellin）。

异补骨脂内酯   茴芹内酯

（三）吡喃香豆素

基本结构为一个吡喃环稠合在香豆素母核的苯环上。根据稠合位置可分为线型和角型两种。

1. 6,7 吡喃香豆素（线型） 香豆素母核 C_6 位异戊烯基与 C_7 位的羟基环合，形成 C_6、C_7 位与吡喃环稠合的衍生物。常见如美洲花椒中的花椒内酯（xanthyletin）及美花椒内酯（xanthoxyletin），具有解痉、抑制癌细胞作用。

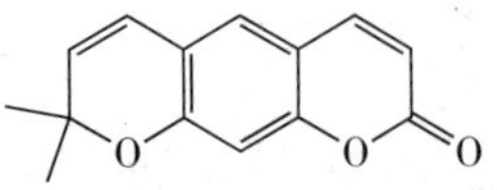

花椒内酯 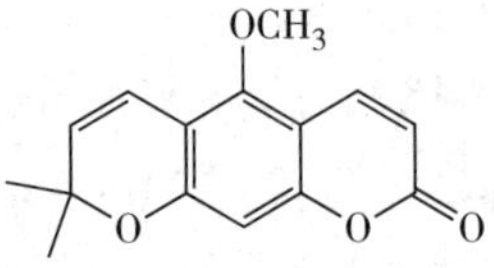　　　　　　　　　　美花椒内酯

2. 7,8 吡喃香豆素（角型） 香豆素母核 C_8 位异戊烯基与 C_7 位的羟基环合，形成 C_7、C_8 位与吡喃环稠合的衍生物。常见如印度邪蒿果实中的邪蒿内酯（seselin），具有显著的抗真菌作用；中药前胡中白花前胡甲素（praeruptorin A）、白花前胡乙素（praeruptorin B），具有抗心律不齐的作用，《中国药典》（2015 年版）采用高效液相色谱法测定药材中白花前胡甲素和白花前胡乙素含量，其中白花前胡甲素含量不少于 0.90%，白花前胡乙素不少于 0.24%。

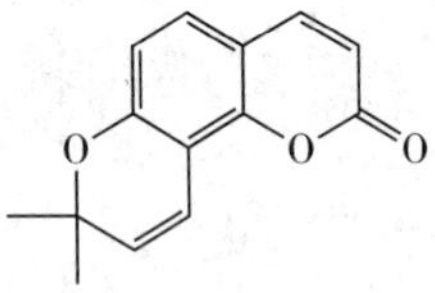

邪蒿内酯 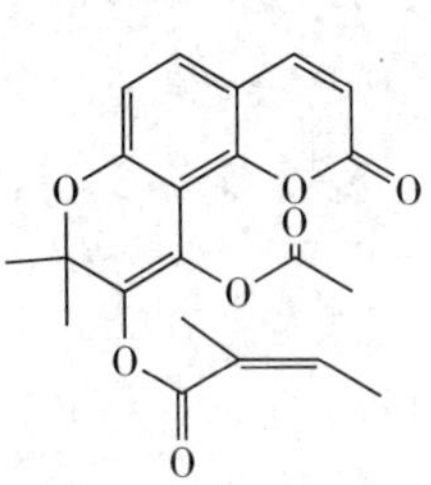　　　　　　白花前胡甲素 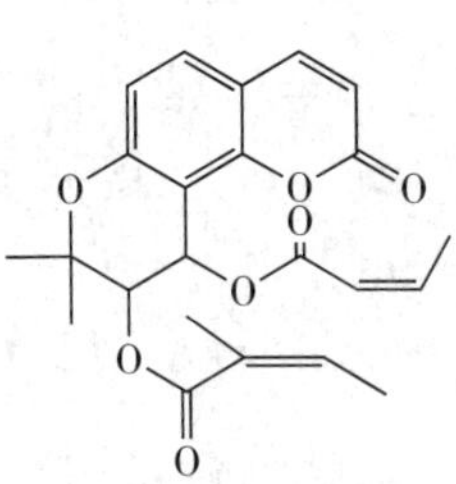　　　　　　白花前胡乙素

（四）异香豆素

异香豆素是香豆素的异构体，在植物中存在的多数为二氢异香豆素的衍生物。如茵陈蒿中具有清利湿热、利胆退黄作用的茵陈炔内酯（capillarin）；日本植物仙鹤草中仙鹤草内酯（agrimonolide），具有解除平滑肌痉挛作用及抑制肠蠕动的作用。

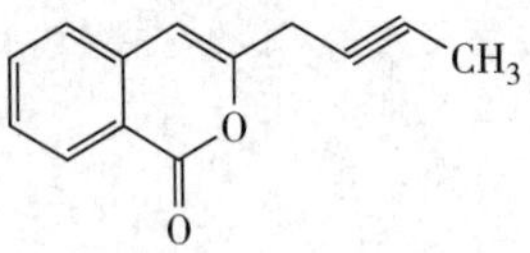

茵陈炔内酯 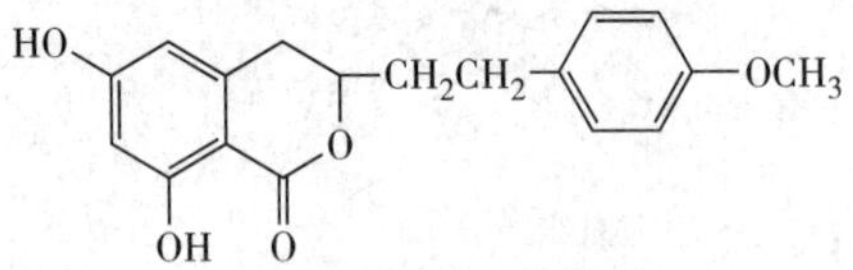　　　　　　　　　　仙鹤草内酯

（五）其他香豆素

其他香豆素在 α-吡喃酮环上有取代基，如 C_3 或 C_4 上常有苯基、羟基、异戊烯基等取代基。如印度黄檀中得到的黄檀内酯（daibergin），具有微弱的抗凝血作用及显著的增加冠脉流量的作用；亮菌甲素（armillarisin A）具有利胆、解痉、止痛和消炎的作用；双七叶内酯（bisaesculetin）是香豆素的二聚体，具有抗菌、消炎、镇静及镇痛的作用等。

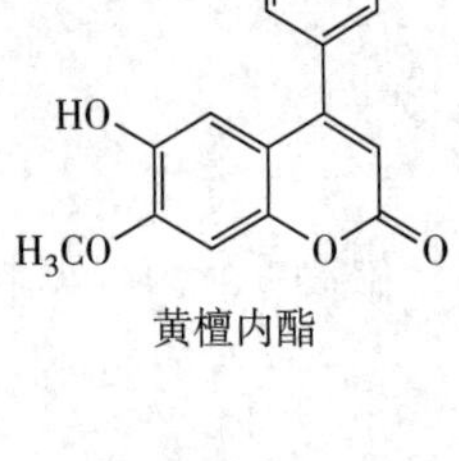

黄檀内酯 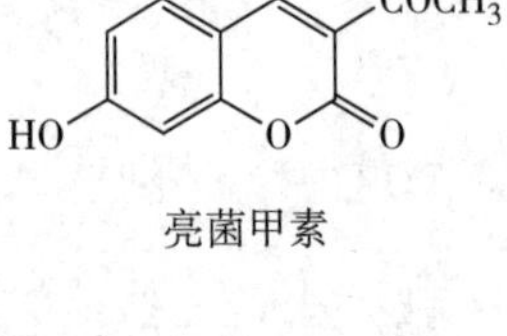　　　　　　　亮菌甲素 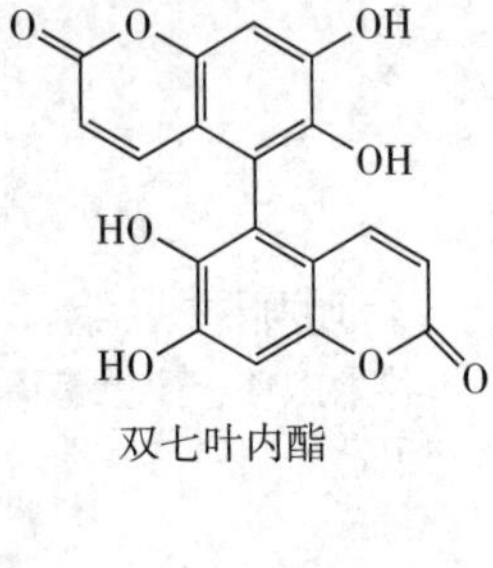　　　　　　　双七叶内酯

二、理化性质

（一）性状

游离香豆素类成分大多为无色至淡黄色结晶状的固体，有比较固定的熔点。分子量小的游离香豆素具有芳香气味和挥发性，能随水蒸气蒸馏，具有升华性；香豆素苷类一般呈粉末或晶状体，多数无香味和挥发性，不具有升华性。

（二）溶解性

游离香豆素类易溶于甲醇、乙醇、苯、乙醚、三氯甲烷等有机溶剂，可溶于沸水，一般难溶或不溶于冷水；香豆素苷能溶于水、甲醇、乙醇，难溶于三氯甲烷、乙醚、苯等低极性有机溶剂。

（三）与碱的作用

香豆素分子中具有内酯结构，在稀碱液中可水解开环，生成可溶于水的顺式邻羟基桂皮酸盐。加酸酸化后又环合成难溶于水的内酯。由于此反应的可逆性，可利用这一性质提取分离香豆素类及其他内酯类成分。但香豆素类与碱液长时间放置、加热或紫外线照射时，水解生成的顺式邻羟基桂皮酸盐可转变为稳定的反式邻羟基桂皮酸衍生物，此时，再经酸化也不能环合成内酯。

香豆素　　　　　　顺式邻羟基桂皮酸盐　　　　　　　反式邻羟基桂皮酸盐

香豆素类与浓碱共沸，使内酯环破坏得到裂解产物——酚类或酚酸类。因此在用碱液提取香豆素类成分时，必须注意碱液的浓度，避免长时间加热，以防结构被破坏。

（四）荧光性

香豆素类化合物在紫外光下大多数具有荧光，在碱液中荧光增强，荧光强弱的有无和分子中取代基的种类和位置有关。香豆素母核本无荧光，在 7 位引入羟基即有强烈的蓝色荧光，甚至在可见光下即可辨认，加碱后荧光增强；6 位或 8 位引入羟基，则荧光减弱或消失；7 位羟基甲基化或为非羟基基团时，荧光减弱或消失，如蛇床子素，其结构中 7 位羟基甲基化导致蛇床子素的荧光很弱。多烷氧取代的呋喃香豆素类荧光颜色为黄绿色或褐色。

（五）显色反应

1. 异羟肟酸铁反应　香豆素类具有内酯结构，在碱性条件下开环与盐酸羟胺缩合成异羟肟酸，在酸性条件下再与三价铁离子络合生成异羟肟酸铁而显红色。

红色

2. 三氯化铁反应　含有酚羟基的香豆素，在酸性条件下可与三氯化铁试剂产生污绿色至蓝绿色，酚羟基数目越多，颜色越深。

3. Gibb's 反应、Emerson 反应　香豆素酚羟基的对位无取代或 C-6 位上无取代时，可与 Gibb's 试剂或 Emerson 试剂反应。

Gibb's 试剂为 2,6-二氯（溴）苯醌氯亚胺；Emerson 试剂为 4-氨基安替比林和铁氰化钾。在碱性条件下，Gibb's 试剂、Emerson 试剂可与酚羟基对位的活泼氢发生缩合，分别呈蓝色及红色。反应机制如下：

2,6-二溴苯醌氯亚胺　　　　　　　　　蓝色

4-氨基安替比林　　　　　　　　　红色

4. 重氮化试剂反应　香豆素结构中酚羟基的邻位或对位未被取代，则能与重氮化试剂反应生成红色或紫红色的偶氮化合物。

三、提取与分离

（一）提取

在天然药物中香豆素以苷元和苷两种形式存在，且香豆素的内酯环可在碱性条件下开环，因此从天然药物中提取香豆素时，既要考虑苷元与苷的极性差异，同时也要考虑香豆素内酯结构的化学性质，从而选择合适的提取方法和溶剂。具有挥发性的香豆素亦可用水蒸气蒸馏法提取。

1. 溶剂提取法　根据香豆素的溶解性，选用不同溶剂进行提取，游离香豆素极性较小，具有亲脂性，可用低极性有机溶剂如乙醚、乙酸乙酯等提取；香豆素苷极性较大，亲水性强，常用水、醇等极性溶剂加热提取。若药材中同时含有多种香豆素，也可采用系统溶剂法提取，即采用石油醚、乙醚、乙酸乙酯、丙酮和甲醇顺次提取，将各提取液浓缩、冷却后有可能获得结晶，或结合其他方法再进一步分离。如从前胡中提取香豆素类成分，先用乙醇回流提取，回收溶剂得醇浸膏，再将醇浸膏分散在水中，先以乙酸乙酯萃取得到脂溶性部分（香豆素苷元类），再以正丁醇萃取得到极性部分（香豆素苷类）。

2. 碱溶酸沉法　香豆素类化合物结构中具有内酯环，能在热碱液中开裂成羧酸盐溶于水，加酸又重新环合成内酯而析出。常用 0.5% 氢氧化钠水溶液加热提取，提取液冷却后用乙醚等亲脂性有机溶剂萃取除去杂质，再加酸调节 pH 到中性，适当浓缩后，再酸化，香豆素及其苷即可析出。

需要注意的是，碱溶酸沉法所加碱液的浓度不宜太浓，加热时间不宜过长，温度不宜过高，以免破坏内酯环。另外，部分对酸碱敏感的香豆素，如 8 位有酰基的香豆素水解后不易环合成内酯，5 位有羟基的香豆素闭环时容易异构化，不宜用此法提取。

3. 水蒸气蒸馏法　小分子游离香豆素具有挥发性，可采用水蒸气蒸馏法进行提取。

（二）分离

1. 溶剂萃取法　根据香豆素苷类和香豆素苷元类极性强弱不同的特性，先将提取物用水溶解，以乙醚或三氯甲烷、乙酸乙酯萃取，可得到香豆素苷元；也可用极性强弱不同的溶剂顺次萃取，得到不同的极性部位。

2. 色谱法　结构类似的香豆素类成分用常规经典的方法如溶剂法、结晶法等难以分离，可用柱色谱法进行分离纯化。一般采用硅胶为吸附剂，洗脱剂可先用薄层色谱试验筛选，如用己烷-乙醚、石油醚-乙酸乙酯、乙酸乙酯-丙酮等。大孔吸附树脂、葡聚糖凝胶柱色谱等也可用于香豆素类成分分离。

四、检识

从天然药物中提取分离得到的香豆素类化合物，在运用光谱等手段进行进一步的结构测定前，需要进行理化检识及色谱检识，以增加结构测定的可靠性。检识亦可应用于含有香豆素类中药的真伪鉴别。

（一）理化检识

主要利用香豆素的形态、颜色等物理性质及熔点、比旋度等物理常数进行。化学方法可通过异羟肟酸铁反应、三氯化铁反应、Gibb's反应等显色反应进行检识。香豆素对各种显色试剂的灵敏度不同，通常需采用三种以上显色试剂进行检识。

（二）色谱检识

香豆素类化合物的色谱检识常采用薄层色谱、纸色谱法，具有微量、快速、准确等优点，在实际工作中应用较为广泛。

1. 薄层色谱法　薄层色谱鉴定香豆素最常用的吸附剂是硅胶，其次是纤维素和氧化铝，展开剂常采用偏酸性的混合溶剂或中等极性的混合溶剂。常用的展开剂有甲苯-甲酸乙酯-甲酸（5∶4∶1）、正己烷-乙酸乙酯（7∶3）等。

2. 纸色谱法　香豆素分子中多含酚羟基而呈弱酸性，纸色谱时，在酸性溶剂系统中呈分子状态，解离度小，展开效果好；在碱性溶剂系统中呈离子状态，R_f值相对较小；在中性溶剂系统中则易产生拖尾现象。常用正丁醇-醋酸-水（4∶1∶5上层，BAW）为展开剂进行展开。

多数羟基香豆素在紫外光下有强烈的荧光，所以纸色谱或薄层色谱展开后，首选荧光观察，可看到蓝、棕、绿、黄等荧光。也可喷洒异羟肟酸铁试剂、三氯化铁试剂、Emerson试剂或重氮化试剂等通过显色观察。

第二节　木脂素

木脂素（Lignans）是一类由2分子苯丙素衍生物聚合而成的天然化合物。在植物界分布较广，主要存在于被子植物和裸子植物中，在植物木质部和树脂中存在较多，多数以游离状态存在，少数与糖结合成苷。

木脂素呈多方面生物活性，如鬼臼中的鬼臼毒素能显著抑制癌细胞的增殖；芝麻中的芝麻醇、松脂酚具有很强的抗氧化作用；牛蒡子苷元和牛蒡子苷，具有扩张血管、降低血压作用及抗炎活性；五味子酯甲有抗肝炎作用；聚苯木脂素丹参酸乙，具有清除自由基、溶解纤维蛋白、增加冠脉血流量作用；厚朴酚具有明显而持久的中枢性肌肉松弛、中枢神经抑制作用等。

一、结构类型

木脂素结构比较复杂，一般分为简单木脂素类、环木脂素、联苯环辛烯型木脂素、聚木脂素等类型。如中药牛蒡中牛蒡子苷（arctiin）属于简单木脂素，具有扩张血管、降低血压作用；鬼臼毒素（podophyllotoxin）属于环木脂素，存在于桃儿七中，具有抗小细胞肺癌、淋巴癌、白血病、睾丸肿瘤等作用；五味子中五味子酯甲（schisantherin）属于联苯环辛烯型木脂素，具有抗肝炎活性；丹参中的丹酚酸 B（salvianolic acid B）属于聚木脂素，具有清除自由基、溶解纤维蛋白、增加冠脉血流量等作用。

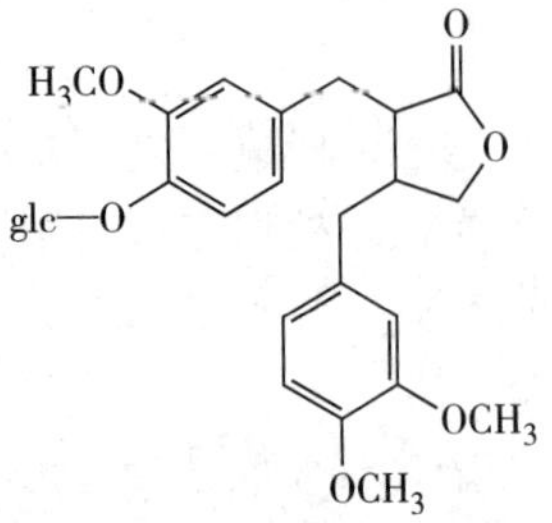

牛蒡子苷

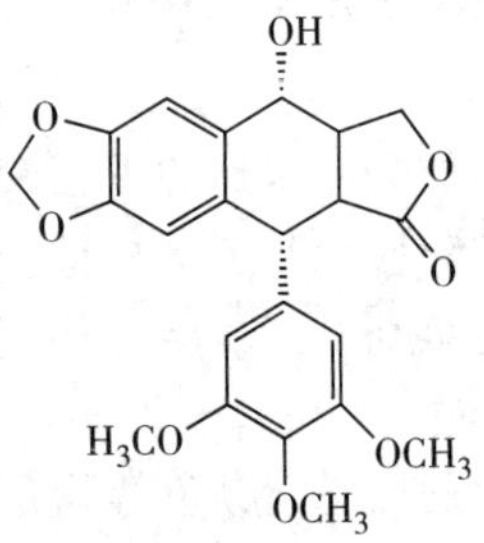

鬼臼毒素

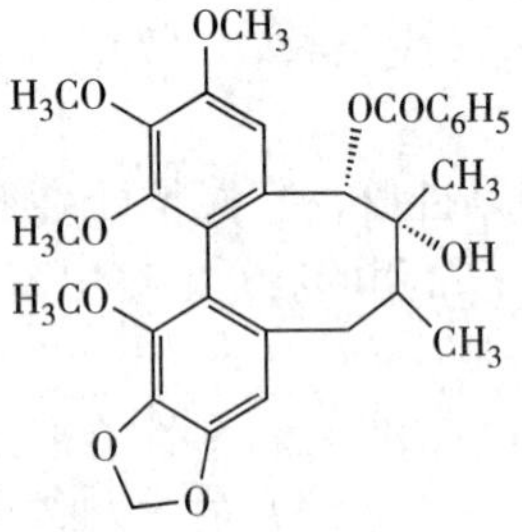

五味子酯甲

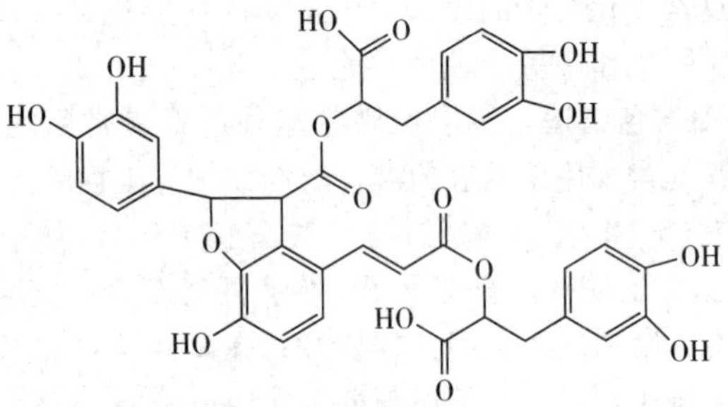

丹参酸B

二、理化性质

（一）性状及溶解性

木脂素类化合物一般为无色或白色结晶，无挥发性，少数可升华。游离木脂素多具亲脂性，易溶于乙醚、苯、三氯甲烷、乙酸乙酯、乙醇等溶剂，难溶于水。木脂素苷水溶性较大。具有酚羟基的木脂素类可溶于碱水。

（二）光学活性与异构化作用

木脂素分子中常有多个手性碳原子，具有光学活性，遇酸或碱易发生异构化，从而改变其光学活性和生物活性。如左旋鬼臼毒脂素在碱性溶液中内酯环异构化，转变为右旋的苦鬼臼脂素，失去抗癌活性。

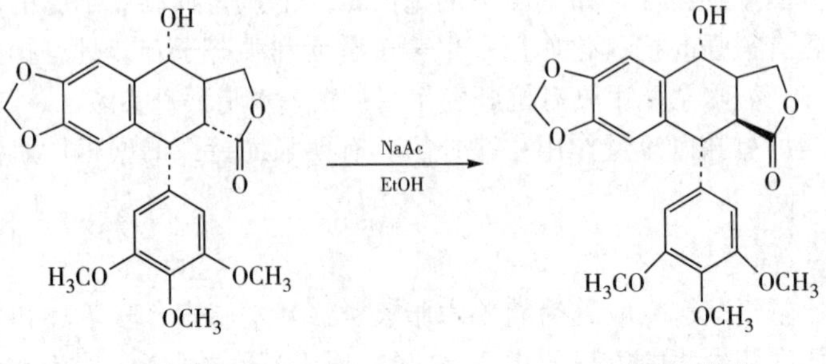

鬼臼毒脂素　　　　　　　　　　苦鬼臼脂素

木脂素的生物活性与手性碳原子的构型有关，在提取分离过程中应注意操作条件，尽量避免与酸、碱接触，防止构型改变所导致的活性变化。

（三）显色反应

木脂素分子结构中含有酚羟基、亚甲二氧基和内酯环等，可发生一系列的颜色反应。

1. 酚羟基的反应 可与三氯化铁、重氮化试剂反应。

2. 亚甲二氧基的反应 具有亚甲二氧基的木脂素可与 Labat 试剂、Ecgrine 试剂反应。

Labat 试剂（没食子酸–硫酸试剂）反应：样品加浓硫酸后，再加没食子酸，可产生蓝绿色。Ecgrine 试剂（变色酸–硫酸试剂）反应：样品加浓硫酸后，再加变色酸，并保持温度在 70~80℃，20 分钟，可产生蓝紫色。

3. 异羟肟酸铁反应 含有内酯环的木脂素可发生异羟肟酸铁反应，溶液变为紫红色。

三、提取与分离

（一）提取

1. 溶剂法 利用木脂素苷和游离木脂素均可溶于亲水性有机溶剂的性质，提取时先采用甲醇或丙酮等亲水性溶剂提取，浓缩成浸膏后，再用石油醚、三氯甲烷、乙醚、乙酸乙酯等依次萃取，利用游离木脂素易溶于乙醚、三氯甲烷，木脂素苷类可溶于甲醇、乙醇等极性较大的溶剂，而得到极性不同的部位。

2. 碱溶酸沉法 具有酚羟基或内酯结构的木脂素，在碱液中酚羟基成盐或内酯环开环成盐而溶于水，与其他脂溶性成分分离。但碱液易使木脂素异构化，从而失去或降低生理活性，故此法不宜用于有旋光活性的木脂素，以免构型改变。

（二）分离

色谱技术是分离木脂素最有效的方法。常用的吸附剂有硅胶和中性氧化铝，以石油醚–乙酸乙酯、石油醚–乙醚、苯–乙酸乙酯、三氯甲烷–甲醇等逐级增加极性洗脱，分离效果较好。也可采用大孔吸附树脂色谱、高速逆流色谱等进行分离。

四、检识

木脂素没有特征的化学鉴别反应，因此常用色谱鉴定。木脂素的色谱鉴定可用薄层色谱和纸色谱。最常用的是硅胶薄层色谱，展开剂可选用苯–甲醇、三氯甲烷–甲醇、石油醚–甲酸乙酯–甲酸等系统。显色可利用木脂素在紫外光下呈暗斑，或使用通用显色剂，如 1% 茴香醛浓硫酸试剂，110℃加热 5 分钟；5% 磷钼酸乙醇溶液，120℃加热至斑点明显出现；10% 硫酸乙醇溶液，110℃加热 5 分钟。或直接用硅胶 GF_{254} 薄层色谱。

拓展阅读

蛇床子的应用

蛇床子别名野胡萝卜子，性温，味辛、苦。《本草新编》中有载：蛇床子，功用颇奇，内外俱可施治，而外治尤良。若欲修合丸散，用之于参、芪、归、地、山萸之中，实有利益，然亦宜于阴寒无火之人，倘阴虚火动者，服之非宜。其现代临床应用有：①老年人肾阳不振，阴冷肾亏，阳痿早泄；老年妇人赤白带下，阴中肿痛。常与五味子、菟丝子等同用。②用于治疗皮肤湿疹和瘙痒症，如慢性湿疹急性发作，汗疱疹糜烂、阴囊湿疹、外阴瘙痒、疥疮、皮癣等。

第三节 应用实例

实例一 秦皮中香豆素类化学成分的提取分离技术

秦皮为木犀科植物苦枥白蜡树（*Fraxinusrhynchophylla* Hance）、白蜡树（*Fraxinus chinensis* Roxb.）、尖叶白蜡树（*Fraxinus szaboana* Lingelsh.）、宿柱白蜡树（*Fraxinusstylosa* Lingelsh.）的干燥枝皮或干皮。味苦，性寒，归肝、胆、大肠经。有清热解毒、收涩、明目之功效，主治热痢、泄泻、赤白带下、目赤肿痛、目生翳膜。

一、秦皮中主要有效成分的结构、理化性质

秦皮中主要含有七叶内酯（秦皮乙素，aesculetin）和七叶苷（秦皮甲素，aesculin），并含秦皮苷、秦皮素、紫丁香苷等。药理研究表明，七叶内酯和七叶苷对细菌性痢疾具有较强的抑制作用，是临床治疗痢疾的有效成分。

《中国药典》则采用高效液相色谱法测定并规定本品按干燥品计，含秦皮甲素、秦皮乙素的总量不得少于 1.0%。

七叶内酯为棱状结晶（冰醋酸），分子式为 $C_9H_6O_4$，相对分子质量 178.14，mp. 268~270℃。易溶于热乙醇及冰醋酸，溶于稀碱，几乎不溶于乙醚和沸水。显蓝色荧光。

七叶苷为针状体（热水），分子式 $C_{15}H_{16}O_9$，相对分子质量 340.28，mp. 204~206℃。可溶于沸水、热乙醇、甲醇、吡啶、醋酸和乙酸乙酯，难溶于冷水。

秦皮素为片状结晶（乙醇水溶液），分子式为 $C_{10}H_8O_5$，相对分子质量 208.16，mp. 227~228℃。溶于乙醇及盐酸水溶液，微溶于乙醚和沸水。

秦皮苷的水合物为黄色针状结晶（水或稀乙醇溶液），分子式为 $C_{16}H_{18}O_{10}$，相对分子质量 370.30，mp. 205℃（无水物）。易溶于热乙醇及热水，微溶于冷水。

七叶内酯 R=H
七叶苷　R=glc

秦皮素　R=H
秦皮苷　R=glc

二、秦皮中香豆素类化合物的提取分离

（一）工艺流程（图 6-1）

（二）流程说明

以 95% 乙醇为溶剂提取，将秦皮中的香豆素类成分尽可能提取出来。浓缩液加热后用三氯甲烷洗涤，除去脂溶性杂质。利用七叶苷和七叶内酯在乙酸乙酯中的溶解度不同而分离。

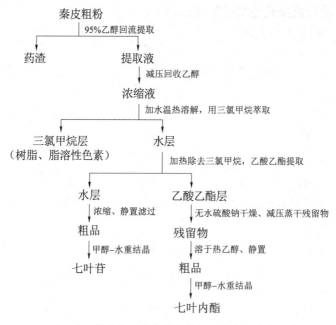

图 6-1　秦皮中香豆素类化合物提取分离流程图

实例二　蛇床子中香豆素类化学成分的提取分离技术

蛇床子为伞形科植物蛇床〔*Cnidium monnieri*（L.）Cuss.〕的干燥成熟果实。夏、秋果实成熟时采收，除去杂质，晒干。性温，味辛、苦。温肾壮阳，燥湿，祛风，杀虫。用于阳痿、宫冷、寒湿带下、湿痹腰痛；外治外阴湿疹、滴虫性阴道炎等。主产于河北、山东、江苏、浙江等地，此外，广西、四川、陕西、山西亦产。

一、蛇床子中主要有效成分的结构、理化性质

蛇床子主要含有挥发油和香豆素类成分，果实含挥发油约 1.3%，香豆素类成分包括蛇床子素（osthole）、欧前胡素（imperatorin）、佛手柑内酯（bergapten）、异虎耳草素（isopimpinellin）等。

蛇床子素异名甲氧基欧芹酚、欧芹酚甲醚，棱柱状结晶（乙醚），针状结晶（稀乙醇），分子式为 $C_{15}H_{16}O_3$，相对分子质量 244.28，mp. 83~84℃。溶于甲醇、乙醇、三氯甲烷、丙酮、乙酸乙酯和沸石油醚，不溶于水和冷石油醚。

欧前胡素异名欧芹属素乙、前胡内酯、白芷乙素，棱柱结晶（乙醚），长细针晶（热水），分子式为 $C_{16}H_{14}O_4$，相对分子质量 270.27。mp. 102℃。易溶于沸水、三氯甲烷，溶于苯、乙醇、乙醚、石油醚和碱性氢氧化物，不溶于水。

蛇床子素　　　　　　　欧前胡素

二、蛇床子中香豆素类化合物的提取分离

（一）工艺流程（图 6-2）

蛇床子果实粗粉

乙醇浸泡2次，合并乙醇液减压浓缩

油层 ——— 石油醚萃取，放置析晶 ——— 结晶 ——— 无水乙醇反复重结晶 ——— 结晶（蛇床子素）

水层 ——— 放置后凝固，少量乙醇热溶，放置析晶 ——— 结晶 ——— 无水乙醇反复重结晶 ——— 结晶（欧前胡素）

图 6-2　蛇床子中香豆素类化合物提取分离流程图

（二）流程说明

根据蛇床子素和欧前胡素易溶于乙醇的性质，将蛇床子粗粉用乙醇浸泡提取，然后减压回收乙醇，分离油层和水层。因欧前胡素易溶于热水而使两者分离。

实例三　牛蒡子中木脂素类化学成分的提取分离技术

牛蒡子为菊科两年生草本植物牛蒡（*Arctium lappa* L.）的干燥成熟果实。次年春夏季当种子黄里透黑时采收。味辛、苦，性寒。归肺、胃经。疏散风热，清热解毒透疹，宣肺利咽散肿。用于热毒疮肿尚未溃者，常与地丁、野菊花等清热解毒药配伍。主要分布于河北、山西、山东、江苏、安徽、浙江、江西、广西及台湾的台南等地。

一、牛蒡子中主要有效成分的结构、理化性质

牛蒡子果实含牛蒡子苷，水解生成牛蒡子苷元及葡萄糖，还含罗汉松脂酚及络石苷元。

牛蒡子苷为白色粉末（甲醇），分子式为 $C_{27}H_{34}O_{11}$，相对分子质量 534.21，mp. 110~112℃。溶于甲醇、乙醇和沸水，不溶于三氯甲烷和石油醚。

牛蒡子苷元为白色结晶（丙酮），分子式为 $C_{21}H_{24}O_6$，相对分子质量 372.16，mp. 90~92℃。易溶于沸水、三氯甲烷，溶于苯、乙醇和碱性氢氧化物，不溶于水。

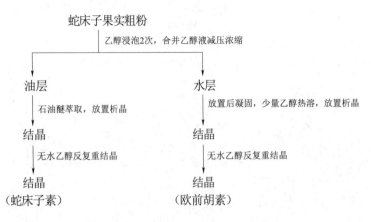

牛蒡子苷元　R=H
牛蒡子苷　　R=glc

二、牛蒡子中牛蒡子苷元的提取分离

（一）工艺流程（图6-3）

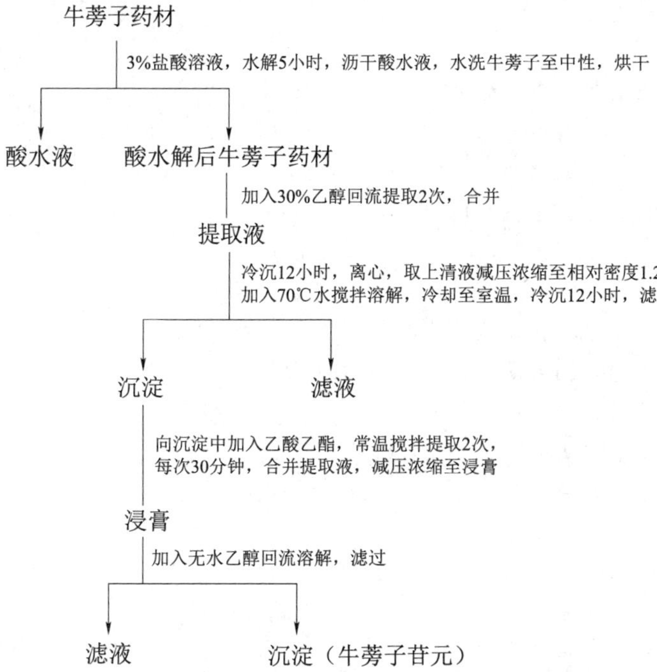

牛蒡子药材

↓ 3%盐酸溶液，水解5小时，沥干酸水液，水洗牛蒡子至中性，烘干

酸水液　　　酸水解后牛蒡子药材

↓ 加入30%乙醇回流提取2次，合并

提取液

↓ 冷沉12小时，离心，取上清液减压浓缩至相对密度1.20～1.25，
加入70℃水搅拌溶解，冷却至室温，冷沉12小时，滤过

沉淀　　　　　　滤液

↓ 向沉淀中加入乙酸乙酯，常温搅拌提取2次，
每次30分钟，合并提取液，减压浓缩至浸膏

浸膏

↓ 加入无水乙醇回流溶解，滤过

滤液　　　　　沉淀（牛蒡子苷元）

图6-3　牛蒡子苷元提取分离流程图

（二）流程说明（图6-3）

根据牛蒡子苷在酸水液中易水解为苷元的性质，将牛蒡子粗粉用盐酸水液浸泡进行水解，而牛蒡子苷元易溶于低浓度的乙醇，可将水解后的牛蒡子药材使用30%乙醇进行提取。

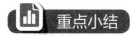 **重点小结**

知识点	要点
结构类型	1. 香豆素类、木脂素类化合物的结构特点 2. 香豆素类化合物的分类：简单香豆素、呋喃香豆素、吡喃香豆素、其他香豆素 3. 木脂素类化合物的分类：简单木脂素、环木脂素、联苯环辛烯型木脂素、聚木脂素
理化性质	1. 香豆素类化合物的性质：性状、溶解性、与碱的作用、荧光性、显色反应及其应用 2. 木脂素类化合物的性质：性状、溶解性、光学活性与异构化作用、显色反应及其应用
提取与分离	1. 香豆素类化合物的提取分离：溶剂提取法、碱溶酸沉法、水蒸气蒸馏法、色谱法 2. 木脂素类化合物的提取分离：溶剂法、碱溶酸沉法、色谱法
检识	1. 香豆素类化合物的检识：理化检识、色谱检识 2. 木脂素类化合物的检识：理化检识、色谱检识

目标检测

一、选择题

（一）单项选择题

1. 下列化合物具有强烈天蓝色荧光的是（　　）。
   A. 七叶内酯　　　B. 大黄素　　　　　　C. 大豆皂苷
   D. 甘草酸　　　　E. 大黄酸

2. 异羟肟酸铁反应的现象是（　　）。
   A. 绿色　　　　　B. 蓝色　　　　　　　C. 红色
   D. 黑色　　　　　E. 白色

3. $FeCl_3$ 试剂呈阳性反应的条件是（　　）。
   A. 内酯环　　　　B. 酚羟基　　　　　　C. 芳环
   D. 甲氧基　　　　E. 羧基

4. 异羟肟酸铁反应作用的基团是（　　）。
   A. 酚羟基　　　　B. 芳环　　　　　　　C. 甲氧基
   D. 内酯环　　　　E. 羧基

5. 秦皮中的七叶内酯属于下列哪类香豆素成分（　　）。
   A. 异香豆素　　　B. 简单香豆素　　　　C. 吡喃香豆素
   D. 呋喃香豆素　　E. 其他香豆素

6. 香豆素的基本母核是（　　）。
   A. 苯丙素　　　　　　　　　　B. 顺式邻羟基桂皮酸
   C. 苯骈 α-吡喃酮　　　　　　　D. 桂皮酸衍生物
   E. 反式邻羟基桂皮酸

7. 下列化合物脱水后能生成香豆素的是（　　）。
   A. 桂皮酸衍生物　　　　　　　B. 苯骈 α-吡喃酮
   C. 顺式邻羟基桂皮酸　　　　　D. 苯丙素
   E. 反式邻羟基桂皮酸

8. 游离香豆素可溶于热的氢氧化钠水溶液是由于其结构中存在（　　）。
   A. 酚羟基对位的活泼氢　　　　B. 酮基
   C. 甲氧基　　　　　　　　　　D. 内酯环
   E. 酚羟基

9. 异补骨脂素属于（　　）。
   A. 香豆素苷　　　　　　　　　B. 简单香豆素
   C. 吡喃香豆素　　　　　　　　D. 异香豆素
   E. 呋喃香豆素

10. 七叶内酯具有（　　）。
    A. 升华性　　　　B. 香味　　　　　　　C. 两者均无
    D. 两者均有　　　E. 以上均不是

（二）多项选择题

1. 含有香豆素的中药有（　　）。
   A. 秦皮　　　　　B. 黄连　　　　　　　C. 印度邪蒿

    D. 补骨脂　　　　　E. 大黄
2. 游离的小分子香豆素提取可用（　　）。
    A. 碱溶酸沉法　　　B. 水蒸气蒸馏法　　　C. 色谱法
    D. 升华法　　　　　E. 有机溶剂法
3. 提取游离香豆素的方法有（　　）。
    A. 酸溶碱沉法　　　B. 乙醚提取法　　　C. 碱溶酸沉法
    D. 热水提取法　　　E. 乙醇提取法
4. 以下能够确定香豆素结构中酚羟基对位无取代或 C_6 位上没有取代的是（　　）。
    A. 三氯化铁试剂反应　　　　　　　　B. Emerson 反应
    C. 盐酸-镁粉反应　　　　　　　　　　D. Gibb's 反应
    E. 三氯化铝反应
5. 属于木质素的性质是（　　）。
    A. 有挥发性　　　　　　　　　　　　B. 多数为无色或白色
    C. 有光学活性易异构化　　　　　　　D. 可溶于水
    E. 能溶于乙醇

二、名词解释
1. 香豆素类化合物
2. 木脂素类化合物

三、用适当的方法鉴别下列化合物

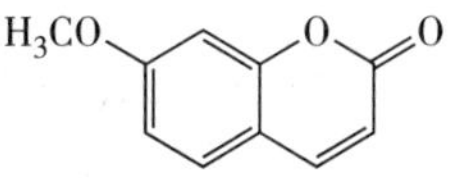

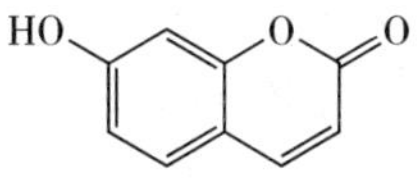

四、简答题
1. 香豆素类化合物分哪几类，举例说明？
2. 香豆素类化合物在采用碱溶酸沉法提取时应注意什么？

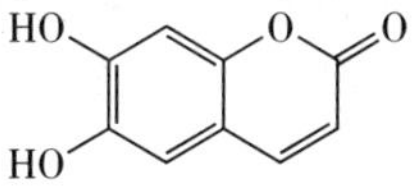

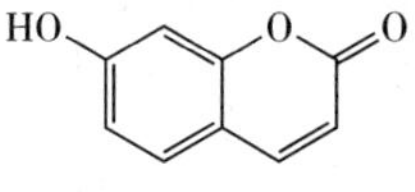

五、实例分析
中药秦皮中主要含有七叶苷、七叶内酯等香豆素类化学成分，试完成下列问题。
1. 如何鉴定药材中含有该类成分？
2. 试设计从中药秦皮中提取分离七叶苷和七叶内酯的流程？

实训项目六　秦皮中香豆素类化学成分的提取分离及检识

【实训目的】
    1. 能够运用回流提取法、蒸馏法、重结晶法对秦皮中七叶苷和七叶内酯进行提取和精制。

2. 会用显色反应、色谱法对香豆素类成分七叶苷和七叶内酯进行检识。

【实训原理】

根据秦皮中的七叶内酯、七叶苷均能溶于沸乙醇，可用沸乙醇将两者提取出来，然后利用两者在乙酸乙酯中的溶解度不同进行分离。

【实训材料】

1. 仪器及材料 回流提取器、分液漏斗、250ml 圆底烧瓶、冷凝管、水浴锅、硅胶 G 薄层板、紫外灯。

2. 试药 95% 乙醇、三氯甲烷、乙酸乙酯、盐酸、盐酸羟胺、甲醇、氢氧化钠、三氯化铁、正丁醇、醋酸、甲酸、三氯化铁-铁氰化钾试液、2% 七叶苷标准品甲醇液、2% 七叶内酯标准品甲醇液。

【实训步骤】

1. 七叶内酯、七叶苷的提取分离 秦皮粗粉 50g 置回流提取装置中，用 95% 乙醇回流提取 3 次，每次 20 分钟，合并提取液，减压浓缩，回收乙醇，得浓缩物。浓缩物加水温热混悬，加等体积三氯甲烷萃取 2 次，除去非极性杂质。水液挥去残留的三氯甲烷，加等体积的乙酸乙酯萃取 2 次合并萃取液。水液浓缩析晶滤过，甲醇、水反复重结晶得七叶苷。乙酸乙酯液加无水硫酸钠脱水，减压蒸干，残留物用甲醇溶解，适当浓缩后放置过夜析晶滤过，水、甲醇反复重结晶得七叶内酯。

2. 检识

（1）荧光 取样品少量，加入乙醇 0.5ml 溶解，用毛细管滴于滤纸上，在紫外灯（254nm）下观察。

（2）三氯化铁反应 取样品少量，加入乙醇 0.5ml 溶解，加入 1% 三氯化铁试剂 2~3 滴，观察颜色变化。

（3）异羟肟酸铁反应 取样品少量，加 0.5ml 乙醇溶解，加 10% 盐酸羟胺甲醇溶液数滴，10% 氢氧化钠 5~6 滴，水浴加热 2 分钟，放冷后加 5% 盐酸数滴（pH 3~4），加 5% 三氯化铁 2~3 滴，观察颜色变化。

（4）色谱检识 秦皮中七叶苷和七叶内酯的薄层色谱。

吸附剂：硅胶 GF_{254} 薄层板。

样 品：秦皮提取物 1% 甲醇溶液。

对照品：2% 七叶苷标准品甲醇液、2% 七叶内酯标准品甲醇液。

展开剂：三氯甲烷-甲醇-甲酸（6：1：0.5）。

显色剂：三氯化铁-铁氰化钾试剂（1：1）。

【实训提示】

1. 提取秦皮中七叶内酯、七叶苷时，减压回收乙醇至浓缩液即可，不宜过干，以免影响提取效果。

2. 两相溶剂萃取法操作时应注意不要用力振摇，将分液漏斗轻轻旋转摇动，以免产生乳化现象。一旦发生乳化，应及时消除。振摇动作宜缓和，可适当延长振摇时间，但不要因为怕形成乳化而不敢振摇；或为防止乳化的发生而减少振摇的程度和时间，从而造成萃取分离不完全而损失有效成分。在进行两相溶液萃取时，力求萃取完全。

【实训思考】

1. 七叶内酯和七叶苷在结构和性质上有何异同点？实训过程中，如何利用它们的共性和个性？怎样提取和分离？

2. 通过提取分离秦皮中的七叶内酯和七叶苷，试述两相溶剂萃取法的原理是什么？操作时要注意哪些问题？萃取操作中若已发生乳化应如何处理？

3. 如何利用薄层色谱法判断提取分离的结果？

（朱仝飞）

第七章

皂苷类化合物的提取分离技术

学习目标

知识要求 1. **掌握** 皂苷类化合物结构特点、理化性质、提取分离及检识。
          2. **熟悉** 皂苷类化合物的结构类型；代表性天然药物的质量控制成分。
          3. **了解** 皂苷类化合物的生物活性及分布。

技能要求 1. 熟练掌握常用皂苷类化合物的提取分离技术。
          2. 学会皂苷类化合物的检识操作。

案例导入

案例：皂荚，又名皂角树。早在秦汉时期，人们就用皂角来洗衣物和头发，到隋唐已形成惯例。人们把皂荚剥开或直接整体碾碎，泡水，滤汁，就成为当时纯天然洗发液。使用皂角水洗发，干净乌亮，略带芳香味，洗涤的衣物颜色不褪。两千年过去了，现代的去屑洗发水中大多都含有皂角成分。

讨论：1. 皂角中能在水中产生泡沫的成分是什么？
         2. 现代的洗发水中为什么依然使用皂角？

皂苷（saponins）是存在于生物界的一类结构比较复杂的苷类化合物，其水溶液经振摇后能产生大量持久性、似肥皂样的泡沫，故名皂苷。皂苷大多具有表面活性和溶血等特性。

皂苷广泛存在于自然界中，在单子叶植物和双子叶植物中均有分布。常见于百合科、薯蓣科、龙舌兰科、石竹科、远志科、玄参科、豆科、五加科和葫芦科等植物中。许多重要的药材如人参、三七、柴胡、甘草、桔梗、黄芪、合欢皮、商陆、远志、穿山龙、麦冬、知母等的主要有效成分均含有皂苷。除此以外，少量皂苷类化合物也存在于海星和海参等海洋生物中。

皂苷类成分生物活性多样，具有抗炎、抗肿瘤、抗菌和抗病毒、降血脂、杀灭软体动物等活性。

第一节　结构类型

皂苷是由皂苷元和糖组成。组成皂苷的糖常见有 D-葡萄糖、D-半乳糖、L-鼠李糖、D-木糖、L-阿拉伯糖、D-葡萄糖醛酸、D-半乳糖醛酸等，多以低聚糖形式与苷元缩合。按照皂苷分子中连接糖链数目不同，可分为单糖链皂苷、双糖链皂苷和三糖链皂苷等。目前，最常用的分类方法是按照皂苷元的化学结构将皂苷分成两大类：甾体皂苷（steroidalsaponins）和三萜皂苷（triterpenoid saponins）。

一、甾体皂苷

苷元为含 27 个碳原子的甾体衍生物的皂苷称为甾体皂苷。主要有螺旋甾烷类和异螺旋甾烷类。

螺旋甾烷类　　　　　　　　　　　异螺旋甾烷类

甾体皂苷元的结构特点如下。

（1）基本结构：含 A、B、C、D、E 和 F 六个环，其中 A、B、C、D 环为甾体母核。E 环是呋喃环，F 环是吡喃环，两环以螺缩酮的形式相连接（C_{22} 是螺原子）。

（2）稠合方式：一般 B/C 环和 C/D 环均为反式稠合，A/B 环稠合方式有顺式（5β-H）或反式（5α-H）。

（3）取代基：C_3 多连 β-羟基，并与糖结合成苷；分子中常含双键和羰基。

（4）C_{27} 构型：当 C_{25} 上甲基（C_{27}）为直立键，β-型（绝对构型 S 型），称螺旋甾烷；当 C_{25} 上甲基（C_{27}）为平伏键，α-型（绝对构型 R 型），称异螺旋甾烷。一般来讲，R 型化合物比 S 型化合物稳定。

（5）甾体皂苷元和糖中一般不含羧基，呈中性，故甾体皂苷又称中性皂苷。

甾体皂苷大多以单糖链形式存在。如广泛存在于百合科植物菝葜中菝葜皂苷（parillin）属螺旋甾烷类衍生物，具有抗真菌作用；薯蓣科薯蓣属植物中薯蓣皂苷（dioscin）属异螺旋甾烷类衍生物，具有祛风湿止痛作用。

glc $\xrightarrow{1\ \ 6}$ glc $\xrightarrow{2\ \ 1}$ glc
　　　　|4
　　　　|1
　　　rha
菝葜皂苷

rha $\xrightarrow{1\ \ 4}$ glc $\xrightarrow{2\ \ 1}$ rha
薯蓣皂苷

二、三萜皂苷

含 30 个碳原子的三萜皂苷元与糖组成的苷类称为三萜皂苷。三萜皂苷在植物界分布比甾体皂苷广泛，结构复杂。分子中常连有羧基，故多为酸性皂苷，少数呈中性。根据苷元的结构可分为四环三萜和五环三萜两大类。

（一）四环三萜皂苷

苷元大多含 30 个碳原子，基本骨架为环戊烷并多氢菲的结构。A/B、B/C、C/D 环均为反式稠合。C_4 位连接偕二甲基（C_{28}、C_{29} 甲基），C_{19}、C_{30} 甲基分别连接在 C_{10}、C_{14} 位上，

C_{18} 甲基连在 C_8 或 C_{13} 位。根据 C_{18} 甲基所在位置不同，又可将四环三萜皂苷元分成两类。

1. 羊毛脂烷型 其特点是 C_{18} 甲基连在 C_{13} 位上。如真菌茯苓中茯苓酸（pochymic acid），具有止吐作用。

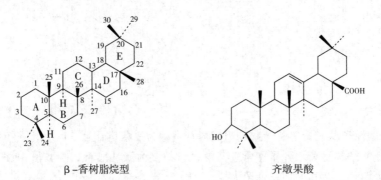

羊毛脂烷型   茯苓酸

2. 达玛烷型 其特点是 C_{18} 甲基连在 C_8 位上。如中药人参中 20 (S) -原人参三醇 [20(S)-protopanaxatriol]，具有降胆固醇的作用。

达玛烷型   20 (S) -原人参三醇

（二）五环三萜皂苷

此类皂苷在天然药物中较为常见，分子中常有羧基，多为酸性皂苷。皂苷元的基本母核为五个环，C_{23}、C_{24} 为偕二甲基连接在 C_4 位，C_{25}、C_{26}、C_{27}、C_{28} 分别连接在 C_{10}、C_8、C_{14}、C_{17} 位，C_3 羟基多为 β-型，并与糖结合成苷。根据 E 环变化主要分为三种类型。

1. β-香树脂烷型 又称齐墩果烷型，其特点是 A/B、B/C、C/D 环均为反式稠合，D/E 环为顺式；C_{29}、C_{30} 为偕二甲基连接在 C_{20} 位上。这类皂苷元以齐墩果酸（oleanolic acid）最为多见，广泛存在于植物界中，多数以苷的形式存在，如中药人参、三七、柴胡等中，少数以游离形式存在，如中药女贞子、连翘等中。齐墩果酸已成为治疗肝炎的药物。

β-香树脂烷型   齐墩果酸

2. α-香树脂烷型 又称熊果烷型或乌苏烷型，其基本结构与 β-香树脂烷型不同之处是 E 环上 C_{29}、C_{30} 甲基分别连接在 C_{19}、C_{20} 位上，构型分别为 β 和 α 型。这类皂苷元在植物中分布比 β-香树脂烷型要少，大多是熊果酸（ursolic acid）的衍生物。熊果酸又称乌苏酸，在植物界分布较广，如中药地榆、枇杷叶、女贞子、山茱萸、车前草等中都含有。

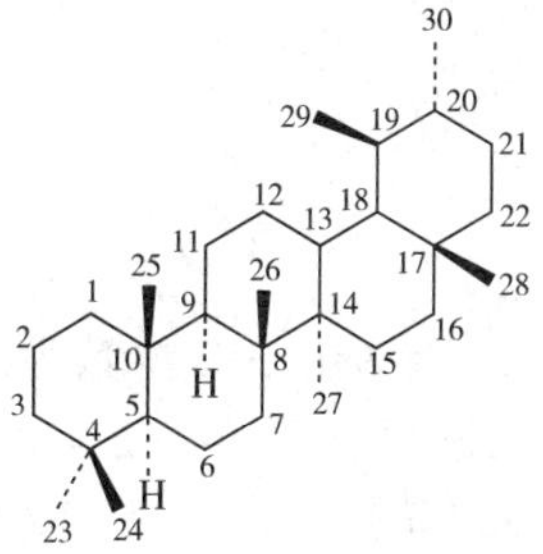

α-香树脂烷型

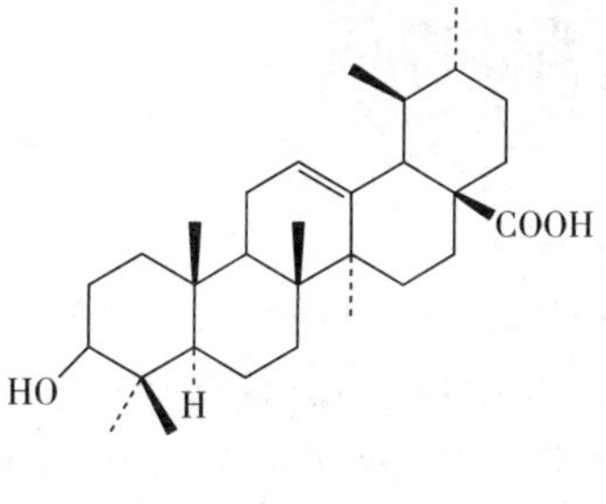

熊果酸

3. 羽扇豆烷型 属此类型的天然药物成分较少，且大多以苷元形式存在，少数以皂苷形式存在。其结构特点是 E 环为五元环，在 C_{19} 位上有 α-构型的异丙烷或异丙烯基取代，A/B、B/C、C/D、D/E 环均为反式稠合。如从酸枣仁中分得的化合物白桦脂酸（betulinic acid）。

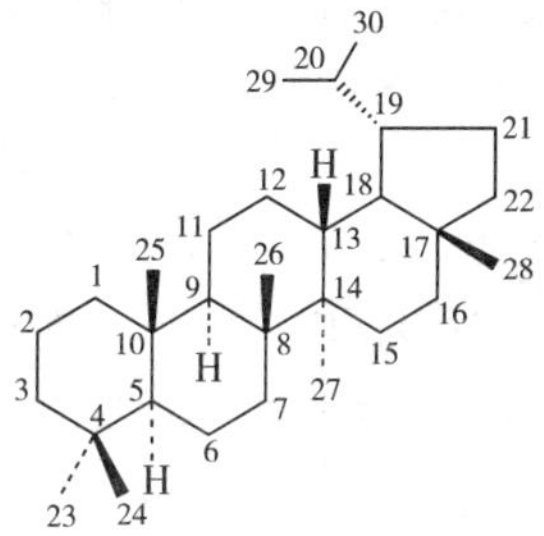

羽扇豆烷型

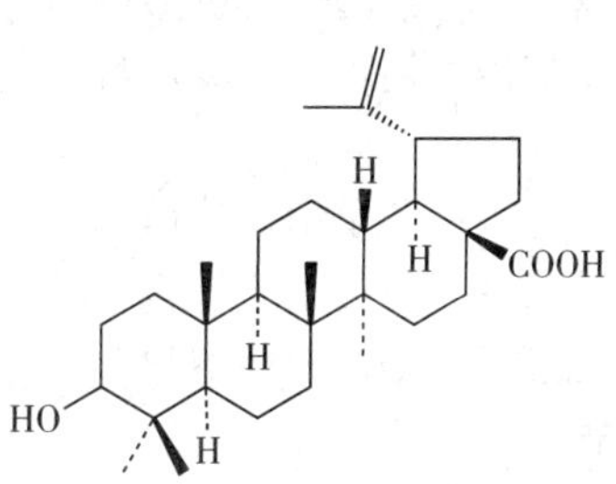

白桦脂酸

拓展阅读

"南国神草" —— 三七

三七是传统珍贵药材，产于我国中西南部，为五加科植物三七 [*Panax notoginseng*（Burk.）F. H. Chen] 的干燥根和根茎。三七又被大家称作"南国神草"，有止血、活血化瘀、消肿定痛等多重功效。三七中的主要有效成分为三萜皂苷类，含量高达 12%。从三七中分离得到的单体皂苷大多数为达玛烷型的 20（S）-原人参二醇型和 20（S）-原人参三醇型皂苷，如人参皂苷 Rb₁、Rb₂、Rb₃、Rc、Rd、F、七叶胆苷Ⅸ、七叶胆苷ⅩⅧ和人参皂苷 Re、Rg₁、Rg₂、Rh₁等，其中以人参皂苷 Rg₁ 和 Rb₁ 含量最高。除此以外，三七中还含有独有的皂苷类成分，如三七皂苷 R₁、R₂、R₄、R₆、Fa 等。

三七总皂苷是三七活血、镇静、镇痛、改善心肌缺血和脑血循环、抗炎、保肝、抗肿瘤、抗衰老和抗氧化等药理作用的物质基础。《中国药典》采用高效液相色谱法测定人参皂苷 Rg₁、Rb₁ 和三七皂苷 R₁ 的总量不得少于三七药材干燥品的 5.0%。

第二节 理化性质

一、性状

皂苷分子量较大,不易结晶,大多为无色或乳白色无定形粉末,仅少数为晶体。皂苷大多无明显熔点,在熔融前就已经分解。而皂苷元大多有完好的晶体,也有恒定的熔点。皂苷多具吸湿性,味苦而辛辣,对黏膜有刺激性,尤以鼻内黏膜最为灵敏,吸入鼻内可引起喷嚏,还可反射性地促进呼吸道黏液腺分泌,使浓痰稀释,易于排出。如桔梗、远志、枇杷叶、紫菀等止咳化痰药均含有皂苷。少数皂苷如甘草皂苷有显著的甜味,对黏膜刺激性也弱。

二、溶解性

大多数皂苷极性较大,一般可溶于水,易溶于热水、含水稀醇、热甲醇和热乙醇,难溶于丙酮、乙醚、苯等亲脂性有机溶剂。皂苷在含水正丁醇中有较大的溶解度,可利用此性质从含皂苷水溶液中用正丁醇或戊醇进行萃取,从而与糖类、蛋白质等亲水性强的杂质分离。

皂苷的水溶性根据分子中连接糖的数目多少而有差别,皂苷糖链部分水解失去部分糖后,水溶性随之降低,易溶于中等极性的醇、丙酮、乙酸乙酯中。皂苷元不溶于水,可溶于苯、乙醚、三氯甲烷等低极性溶剂。

三、表面活性

皂苷有降低水溶液表面张力的作用,可作为清洁剂、乳化剂应用。多数皂苷水溶液经强烈振摇后能产生大量持久性泡沫(少数泡沫量较少,如甘草皂苷),且不因加热而消失。蛋白质水浸液也可产生泡沫,但是加热后泡沫消失,故可依此鉴别。方法是取 1g 中药粉末,加水 10ml,煮沸 10 分钟后滤出水液,振摇后产生持久性泡沫(15 分钟以上)为阳性。皂苷的表面活性作用使其具有一定的助溶性能,可促进其他成分在水中的溶解。利用发泡试验(图 7-1)还可区别甾体皂苷与三萜皂苷。

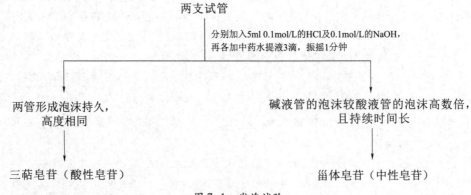

图 7-1 发泡试验

四、溶血作用

大多数皂苷能破坏红细胞而具有溶血作用。因此含有皂苷的药材制成静脉注射液时必须做溶血试验。皂苷溶血作用的强弱可用溶血指数来表示。溶血指数是指皂苷对同一动物来源的红细胞稀悬浮液，在同一等渗、缓冲及恒温条件下造成完全溶血的最低浓度。例如：薯蓣皂苷的溶血指数为 1∶400000，甘草皂苷为 1∶4000，洋蒇葵皂苷为 1∶125000。而人参总皂苷无溶血现象，但经分离后，A 型有抗溶血作用，而 B 型和 C 型人参皂苷则有显著的溶血作用。

皂苷的溶血作用是因为皂苷能与红细胞膜上胆甾醇结合生成不溶于水的复合物，破坏了红细胞的正常渗透，造成细胞内渗透压增高而使细胞破裂，从而导致溶血。皂苷在高等动物的消化道中不被吸收，故口服无溶血毒性。

天然药物中其他成分如树脂、脂肪酸、挥发油等亦能产生溶血作用。因此，要判断是否由皂苷引起溶血，除进一步提纯再进行试验外，还可结合胆甾醇沉淀法，如沉淀后的滤液无溶血现象，而沉淀分解后有溶血活性，则表示是由皂苷引起的溶血现象。

五、水解性

皂苷可被植物中共存的酶水解，酶水解配合化学方法水解可提高收率。皂苷所含的糖都是 α-羟基糖，水解所需条件较为剧烈，一般可用 2~4mol/L 的矿酸。若酸浓度过高或酸性过强（如高氯酸），可导致皂苷元在水解过程中发生脱水、环合、双键位移等变化。如人参皂苷的原始苷元应是 20（S）-原人参二醇和 20（S）-原人参三醇，在酸水解过程中发生构型转化，得到 20（R）-人参二醇和 20（R）-人参三醇。因此在选择水解条件时，应考虑保护苷元不被异构化。采用温和的水解方法，如酶解法、土壤微生物培养法、Smith 氧化降解法或光解法等可以得到原始皂苷元。

六、显色反应

皂苷在无水条件下，与浓酸或某些 Lewis 酸作用，出现颜色变化或呈现荧光。此类反应虽然比较灵敏，但专属性较差。

（一）醋酐-浓硫酸反应（Liebermann-Burchard 反应）

试样溶于醋酐中，加入醋酐-浓硫酸（20∶1）数滴，可出现黄→红→紫→蓝→绿色等变化，最后褪色。甾体皂苷颜色变化较快，最后呈蓝绿色。三萜皂苷只能呈红或紫色，不出现绿色。用此法可初步区别甾体皂苷和三萜皂苷。

（二）三氯甲烷-浓硫酸反应（Salkowski 反应）

试样溶于三氯甲烷，加入浓硫酸后，三氯甲烷层呈红或蓝色，硫酸层呈现绿色荧光。

（三）三氯醋酸反应（Rosen-Heimer 反应）

将试样的三氯甲烷溶液滴在滤纸上，喷 25% 三氯醋酸乙醇溶液，加热至 60℃，生成红色渐变为紫色的是甾体皂苷；加热到 100℃，生成红色渐变为紫色的是三萜皂苷。由于三氯醋酸较浓硫酸温和，故可用于纸色谱显色。

（四）五氯化锑反应（Kahlenberg 反应）

将试样的三氯甲烷溶液点于滤纸上，喷 20% 五氯化锑的三氯甲烷溶液，干燥后 60~70℃加热，呈蓝色、灰蓝色或灰紫色斑点。

（五）冰醋酸-乙酰氯反应（Tschugaeff 反应）

试样溶于醋酸中，加乙酰氯数滴及氯化锌结晶数粒，稍加热，呈现淡红色或紫色。

第三节　提取与分离

一、提取

（一）皂苷的提取

用不同浓度的甲醇或乙醇作为提取溶剂，提取后回收溶剂，残渣溶于水，滤除不溶物，水溶液再用石油醚、苯等亲脂性有机溶剂萃取，除去油脂、色素等脂溶性杂质，然后再用正丁醇进行萃取，皂苷转溶于正丁醇中，而糖类等水溶性杂质则留在水中，分取正丁醇溶液，回收正丁醇，得粗制总皂苷。本法为目前提取皂苷的通法（图7-2）。

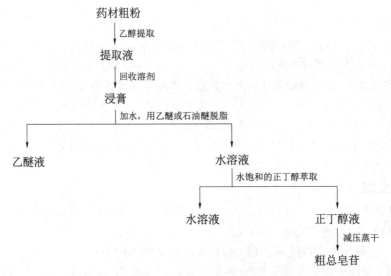

图7-2　皂苷提取通法

也可以先用石油醚或苯将药材进行脱脂处理，除去油脂、色素。脱脂后的药材再用甲醇或乙醇为溶剂加热提取，提取液冷却后，由于多数皂苷难溶于冷乙醇或冷甲醇，则可沉淀析出；或将醇提取液适当浓缩，再加入适量的丙酮或乙醚，皂苷即可以沉淀的形式析出；酸性皂苷可先加碱水溶解，再加酸酸化，使皂苷重新析出而与杂质分离。

（二）皂苷元的提取

皂苷元易溶于苯、三氯甲烷、石油醚等亲脂性较强的有机溶剂，不溶或难溶于水。一般可将粗皂苷加酸水解后，再用亲脂性有机溶剂提取，也可直接将药材加酸水解，使皂苷水解生成皂苷元，再用有机溶剂提取。

加酸水解皂苷时，要注意在剧烈的水解条件下，皂苷元可能发生结构变化。这时应降低反应条件或改用温和的水解方法以确保皂苷元结构不被破坏。也可在酸水解前先用酶解法，不但能缩短酸水解时间，还能提高皂苷元收得率。如薯蓣皂苷元利用酸水解提取，水解时间长，且仍有部分皂苷未水解，提取不完全，此方法收率约为2%。如果将原料在酸水解之前经过预发酵处理，不但能缩短水解时间，薯蓣皂苷元的收率还可提高至54%，两种提取方法如图7-3、图7-4。

1. 酸水解提取流程（图7-3）

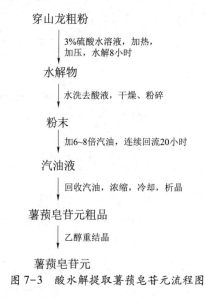

穿山龙粗粉

　　↓ 3%硫酸水溶液，加热，
　　　加压，水解8小时

水解物

　　↓ 水洗去酸液，干燥、粉碎

粉末

　　↓ 加6~8倍汽油，连续回流20小时

汽油液

　　↓ 回收汽油，浓缩，冷却，析晶

薯蓣皂苷元粗品

　　↓ 乙醇重结晶

薯蓣皂苷元

图7-3　酸水解提取薯蓣皂苷元流程图

2. 预发酵提取流程（图7-4）

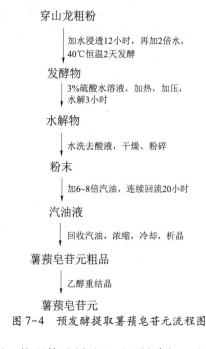

穿山龙粗粉

　　↓ 加水浸透12小时，再加2倍水，
　　　40℃恒温2天发酵

发酵物

　　↓ 3%硫酸水溶液，加热，加压，
　　　水解3小时

水解物

　　↓ 水洗去酸液，干燥、粉碎

粉末

　　↓ 加6~8倍汽油，连续回流20小时

汽油液

　　↓ 回收汽油，浓缩，冷却，析晶

薯蓣皂苷元粗品

　　↓ 乙醇重结晶

薯蓣皂苷元

图7-4　预发酵提取薯蓣皂苷元流程图

　　薯蓣皂苷元的侧链经酸、铬酐等试剂处理可以被降解，生成醋酸孕甾双烯醇酮，为合成各类甾体激素的重要中间体。

二、分离

（一）分段沉淀法

　　皂苷在醇中溶解度大，在丙酮、乙醚等中溶解度小，可先将粗总皂苷溶于少量的甲醇或乙醇中，然后逐滴加入丙酮、乙醚或丙酮-乙醚（1∶1）的混合溶液至混浊，放置产生沉淀，滤过得极性较大的皂苷。母液继续滴加丙酮或乙醚，析出沉淀得极性较小的皂苷。

反复处理，可初步将不同极性的皂苷分段沉淀分离（图 7-5）。

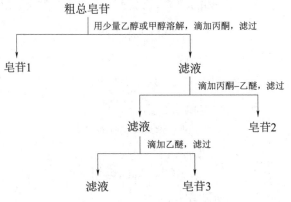

图 7-5 分段沉淀分离皂苷流程图

（二）胆甾醇沉淀法

甾体皂苷可与胆甾醇生成难溶性的分子复合物，利用此性质可与其他水溶性成分分离，达到精制目的。先将粗皂苷溶于少量乙醇中，再加入胆甾醇的饱和乙醇溶液，直至不再析出沉淀为止（混合后需稍加热），滤取沉淀，用水、乙醇、乙醚依次洗涤，以除去糖类、色素、油脂及游离的胆甾醇。最后将沉淀干燥，用乙醚连续回流提取，此时甾体皂苷与胆甾醇形成的分子复合物分解，胆甾醇溶于乙醚中，残留物为较纯的皂苷（图 7-6）。

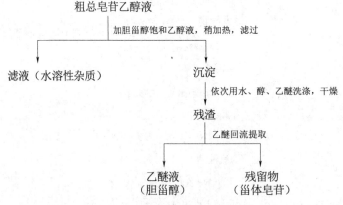

图 7-6 胆甾醇沉淀分离皂苷流程图

在天然药物中，有的皂苷可能与其共存的植物甾醇形成分子复合物，在用稀醇提取时不被提出，在提取时应加注意。

（三）铅盐沉淀法

利用此法可以分离酸性皂苷和中性皂苷。在粗皂苷的乙醇溶液中，加入中性醋酸铅，酸性皂苷可与之产生沉淀，滤出沉淀，滤液再加碱式醋酸铅，中性皂苷也可产生沉淀。然后将沉淀用硫化氢进行脱铅处理，脱铅后将滤液减压浓缩，残渣溶于乙醇，滴加乙醚至产生沉淀。这样可分离得到酸性皂苷和中性皂苷。

（四）色谱法

用以上经典方法精制后，除少数皂苷可获得单体成分外，一般只能除去大部分杂质，获得相对较纯的总皂苷，若需更进一步分离出单体，常采用色谱法。

1. 分配色谱　皂苷极性较大，用分配柱色谱分离效果较好。支持剂可用水饱和的硅胶，用三氯甲烷-甲醇-水等极性较大的溶剂系统进行梯度洗脱。

2. 吸附色谱　吸附剂常用硅胶和氧化铝，适用于分离皂苷元，用苯、三氯甲烷、甲醇等混合溶剂梯度洗脱，可依次得到极性从小到大的皂苷元。

3. 高效液相色谱　大多采用反相色谱柱，以甲醇-水或乙腈-水等溶剂为流动相分离和纯化皂苷效果较好。或者将极性较大的皂苷制成极性较小的衍生物后进行正相色谱分离，如将人参皂苷制成苯甲酰衍生物，用硅胶柱色谱以石油醚-三氯甲烷-乙腈（15∶3∶2）洗脱，分离后再测定各单体人参皂苷的含量。

4. 大孔吸附树脂技术　对极性较大的皂苷可先用甲醇提取，回收甲醇，残渣用水溶解，上大孔吸附树脂柱，用水洗去糖类杂质，再用乙醇梯度洗脱，得到不同组分的皂苷混合物，初步分离后还需进一步用硅胶柱色谱或高效液相色谱分离得皂苷单体。

第四节　检识

一、理化检识

从天然药物中提取分离的皂苷类单体化合物，需要经过物理和化学方法鉴定。物理方法鉴定主要依据化合物的形态、颜色等物理性质，以及熔点、比旋度等物理常数。化学方法可通过显色反应，利用皂苷在无水条件下，与浓酸或某些 Lewis 酸作用，出现颜色变化或呈现荧光，如 Liebermann-Burchard 反应、Rosen-Heimer 反应、Kahlenberg 等反应鉴别。还可以用泡沫试验、溶血试验对皂苷进行检识。

二、色谱检识

（一）薄层色谱

亲水性强的皂苷用分配色谱效果较好。常用展开剂有水饱和的正丁醇、正丁醇-乙酸乙酯-水（4∶1∶5 上层，BAW）、乙酸乙酯-吡啶-水（3∶1∶3）、乙酸乙酯-醋酸-水（8∶2∶1）等；亲脂性强的皂苷和皂苷元极性较小，可用吸附色谱或分配色谱。如用硅胶为吸附剂，采用亲脂性较强的展开剂，如苯-乙酸乙酯（1∶1）、环己烷-乙酸乙酯（1∶1）、苯-丙酮（8∶1）、三氯甲烷-丙酮（95∶5）等。分离酸性皂苷时，应在展开剂中加少量酸，可避免产生拖尾现象。

薄层色谱常用的显色剂有三氯醋酸、浓硫酸或 50% 硫酸、三氯化锑或五氯化锑、醋酐-浓硫酸及磷钼酸等试剂。

（二）纸色谱

亲水性皂苷的纸色谱，多以水为固定相，展开剂的极性也相应增大。常用的展开剂有水饱和的正丁醇、正丁醇-乙醇-水（9∶2∶9）、正丁醇-醋酸-水（4∶5∶1）等。分离苷元或亲脂性皂苷多用甲酰胺为固定相，用甲酰胺饱和的三氯甲烷或苯为展开剂。常用的显色剂为磷钼酸、三氯化锑或五氯化锑试剂。

第五节　应用实例

实例一　人参中皂苷类化学成分的提取分离技术

人参是传统名贵中药，为五加科植物人参（*Panaxginseng* C. A. Mey.）的干燥根和根茎。其味甘、微苦，平。具大补元气、复脉固脱、补脾益肺、生津安神的功效。临床常用于体虚欲脱、肢冷脉微、脾虚食少、肺虚喘咳、津伤口渴、久病虚羸、阳痿、心力衰竭等病证。现代药理学表明，人参对中枢神经系统具有双向调节作用，在抗心肌缺血、调节血压、促进骨髓造血、调节免疫、控制血糖、延缓衰老和抗肿瘤等方面具有多种作用。

一、人参中主要有效成分的结构、理化性质

人参中化学成分复杂，含皂苷、多糖和挥发油等多种化学成分。其中人参皂苷（ginsenosides）为其主要有效成分之一。人参根中含皂苷约4%，其中须根含量较主根高，全植物中以花蕾含皂苷量最多。目前已分离得到的人参皂苷，根据其水解产物不同可分为三种类型：A型（人参皂苷二醇型）、B型（人参皂苷三醇型）和C型（齐墩果酸型）。其中A型和B型属四环三萜达玛烷型衍生物，C型是五环三萜齐墩果烷型衍生物（表7-1）。

表7-1 人参中皂苷的化学结构

苷元结构、名称	人参皂苷	糖	
		R_1	R_2
A型（人参二醇型） 	Rb₁	glc²—¹glc	glc⁶—¹glc
	Rb₂	glc²—¹glc	glc⁶—¹arab 吡喃糖
	Rc	glc²—¹glc	glc⁶—¹arab 吡喃糖
	Rd	glc²—¹glc	glc
	Rh₂	glc	glc
B型（人参三醇型） 	Re	glc²—¹rham	glc
	Rf	glc²—¹glc	H
	Rg₁	glc	glc
	Rg₂	glc²—¹rham	H
	Rh₁	glc	H
C型（齐墩果酸型） 	Ro	葡萄糖醛酸²—¹glc	glc

《中国药典》以人参皂苷为指标成分对人参、红参和人参叶进行含量测定。采用高效液相色谱法测定人参中人参皂苷 Rg₁ 和人参皂苷 Re 的总量不得少于干燥药材 0.30%，人参苷 Rb₁ 不得少于干燥药材 0.20%。

人参皂苷 A 型和 B 型在酸水解过程中易发生构型的转换，20（S）-构型易转变为 20（R）-构型，同时侧链发生环合作用，产物分别是人参二醇和人参三醇。

人参总皂苷大多为白色无定形粉末或无色结晶，微臭、味苦，有吸湿性，易溶于水、甲醇、乙醇，可溶于正丁醇、乙酸乙酯、醋酸，不溶于乙醚、苯，水溶液振摇后能产生大量泡沫。人参皂苷 B 型和 C 型有显著的溶血作用，而 A 型则有抗溶血作用，人参总皂苷无溶血作用。

二、人参中皂苷类化合物的提取分离

（一）工艺流程（图 7-7）

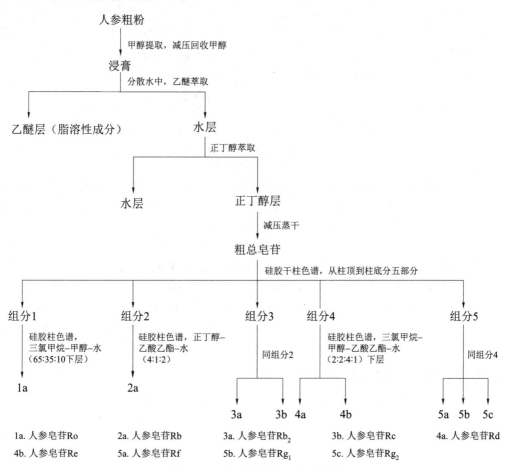

图 7-7　人参皂苷提取分离流程图

（二）流程说明

人参总皂苷提取可按皂苷提取通法。分离时先用硅胶柱色谱将粗总皂苷分为五个部位，各有效部位则需再用色谱法进一步分离得到单体成分。

实例二　甘草中皂苷类化学成分的提取分离技术

甘草是豆科植物甘草（*Glycyrrhiza uralensis* Fisch.）、胀果甘草（*Glycyrrhizainflata* Bat.）或光果甘草（*Glycyrrhizaglabra* L.）的干燥根和根茎，具有补脾益气、润肺止咳、缓急止痛、调和诸药功效。临床上用于治疗咽喉肿痛、痈肿疮毒、缓解药毒。炙甘草用于治脾胃虚弱、腹痛便溏、咳嗽痰多。近年研究表明，甘草具有较强的抗溃疡、抗炎、抗变态反应作用，临床上也用于治疗和预防肝炎。此外，还有抗肿瘤和抑制 HIV 病毒的作用。

一、甘草中主要有效成分的结构、 理化性质

甘草中主要有效成分为甘草皂苷（glucyrrhizin），含量约为 7%～10%。另外还含有黄酮类成分，如甘草苷及异甘草苷等。甘草皂苷又称甘草酸，为酸性皂苷。因其有甜味，又称甘草甜素，食品工业用做甜味剂。甘草皂苷水解所得苷元，又称甘草次酸（图 7-8）。

COOH
O
OH
OH
O
OH
OH
OH
O
COOH
O
H
H
COOH
H^+
H_2O
+ 2葡萄糖醛酸
HO

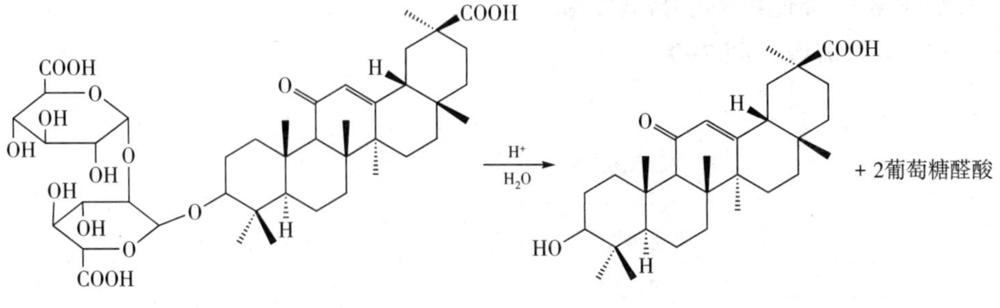

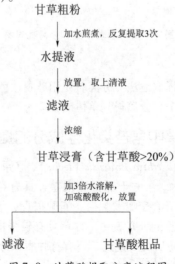

甘草皂苷（甘草酸）　　甘草皂苷元（甘草次酸）

图 7-8　甘草酸水解反应

《中国药典》将甘草和炙甘草的质量控制成分定为甘草酸，对照品采用甘草酸铵，同时将甘草苷也列入质量控制成分之一，对照品采用甘草苷。采用高效液相色谱法测定甘草中的甘草酸不得少于 2.0%，甘草苷不得少于 0.50%。

甘草酸为无色柱状结晶，mp. 220℃（分解），$[\alpha]_D^{27}$+46.2℃（乙醇）。易溶于热水，可溶于热稀乙醇，在冷水中溶解度较小，几乎不溶于无水乙醇或乙醚。

甘草次酸有两种构型，一种为 18α-H 型（异甘草次酸），为白色小片状结晶，mp. 283℃，$[\alpha]_D^{20}$+140°（乙醇）；另一种为 18β-H 型（甘草次酸），为白色针状结晶，mp. 296℃，$[\alpha]_D^{20}$+86°（乙醇），两种结晶均易溶于三氯甲烷或乙醇。只有皂苷元为 18β-H 型才具有促肾上腺皮质激素（ACTH）样的生物活性。

二、甘草中皂苷类成分的提取分离

（一）甘草酸的提取与分离

1. 工艺流程

（1）甘草酸提取（图 7-9）。

甘草粗粉
加水煎煮，反复提取3次
水提液
放置，取上清液
滤液
浓缩
甘草浸膏（含甘草酸>20%）
加3倍水溶解，
加硫酸酸化，放置
滤液
甘草酸粗品

图 7-9　甘草酸提取分离流程图

（2）甘草酸单钾盐制备（图7-10）

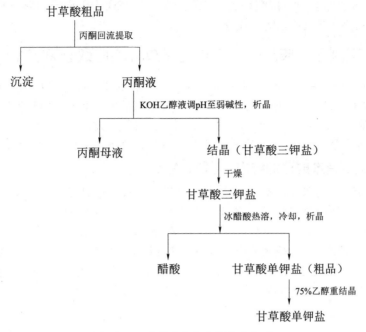

图7-10 甘草酸单钾盐制备流程图

2. 流程说明 甘草酸在植物中以钾盐形式存在，易溶于热水，在水溶液中加稀酸即可游离析出甘草酸，故可作为甘草皂苷的提取方法。溶剂的选择上，若用稀氨水代替，可提高收率，用氨性乙醇代替则可提高得率，有利于精制。

甘草酸与氢氧化钾生成甘草酸的三钾盐，在丙酮与乙醇混合溶剂中难溶而析出结晶。此盐溶于热冰醋酸，生成甘草酸的单钾盐，难溶于冷冰醋酸而析晶。

（二）甘草次酸的提取与分离

1. 工艺流程（图7-11）

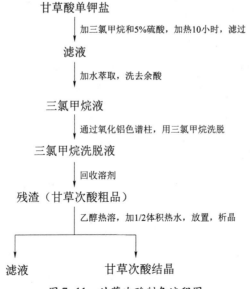

图7-11 甘草次酸制备流程图

2. 流程说明 甘草酸中所连接的糖为葡萄糖醛酸，难以水解，故酸水解时酸的浓度要稍大，选择5%的强酸。甘草次酸易溶于三氯甲烷，通过萃取即可初步分离。萃取液通过氧化铝色谱柱，可进一步去除水溶性成分。

实例三 柴胡中皂苷类化学成分的提取分离技术

柴胡是伞形科植物柴胡（*Bupleurum chinense* DC.）或狭叶柴胡（*Bupleurum scorzonerifolium* Willd.）的干燥根。柴胡是常用中药，具和解表里、疏肝解郁、止痛升阳的功效，用于治疗感冒发热、胸胁胀痛、月经不调、子宫脱垂、脱肛等。近年研究表明，柴胡具有解热、抗炎、镇痛、镇咳、抗病毒、抗惊厥、抗癫痫、保肝等作用，在临床上主要用于治疗感冒和疟疾。

一、柴胡中主要有效成分的结构、理化性质

柴胡含有皂苷、挥发油、有机酸及多糖等成分，其中主要有效成分柴胡皂苷含量为$1.6\% \sim 3.8\%$。从柴胡属植物中已分离出近100个三萜皂苷，均为齐墩果烷型。I型柴胡皂苷是柴胡中的原生苷，其结构具有13β、28-环氧醚键，主要有柴胡皂苷a、d、c、e等。I型柴胡皂苷在提取过程中受植物体内所含酸性成分影响，皂苷元中的环氧醚键开裂而生成次生苷类（II型、III型）。如柴胡皂苷a在提取过程中水解生成b_1、b_3，柴胡皂苷d生成b_2、b_4，若在提取时加少量吡啶中和酸，可抑制皂苷b的生成。IV型、V型柴胡皂苷数量较少（表7-2）。

表7-2 柴胡皂苷元的结构类型

苷元结构类型	柴胡皂苷
 I型	a. $R_1 = \beta\text{-OH}$ $R_2 = -OH$ $R_3 = -\beta\text{-D-夫糖}^3—^1\beta\text{-D-葡萄糖}$ d. $R_1 = \alpha\text{-OH}$ $R_2 = -OH$ $R_3 = -\beta\text{-D-夫糖}^3—^1\beta\text{-D-葡萄糖}$ e. $R_1 = \beta\text{-OH}$ $R_2 = -H$ $R_3 = -\beta\text{-D-夫糖}^3—^1\beta\text{-D-葡萄糖}$ c. $R_1 = \beta\text{-OH}$ $R_2 = -H$ $R_3 = -\beta\text{-D-葡萄糖}^4—^1\beta\text{-L-鼠李糖}$ 　　　　　　　　　　　　　　　　　　　$\mid^6$ 　　　　　　　　　　　　　　　　　　　$\mid_1$ 　　　　　　　　　　　　　　　$\beta\text{-D-葡萄糖}$
 II型	b_1. $R_1 = \beta\text{-OH}$ $R_2 = -OH$ $R_3 = -\beta\text{-D-夫糖}^3—^1\beta\text{-D-葡萄糖}$ b_2. $R_1 = \alpha\text{-OH}$ $R_2 = -OH$ $R_3 = -\beta\text{-D-夫糖}^3—^1\beta\text{-D-葡萄糖}$
 III型	b_3. $R_1 = \beta\text{-OH}$ $R_2 = -OH$ $R_3 = -\beta\text{-D-夫糖}^3—^1\beta\text{-D-葡萄糖}$ 　　　$R_4 = \alpha\text{-OCH}_3$ b_4. $R_1 = \alpha\text{-OH}$ $R_2 = -OH$ $R_3 = -\beta\text{-D-夫糖}^3—^1\beta\text{-D-葡萄糖}$ 　　　$R_4 = \alpha\text{-OCH}_3$

苷元结构类型	柴胡皂苷
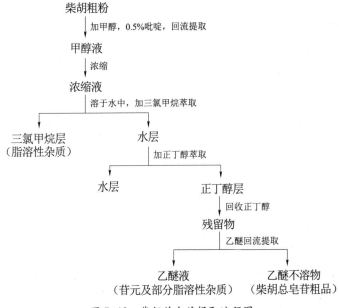 IV型	g. R$_1$ = β-OH R$_2$ = -OH R$_3$ = -β-D-夫糖^3—^{1}β-D-葡萄糖 R$_4$ = H
V型	齐墩果酸衍生物

柴胡总皂苷为无定形粉末，无明显熔点，加热至160℃变红棕色，170℃分解，具有皂苷的一般性质，能溶于热水，易溶于甲醇、乙醇、正丁醇、吡啶，难溶于苯、三氯甲烷、乙醚等有机溶剂。

柴胡皂苷 a、d 含量最高，具有明显的抗炎和降血脂功能，代表柴胡主要的药理作用。《中国药典》以柴胡皂苷 a 和柴胡皂苷 d 为指标成分采用高效液相色谱法对柴胡药材进行含量测定，要求两者总量不得少于干燥品的 0.30%。

二、柴胡中皂苷类成分的提取分离

（一）工艺流程（图7-12）

图 7-12 柴胡总皂苷提取流程图

（二）流程说明

1. 利用总皂苷易溶于甲醇的性质，用甲醇回流提取，同时可以减少水溶性杂质的溶出。提取液中加少量吡啶，以抑制柴胡皂苷 b 类成分生成。

2. 柴胡总皂苷粗品再经反复多次柱色谱，可得到各种柴胡皂苷化合物。

实例四　麦冬中皂苷类化学成分的提取分离技术

麦冬是百合科植物麦冬 [*Ophiopogon japonicus* （L. f） Ker-Gawl.] 的干燥块根，为常用中药之一，具养阴生津、润肺清心的功效，用于肺燥干咳、虚劳咳嗽、津伤口渴、心烦失眠、内热消渴、肠燥便秘、咽白喉等。现代药理研究表明，麦冬提取物具有抗心肌缺血作用，能提高心肌收缩力和心脏泵血功能，可用于治疗冠心病和心绞痛。此外，还有抗炎、降血糖、提高机体免疫功能等作用。

一、麦冬中主要有效成分的结构、理化性质

麦冬含有皂苷、多糖、黄酮等成分，其中主要有效成分为麦冬甾体皂苷。已分离得到40 多种麦冬甾体皂苷中，主要有螺甾烷型和呋甾烷型两类，螺甾烷型含量高，为麦冬皂苷的主要结构类型。如麦冬皂苷（ophiopogonin）A、B、B′、C、D、C′、D′，其中 A、B、C、D 的苷元为鲁斯可皂苷元（ruscogenin），B′、C′、D′为薯蓣皂苷元（dinsgenin）。皂苷中的糖主要有夫糖、鼠李糖、木糖、葡萄糖等，多数连接在 C_1、C_3 位。如糖连接在 C_1 位，为鲁斯可皂苷元类，连接在 C_3 位，为薯蓣皂苷元类。

《中国药典》（2015 年版）以鲁斯可皂苷元为对照品，采用紫外-可见分光光度法测定麦冬总皂苷含量，要求含量不得少于干燥品的 0.12%。

麦冬总皂苷为无定形粉末，具有甾体皂苷的一般性质，水溶性较强，易溶于甲醇、乙醇、正丁醇，难溶于苯、石油醚等有机溶剂。

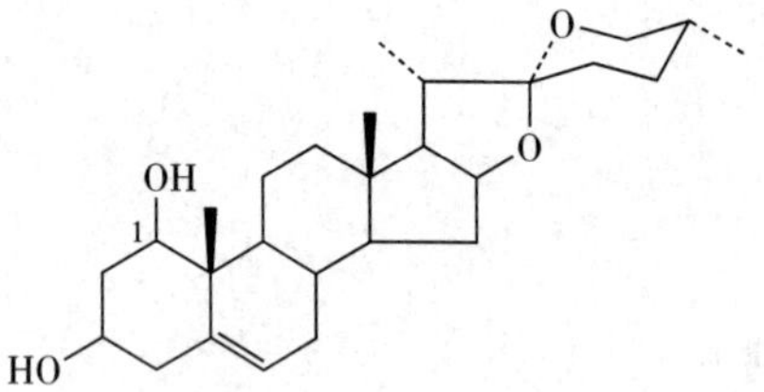

鲁斯可皂苷元

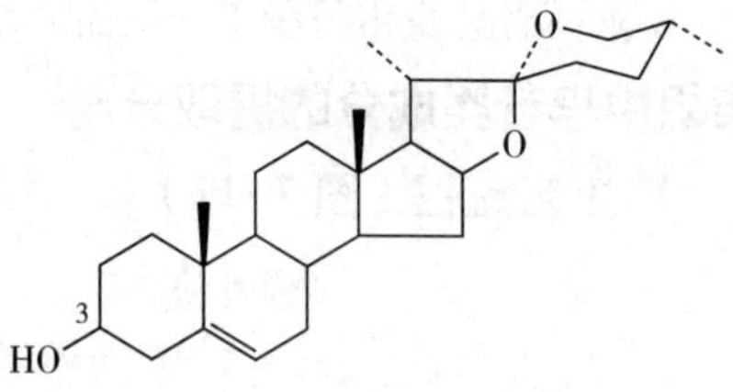

薯蓣皂苷元

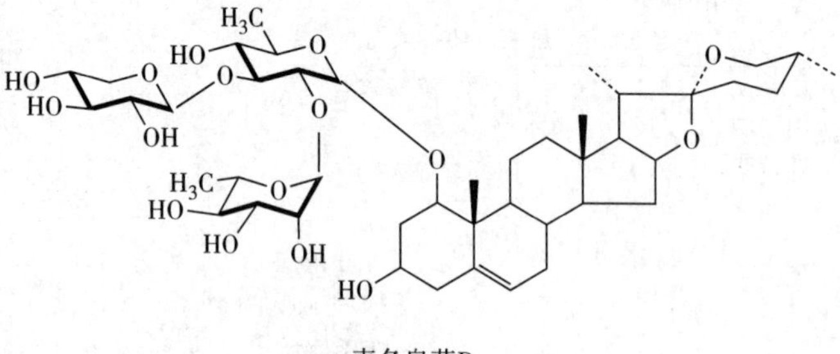

麦冬皂苷D

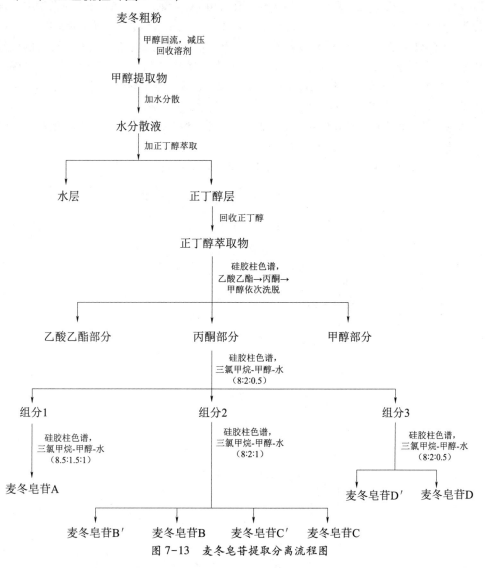

麦冬皂苷D′

二、麦冬中皂苷类成分的提取分离

（一）工艺流程（图7-13）

图7-13 麦冬皂苷提取分离流程图

（二）流程说明

1. 麦冬总皂苷提取采用皂苷类提取通法进行。

2. 总皂苷粗品中含多种麦冬甾体皂苷，且结构相似，需经反复多次硅胶色谱、葡聚糖凝胶色谱、反相硅胶色谱等处理，才可得到各种麦冬皂苷单体化合物。

实例五　知母中皂苷类化学成分的提取分离技术

知母是百合科植物知母（*Anemarrhena asphodeloides* Bge.）的干燥根茎。具有清热泻火、生津润燥的功效，用于外感热病、肺热燥咳、肠燥便秘、内热消渴等证。近年研究表明，知母具有解热、抗菌、抗炎、抗动脉粥样硬化、降血糖、改善老年性痴呆和改善骨质疏松等作用，在临床上主要用于治疗高热疾病、老年性痴呆、心血管疾病及糖尿病。

一、知母中主要有效成分的结构、理化性质

知母含有甾体皂苷、双苯吡酮类、木脂素、甾醇、胆碱及多糖等成分，其中主要有效成分为甾体皂苷和芒果苷。知母根茎中含皂苷约6%，主要有螺甾烷类和呋甾烷类。螺甾烷类主要以菝葜皂苷元连接不同的糖构成，如知母皂苷（timosaponin）AⅠ、AⅢ等；呋甾烷类是螺甾烷的 F 环开裂而衍生的皂苷，如知母皂苷 B、C、E 等。其中知母皂苷 AⅢ含量最高。

《中国药典》采用高效液相色谱法测定，以知母皂苷 BⅡ和芒果苷作为知母药材的质量控制成分，要求知母皂苷 BⅡ含量不少于干燥品的3.0%，芒果苷含量不少于干燥品的0.70%。

知母皂苷 AⅢ为无色柱状结晶，mp. 317～322℃，易溶于甲醇、乙醇、正丁醇、含水戊醇，难溶于水，不溶于石油醚、苯。

知母皂苷 BⅡ为黄色针状结晶，mp. 267～272℃，溶于吡啶及55%乙醇，微溶于甲醇和乙酸乙酯，不溶于乙醚、三氯甲烷和石油醚等。

芒果苷为双苯吡酮类化合物，是知母降血糖作用的主要有效成分。

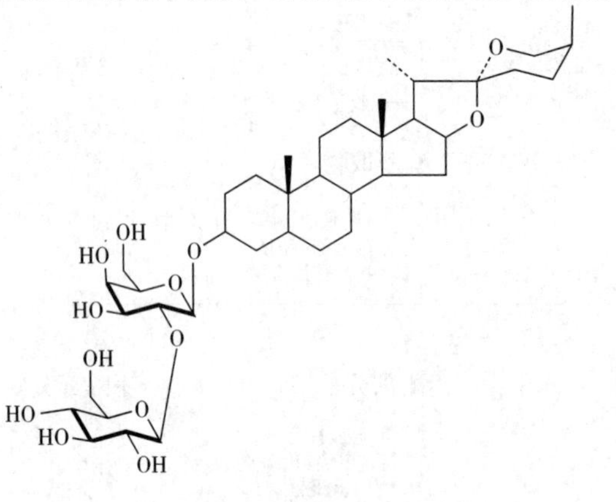

知母皂苷 AⅢ

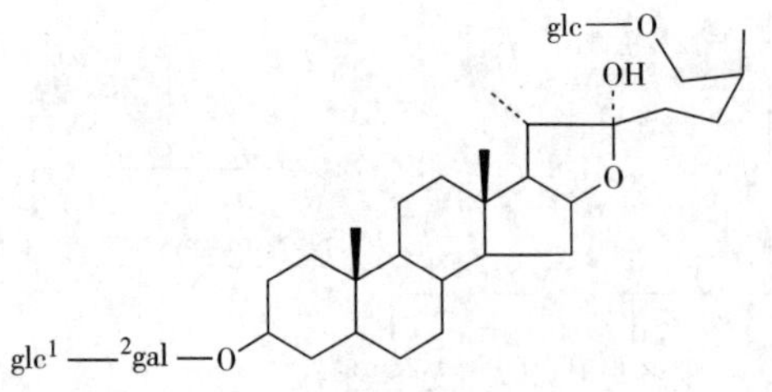

知母皂苷 BⅡ 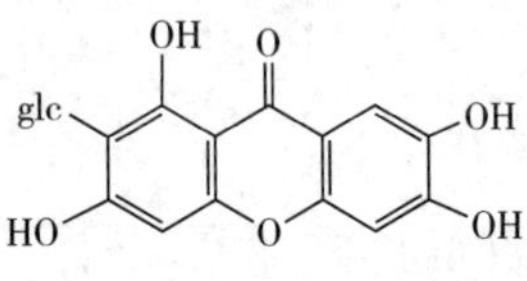　　　　　　　　芒果苷

二、知母皂苷类成分的提取分离技术

（一）工艺流程（图7-14）

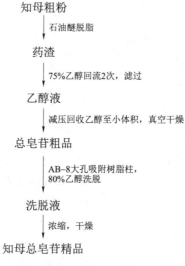

图7-14　知母总皂苷提取流程图

（二）流程说明

1. 知母皂苷在乙醇中溶解度大，脱脂后用75%乙醇可将总皂苷提出，同时可以减少水溶性杂质的溶出。用大孔吸附树脂处理，进一步除去杂质，提高总皂苷的纯度。

2. 知母总皂苷再经反复多次硅胶色谱，反相硅胶色谱、葡聚糖凝胶色谱才可得到各种单体皂苷。

📊 重点小结

知识点	要点
结构类型	1. 甾体皂苷类化合物的分类：螺旋甾烷类、异螺旋甾烷类
	2. 三萜皂苷类化合物的分类：四环三萜（羊毛脂甾烷型、达玛烷型）、五环三萜（β-香树脂烷型、α-香树脂烷型、羽扇豆烷型）
理化性质	1. 皂苷类化合物的物理性质：性状、溶解性、表面活性、溶血性及水解性
	2. 皂苷类化合物的化学性质：显色反应及其应用
提取与分离	1. 皂苷的提取：提取通法
	2. 皂苷元的提取：利用皂苷加酸水解成苷元，可溶于亲脂性有机溶剂提取
	3. 皂苷类化合物的分离：分段沉淀法、胆甾醇沉淀法、铅盐沉淀法、色谱法
检识	皂苷类化合物的检识：理化检识、色谱检识

目标检测

一、选择题

（一）单项选择题

1. 从中药水提液中萃取皂苷的最佳溶剂是（　　）。
   A. 甲醇　　　　　B. 丙酮　　　　　C. 正丁醇
   D. 乙醚　　　　　E. 三氯甲烷

2. 下列具有溶血作用的化学成分为（　　）。
   A. 黄酮　　　　　B. 蒽醌　　　　　C. 皂苷
   D. 多糖　　　　　E. 香豆素

3. A型人参皂苷的真正苷元是（　　）。
   A. 20(S)-原人参二醇　　　　　　　B. 20(S)-原人参三醇
   C. 人参二醇　　　　　　　　　　　D. 人参三醇
   E. 齐墩果酸

4. 不符合皂苷通性的是（　　）。
   A. 大多为白色结晶　　　　　　　　B. 多味苦而辛辣
   C. 对黏膜有刺激性　　　　　　　　D. 振摇后能产生泡沫
   E. 大多数有溶血作用

5. 属于达玛烷衍生物的是（　　）。
   A. 猪苓酸A　　　　　　　　　　　B. 菝葜皂苷
   C. 熊果酸　　　　　　　　　　　　D. 20(S)-原人参三醇
   E. 甘草酸

6. 皂苷具溶血作用的原因为（　　）。
   A. 具表面活性　　　　　　　　　　B. 与细胞壁上胆甾醇生成沉淀
   C. 具甾体母核　　　　　　　　　　D. 多为寡糖苷，亲水性强
   E. 有酸性基团存在

7. Liebermann-Burchard 反应所使用的试剂是（　　）。
   A. 三氯甲烷-浓硫酸　　　　　　　　B. 三氯醋酸
   C. 香草醛-浓硫酸　　　　　　　　　D. 醋酐-浓硫酸
   E. 盐酸-对二甲氨基苯甲醛

8. 下列成分的水溶液振摇后能产生大量持久性泡沫，并不因加热而消失的是（　　）。
   A. 蛋白质　　　　B. 黄酮苷　　　　C. 皂苷
   D. 生物碱　　　　E. 蒽醌苷

9. 区别三萜皂苷与甾体皂苷的反应（　　）。
   A. 醋酐-浓硫酸反应　　　　　　　　B. 溶血反应
   C. 醋酸-乙酰氯反应　　　　　　　　D. 三氯甲烷-浓硫酸反应
   E. 五氯化锑反应

10. 用于工业合成甾体激素原料的是（　　）。
    A. 甘草皂苷　　　B. 柴胡皂苷　　　C. 薯蓣皂苷
    D. 人参皂苷　　　E. 三七皂苷

（二）多项选择题

1. 鉴别甾体皂苷和三萜皂苷可选用（　　）。
   A. 泡沫试验
   B. 三氯甲烷-浓硫酸
   C. 五氯化锑反应
   D. 醋酐-浓硫酸反应
   E. 三氯醋酸反应

2. 五环三萜皂苷包括（　　）。
   A. β-香树脂烷型
   B. α-香树脂烷型
   C. 羽扇豆烷型
   D. 达玛烷型
   E. 羊毛脂甾烷型

3. 四环三萜皂苷包括（　　）。
   A. β-香树脂烷型
   B. α-香树脂烷型
   C. 羽扇豆醇型
   D. 达玛烷型
   E. 羊毛脂甾烷型

4. 下列哪些属于皂苷的性质（　　）。
   A. 分子量大
   B. 不易结晶
   C. 对黏膜有刺激性
   D. 有吸湿性
   E. 有旋光性

5. 下列哪些中药含皂苷类有效成分（　　）。
   A. 人参
   B. 知母
   C. 麦冬
   D. 甘草
   E. 柴胡

二、名词解释

1. 皂苷
2. 溶血指数

三、用适当的方法鉴别下列化合物

1. 薯蓣皂苷与甘草皂苷
2. 甘草苷与甘草皂苷

四、问答题

1. 皂苷类化合物按化学结构可分为哪几类？
2. 常用于检测药材中是否含有皂苷的试验有哪些？
3. 皂苷溶血作用的原因及表示方法如何？含有皂苷的药物临床应用时应注意什么？

五、实例分析

　　某天然药物中含有甾体皂苷、糖类、油脂类，请设计提取分离方案，将皂苷类提取并与糖类、油脂分离。

（吉玉兰）

第八章

强心苷类化合物的提取分离技术

学习目标

知识要求　**1. 掌握**　强心苷类化合物的结构特点、理化性质及检识。

　　　　　　2. 熟悉　强心苷类化合物的结构类型；代表性天然药物的质量控制成分。

　　　　　　3. 了解　强心苷类化合物的提取分离技术；强心苷类化合物的构效关系
　　　　　　　　　　及分布。

技能要求　学会运用不同方法检识强心苷类化合物。

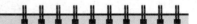

案例导入

案例： 1775 年，英国医生威瑟林（William Withering）发现一种叫洋地黄的植物，能够治疗因心力衰竭导致的水肿。经过对洋地黄近 10 年的研究，积累了大量经验，威瑟林于 1785 年出版了专著《关于洋地黄》，发表了洋地黄叶对弱化的心脏有作用的研究成果。洋地黄的主要成分包括地高辛和洋地黄毒苷，这些成分可以从洋地黄植物的叶中分离出来，它们通过增强心肌的收缩力来改善心脏功能，是已发现的 400 多种强心苷中最有价值的强心药。洋地黄早在二百多年前就被发现了，一直到今天还在使用。

讨论： 1. 洋地黄中增强心肌的收缩力的主要成分是什么？它们结构性质如何？

　　　　2. 如何提取洋地黄中的地高辛？

强心苷（cardiac glycosides）是生物界中存在的一类对心脏有显著生物活性的甾体苷类，常存在于许多有毒的植物中，现已发现十几个科几百种植物含强心苷。如玄参科植物毛花洋地黄、紫花洋地黄，夹竹桃科的毒毛旋花、黄花夹竹桃、罗布麻等。萝藦科、百合科、毛茛科、十字花科、桑科等植物也多有分布。强心苷主要存在于植物体的叶、花、种子、鳞茎等中。动物中至今尚未发现强心苷成分，动物药"蟾酥"是一类具有强心作用的甾体化合物，但不属于苷类，属于蟾毒配基的羧酸酯类。

强心苷能选择性增强心肌收缩力和影响心肌电生理特性，临床上主要用来治疗慢性心功能不全和过速型心律失常。常见的有洋地黄毒苷、地高辛、去乙酰毛花苷丙和毒毛旋花子苷 K 等。

第一节　结构类型

强心苷结构比较复杂，从化学结构上看，是由甾体衍生物和糖缩合而成的一类苷。根据结构中甾体部分的不同，可分为甲型强心苷和乙型强心苷；根据甾体与糖连接方式不同，可分为 I 型、II 型和 III 型强心苷。

一、强心苷元部分

强心苷元部分是 C_{17} 侧链为不饱和内酯环的甾体化合物。

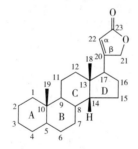

R＝五元或六元不饱和内酯环

甾体母核与植物甾醇的立体结构有所不同，A/B 环多为顺式稠合，也有反式稠合；B/C 环都是反式稠合；C/D 环为顺式稠合，若为反式则无强心活性。

甾体母核上的取代基有甲基、羟基、羰基等。C_3、C_{14} 连接的取代基多为 β-构型的羟基，且 C_3 羟基常与糖缩合形成苷；C_{10}、C_{13}、C_{17} 连有固定的取代基，其中 C_{10}、C_{13} 连接 β-构型的甲基或含氧取代基，C_{17} 连接的取代基多数是 β-构型的不饱和内酯环，少数是 α-构型不饱和内酯环。根据 C_{17} 上连接的不饱和内酯环的不同，将强心苷元分为两类。

（一）甲型强心苷元

甾体母核的 C_{17} 侧链为五元不饱和内酯环（$\triangle^{\alpha\beta}$-γ-内酯），基本母核为强心甾（cardenolide），称为甲型强心苷元。自然界中已知的强心苷元大多数属于此类。如洋地黄毒苷元（digitoxigenin）、异羟基洋地黄毒苷元、毒毛旋花子苷元等。

甲型强心苷元（强心甾烯）　　　　　　洋地黄毒苷元

（二）乙型强心苷元

甾体母核的 C_{17} 侧链为六元不饱和内酯环（$\triangle^{\alpha\beta、\gamma\delta}$-δ-内酯），基本母核为海葱甾（scillanolide）或蟾酥甾（bufanolide），称为乙型强心苷元。自然界中仅少数属此类，如天然药物蟾酥中的强心成分脂蟾毒配基属于此类。

乙型强心苷元（海葱甾二烯或蟾蜍甾二烯）　　　　海葱苷元（scillaridin）

二、糖部分

构成强心苷的糖有 20 多种。根据 C_2 位上有无羟基可以分为 2-羟基糖（α-羟基糖）和 2-去氧糖（α-去氧糖）两类。α-去氧糖常见于强心苷类，是区别于其他苷类化合物的一个重要特征。

（一）2-羟基糖（α-羟基糖）

指 C_2 含有氧原子的糖。组成强心苷的 α-羟基糖，除常见的 D-葡萄糖、L-鼠李糖外，还有 L-夫糖（L-fucose）、D-鸡纳糖（D-quinovose）等 6-去氧糖和 L-黄花夹竹桃糖（L-thevetose）、D-洋地黄糖（D-digitalose）等 6-去氧糖甲醚。

L-夫糖　　　　D-鸡纳糖　　　　L-黄花夹竹桃糖　　　　D-洋地黄糖

（二）2-去氧糖（α-去氧糖）

指 C_2 不含氧原子的糖。强心苷中普遍具有 α-去氧糖，如 D-洋地黄毒糖（D-digitoxose）等 2,6-二去氧糖；D-加拿大麻糖（D-cymarose）、L-夹竹桃糖（L-oleandrose）、D-沙门糖（D-sarmentose）等 2,6-二去氧糖甲醚。

D-洋地黄毒糖　　　D-加拿大麻糖　　　L-夹竹桃糖　　　D-沙门糖

三、苷元与糖连接的方式

强心苷大多为低聚糖苷，少数为单糖苷。糖链大多与苷元 C_3 位羟基缩合。根据与苷元连接糖的种类不同，将强心苷分为下列三种类型。

Ⅰ型：苷元-(2,6-二去氧糖)$_x$-(D-葡萄糖)$_y$，如存在于紫花洋地黄中具有强心作用的紫花洋地黄苷 A（purpurea glycoside A）。

Ⅱ型：苷元-(6-去氧糖)$_x$-(D-葡萄糖)$_y$，如存在于黄花夹竹桃中具有强心作用的黄花夹竹桃苷 A（thevetin A）。

紫花洋地黄苷A　　　　黄花夹竹桃苷A　　　　乌沙苷

Ⅲ型：苷元-（D-葡萄糖）$_x$，如存在于乌沙中具强心作用的乌沙苷（uzarin）。（x＝1~3，y＝1~2）

自然界中存在的强心苷以Ⅰ型和Ⅱ型较多，Ⅲ型较少。

拓展阅读

强心苷的构效关系

强心苷的强心作用取决于苷元部分，主要包括甾体母核的立体结构、不饱和内酯环的种类及取代基的种类与构型。糖本身不具有强心作用，但可影响强心苷的强心作用强度。强心苷的强心作用强弱常以对动物的毒性（致死量）来表示。

1. 甾体母核　A/B环可以是顺式或反式稠合，B/C为反式稠合，C/D是顺式稠合才具有强心作用。C_{10}若连有醛基或羟甲基时，活性增强；C_{14}位多数是羟基取代，且必须是β-构型才有强心作用，C_{14}-OH若脱水成烯，活性降低或消失。

2. 不饱和内酯环　C_{17}-不饱和内酯环必须为β-构型才具有强心作用。若为α-构型或开环，则强心作用很弱甚至消失；若不饱和内酯环的双键被氢化或位移，则强心作用和毒性均降低。乙型强心苷元强心作用大于相应的甲型强心苷元。

3. 糖部分　强心苷的极性可以改变强心苷的油水分配系数，影响强心苷对心肌细胞膜上类脂质的亲和力，进而影响强心作用的强度。增加糖基数目能使苷元的水溶性增加，强心作用减小，但单糖苷作用大于苷元是由于其对细胞膜上类脂质的亲和力大于苷元。乙型强心苷元及其苷的作用规律则是：苷元>单糖苷>二糖苷。

第二节　理化性质

一、性状

强心苷类化合物多为无定形粉末或无色结晶，具有旋光性，对黏膜有刺激性。C_{17}侧链为β-构型者味苦，有生物活性；若为α-构型则无苦味，也无生物活性。

二、溶解性

强心苷一般可溶于水、甲醇、乙醇、丙酮等极性溶剂，难溶于石油醚、苯、乙醚等极性小的溶剂。苷元则难溶于水等极性溶剂，易溶于乙酸乙酯、三氯甲烷等有机溶剂。

强心苷的溶解性还与分子中所含糖基的种类与数目、苷元上羟基的数目和所处位置等有关。如果强心苷分子中含有较多的羟基，则极性强，亲水性亦强；若分子中含有羟基数目较少，则极性弱，亲脂性强。如乌本苷虽为单糖苷，却有8个羟基，水溶性大（1:75）；洋地黄毒苷虽为三糖苷，但整个分子只有5个羟基，水溶性小（1:100000），在三氯甲烷中溶解度较大（1:40）。强心苷中的羟基若形成分子内氢键，水溶性减小。

通常原生苷由于所含糖基数目多，亲水性较大，故在极性溶剂中溶解度比相应的次生苷和苷元强，可溶于水、醇等溶剂；次生苷亲水性减弱，可溶于乙酸乙酯、含水三氯甲烷、三氯甲烷-乙醇（4:1）等溶剂。

三、水解性

强心苷中苷键可被酸、酶水解成次生苷或苷元，分子中的内酯环和其他酯键可被碱水解。水解反应是研究强心苷组成及改造强心苷结构的重要方法。

（一）酸水解

根据酸水解条件的不同，可分为温和酸水解法、强烈酸水解法和氯化氢-丙酮法。

1. 温和酸水解法　用稀酸如 0.02~0.05mol/L 的盐酸或硫酸，在含水的醇中经一定时间加热回流，可使 Ⅰ 型强心苷水解成苷元和糖。其特点是能使苷元与 α-去氧糖之间、α-去氧糖与 α-去氧糖之间的苷键水解断裂，但 α-去氧糖与 α-羟基糖之间、α-羟基糖与 α-羟基糖之间的苷键在此条件下不易断裂。此法优点是不会引起苷元脱水，也不会导致 α-去氧糖分解，但有可能水解生成双糖或叁糖。例如紫花洋地黄苷 A 的水解。

2. 强烈酸水解法　Ⅱ 型和 Ⅲ 型强心苷的苷元连接的是 α-羟基糖，由于 α-羟基阻碍了苷键原子的质子化，用温和酸无法使其水解，必须提高酸的浓度（3%~5%）和延长水解时间或同时加压，才能使 α-羟基糖水解。由于水解条件强烈，易引起苷元发生脱水反应，水解产物是脱水苷元和若干单糖。

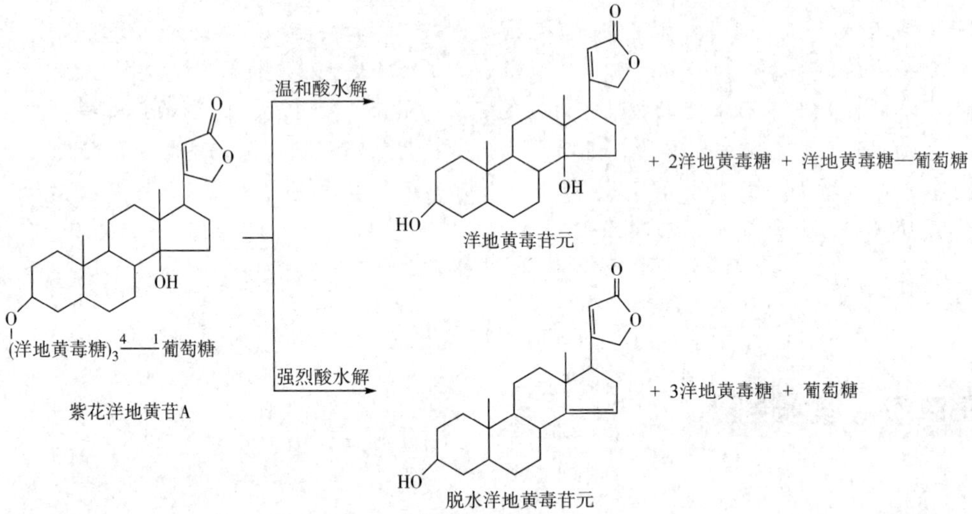

紫花洋地黄苷A

洋地黄毒苷元　+ 2洋地黄毒糖 + 洋地黄毒糖—葡萄糖

脱水洋地黄毒苷元　+ 3洋地黄毒糖 + 葡萄糖

3. 氯化氢-丙酮法　将强心苷置于含 1% 氯化氢的丙酮溶液中，20℃ 放置 2 周。因 2-OH 和 3-OH 与丙酮反应生成丙酮化物，进而水解得到原生苷元和糖的衍生物，例如铃兰毒苷的水解。此法多用于 Ⅱ 型强心苷的水解，特别是单糖苷。但并不适用于所有的 Ⅱ 型强心苷，如难溶于丙酮的多糖苷用此法水解产率低，甚至不水解；黄甲次苷乙用此法水解得到的是脱水苷元。

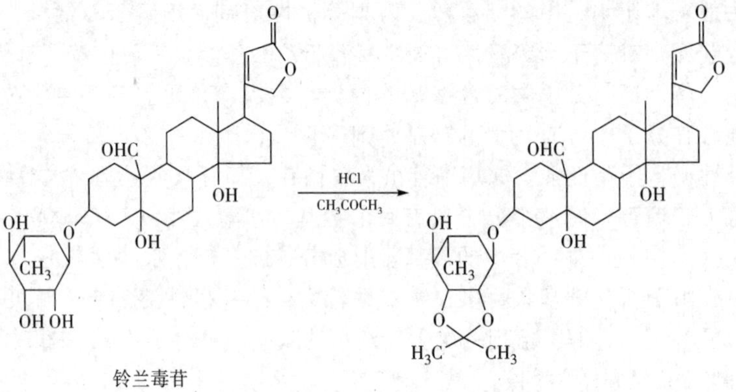

铃兰毒苷

（二）碱水解

强心苷的苷键不受碱的影响，但分子中的酰基、内酯环在不同的碱性条件下，可发生水解、裂解、双键移位及异构化。

采用不同碱性试剂，可选择性地水解除去强心苷分子中的酰基。如碳酸氢钠、碳酸氢钾能水解 α-去氧糖上酰基。氢氧化钙、氢氧化钡能水解强心苷分子中所有酰基，但该水解条件较温和，不会使内酯键水解，如毛花洋地黄苷丙在氢氧化钙的作用下得到去乙酰毛花苷。氢氧化钠（钾）水溶液能使内酯键开裂，加酸后又环合成内酯键；在醇溶液中，氢氧化钠（钾）溶液使内酯环开环后生成异构化苷，酸化亦不能再环合成原来的内酯环，是不可逆反应。

（三）酶水解

酶水解具有反应温和、专属性强的特点。在含强心苷的植物中有水解葡萄糖的酶存在，但无水解 α-去氧糖的酶，所以酶水解只能除去糖链末端的葡萄糖，得到保留 α-去氧糖的次生苷。常利用酶水解使植物中的原生苷水解成强心作用更强的次生苷。从毛花洋地黄中提取地高辛、黄花夹竹桃中提取黄夹次苷均采用了酶水解的方法。K-毒毛旋花子苷的酸、酶水解反应式如下：

植物体中所含的酶并不能使所有的强心苷发生酶解，此时可以选择其他生物中的水解酶。如蜗牛消化酶（一种混合酶），几乎能水解所有苷键，能将强心苷分子中糖逐步水解，直到获得苷元。

四、显色反应

（一）甾体母核的反应

此类反应需在无水条件下进行，与酸作用，经脱水、缩合、氧化等过程呈现一系列颜色变化。与皂苷的显色反应类似。

1. 醋酐-浓硫酸反应（Liebermann-Burchard 反应） 将试样溶于三氯甲烷（或冰醋酸），加醋酐-浓硫酸（20∶1）数滴，产生黄-红-紫-蓝-绿等颜色变化，最后褪色。

2. 三氯甲烷-浓硫酸反应（Salkowski 反应） 将试样溶于三氯甲烷中，沿管壁缓缓加入浓硫酸数滴，三氯甲烷层显血红色或青色，硫酸层显绿色荧光。

3. 冰醋酸-乙酰氯反应（Tschugaeff 反应） 将试样溶于冰醋酸中，加氯化锌和乙酰氯结晶数粒，煮沸，溶液呈紫红-蓝-绿颜色变化。

4. 三氯化锑反应（Kahlenberg 反应） 将试样醇溶液点于滤纸或薄层板上，喷 20% 三氯化锑的三氯甲烷溶液（不含乙醇和水），于 60~70℃加热 3~5 分钟，试样呈灰蓝色、蓝色、灰紫色等斑点。

5. 三氯醋酸-氯胺T反应（Chloramine T 反应） 将试样醇溶液点于滤纸或薄层板上，喷三氯醋酸-氯胺T试剂（25% 的三氯醋酸乙醇溶液 4ml 加 3% 氯胺T水溶液 1ml，混匀），晾干后于 100℃加热数分钟，于紫外灯下观察。含洋地黄毒苷元的苷类显黄色荧光；含羟基洋地黄毒苷元的苷类显亮蓝色荧光；含异羟基洋地黄毒苷元的苷类显蓝色荧光。该反应能区别洋地黄苷化合物的苷元类型。

（二）五元不饱和内酯环的反应

甲型强心苷类 C_{17} 位连有五元不饱和内酯环，在碱性醇溶液中双键移位形成活性亚甲基，能与活性亚甲基试剂缩合而显色；乙型强心苷类 C_{17} 位连接六元不饱和内酯环，同样条件不能产生活性亚甲基，故无此类反应。

1. 3,5-二硝基苯甲酸反应（Kedde 反应） 取试样的甲醇或乙醇溶液于试管中，加碱性 3,5-二硝基苯甲酸试剂（A 液：2% 3,5-二硝基苯甲酸甲醇或乙醇溶液；B 液：2mol/L氢氧化钾溶液，用前等量混合）3~4 滴，溶液显红色或紫红色。

2. 碱性苦味酸反应（Baljet 反应） 取试样的甲醇或乙醇溶液于试管中，加碱性苦味酸试剂（A 液：1% 苦味酸乙醇溶液；B 液：5% 氢氧化钠水溶液，用前等量混合）数滴，放置15 分钟后，显橙色或橙红色。

3. 间二硝基苯反应（Raymond 反应） 取试样少许，加少量 50% 乙醇溶解后，加间二硝基苯乙醇溶液 2 滴，摇匀后再滴入 20% 氢氧化钠溶液 4 滴，显紫红色或蓝紫色。

4. 亚硝酰铁氰化钠反应（Legal 反应） 取试样少许，加吡啶 2~3 滴，再加 3% 亚硝酰铁氰化钠溶液和 2mol/L 氢氧化钠溶液各 1 滴，溶液显深红色，放置渐褪色。

（三）α-去氧糖的反应

1. 三氯化铁-冰醋酸反应（Keller-Kiliani反应） 取试样少许溶于5ml冰醋酸中，加20%三氯化铁溶液1滴，摇匀，再沿试管壁缓缓加入浓硫酸使分两层，如有游离的α-去氧糖，冰醋酸层渐呈蓝绿色，界面处呈红、绿、黄色（随苷元羟基、双键位置和数目不同而异）。

此反应是游离α-去氧糖的特征反应，对游离的α-去氧糖或在此条件下能水解产生α-去氧糖的苷均显色。但需注意，α-去氧糖与葡萄糖或其他羟基糖连接的二糖、三糖或乙酰化的α-去氧糖，因在此条件下不易水解出游离的α-去氧糖而不显色。故此反应阳性，可证明α-去氧糖存在；此反应阴性，也不能绝对证明分子中不含α-去氧糖，还需要用其他α-去氧糖的显色反应进一步证实。

2. 呫吨氢醇反应（xanthydrol反应） 取试样少许，加呫吨氢醇试剂（呫吨氢醇10mg溶于冰醋酸100ml，加入浓硫酸1ml）1ml，于水浴上加热3分钟，分子中有α-去氧糖均显红色。本反应极灵敏，可用于定量分析。

3. 对-二甲氨基苯甲醛反应 将试样醇溶液点于滤纸上，干后，喷对-二甲氨基苯甲醛试剂（1%对-二甲氨基苯甲醛乙醇溶液4ml，加浓盐酸1ml混匀），于90℃加热，含有α-去氧糖的强心苷均显红色斑点。

第三节　提取与分离

一、提取

植物中存在的强心苷类成分比较复杂，同一植物中常含有几种甚至几十种结构、性质相似的强心苷，且含量较低（1%以下）。提取过程受酸、碱、酶的影响，伴有多种次生苷、苷元的生成。因此根据研究或生产的需要，应明确提取的对象。

（一）原生苷的提取

提取原生苷首先要注意抑制酶的活性，防止酶水解。新鲜药材采收后要快速烘干或晒干，保存期间要注意防潮。常用70%~80%的乙醇提取，既可以提高提取效率，又可以破坏酶的活性，如毛花洋地黄苷的提取。也可以加入硫酸铵等无机盐使酶变性，再选择溶剂提取，同时要避免酸、碱的影响。

（二）次生苷的提取

从植物中提取次生苷，要利用共存水解酶的活性。可采用40℃发酵酶解或适当的化学方法水解原生苷后，再用70%~80%的乙醇进行提取。

二、分离

强心苷的分离，通常采用两相溶剂萃取法、重结晶法、逆流分溶法和色谱分离法等。对少数含量高的成分，可采用反复重结晶的方法得到单体。但在多数情况下，往往需要多种方法配合使用。两相溶剂萃取法和逆流分溶法均是利用强心苷在两相溶剂中分配系数不同而达到分离。例如毛花洋地黄总苷中甲、乙、丙的分离，由于苷丙与苷甲、苷乙在三氯甲烷中溶解度有差异，用两相溶剂萃取法可将苷丙从总苷中分离出来。

用萃取法难以获得高纯度强心苷，需用色谱法进一步分离。对于亲脂性弱的强心苷（多糖苷），可选用分配色谱法，用硅胶、硅藻土或纤维素为支持剂，以三氯甲烷-甲醇-水、乙酸乙酯-甲醇-水或水饱和的丁酮为溶剂，进行梯度洗脱。对于亲脂性强的强心苷

（单糖苷、次生苷）及苷元，可选用吸附色谱法，常用中性氧化铝（或硅胶）作吸附剂，用苯、苯-三氯甲烷、三氯甲烷、三氯甲烷-甲醇为溶剂，进行梯度洗脱。例如从黄花夹竹桃果仁的总单糖苷中分离出黄夹次苷甲等五种成分，它们的极性大小顺序为黄夹次苷丁>黄夹次苷丙>黄夹次苷甲>黄夹次苷乙>单乙酰黄夹次苷乙，中性氧化铝对它们的吸附力大小也按此顺序排列，用不同比例的苯-三氯甲烷、三氯甲烷-甲醇为进行梯度洗脱，可将五个成分分离。

	R	R′
黄夹次苷甲	—CHO	黄夹糖
黄夹次苷乙	—CH₃	黄夹糖
黄夹次苷丙	—CH₂OH	黄夹糖
黄夹次苷丁	—COOH	黄夹糖
单乙酰黄夹次苷乙	—CH₃	单乙酰黄夹糖

第四节　检识

一、理化检识

从天然药物中提取分离得到的强心苷，需要经过理化检识。物理方法的鉴定主要包括化合物形态、颜色、熔点、溶解度、比旋度等。化学检识可采用强心苷显色反应，如地高辛，药典规定用三氯化铁-冰醋酸反应（K-K反应）进行鉴别。

二、色谱检识

（一）纸色谱法

对于亲脂性较强的强心苷类，多将滤纸预先用甲酰胺或丙二醇处理作为固定相，用苯或甲苯（甲酰胺饱和）作为展开剂。对于亲脂性较弱的强心苷类，可将展开剂改为极性较大的溶剂，如二甲苯-丁酮-甲酰胺（50∶50∶4）、三氯甲烷-四氢呋喃-甲酰胺（50∶50∶6.5）等溶剂系统；亲水性的强心苷类，宜用水为固定相，以水饱和的丁酮或丁醇-甲苯-水（4∶6∶1）为展开剂。

（二）薄层色谱法

强心苷的薄层色谱有吸附薄层色谱和分配薄层色谱。

吸附薄层色谱常用的吸附剂有硅胶和反相硅胶。在硅胶薄层色谱中，分离效果较好的展开剂有二氯甲烷-甲醇-甲酰胺（80∶19∶1）、三氯甲烷-甲醇-醋酸（85∶13∶2）、乙酸乙酯-甲醇-水（80∶5∶5）等。展开剂中加入少量的水或甲酰胺，可以减少拖尾现象。

分配薄层色谱分离强心苷可获得更为满意的效果。常用硅胶、硅藻土、纤维素、滑石粉为支持剂，固定相是甲酰胺、5%～10%甲酰胺的丙酮溶液等。展开剂的选择参照纸色谱的溶剂系统。

强心苷纸色谱和薄层色谱常用的显色剂有：碱性3,5-二硝基苯甲酸试剂（喷洒后，显紫红色，放置后褪色）；25%三氯醋酸乙醇液（喷洒后于100℃加热2分钟，显红色）。试剂都需新鲜配制。

第五节 应用实例

实例一 毛花洋地黄中强心苷类化学成分的提取分离技术

毛花洋地黄为玄参科植物毛花洋地黄（*Digitalis lanata* Ehrh.）的叶，有强心、利尿功效。临床用于治疗充血性心力衰竭与阵发性房颤心动过速。特别是毛花洋地黄苷丙经碱水解脱去乙酰基得到西地兰（cedilanid），为静脉注射用速效强心苷，显效时间为 10~30 分钟，适用于急慢性心力衰竭、心房颤动和阵发性室上性心动过速；再经酶水解去掉末端葡萄糖，得到地高辛（digoxin），为常用的口服中速强心苷。毛花洋地黄通常作为提取地高辛、西地兰等的原料。

一、毛花洋地黄中主要有效成分的结构、性质

从毛花洋地黄中已分离出 30 余种强心苷，大多是次生苷。其苷元均是五元不饱和内酯环的甲型强心苷元。原生苷主要有毛花洋地黄苷甲、乙、丙、丁、戊（lanatosideA、B、C、D、E）等，均属于 I 型强心苷。

西地兰为白色结晶性粉末，分子式为 $C_{47}H_{74}O_{19}$，相对分子质量 943.08，mp. 265~268℃（分解），[α] +12.2°（75% 乙醇）。能溶于水（1∶500）、甲醇（1∶200）或乙醇（1∶2500），微溶于三氯甲烷，几乎不溶于乙醚。

地高辛为白色结晶或结晶性粉末，分子式为 $C_{41}H_{64}O_{14}$，相对分子质量 780.92，mp. 260~265℃（分解），$[\alpha]_D^{20}$ +9.5°~+12.0°（2% 吡啶）。在吡啶中易溶，在稀醇中微溶，在三氯甲烷中极微溶解，在水或乙醚中不溶。

洋地黄毒苷	R=R'=H
羟基洋地黄毒苷	R=OH, R'=H
异羟基地黄毒苷	R=H, R'=OH
双羟基洋地黄毒苷	R=R'=OH
吉他洛苷	R=–O–CHO, R'=H
毛花洋地黄苷甲	R=R'=H
毛花洋地黄苷乙	R=OH, R'=H
毛花洋地黄苷丙	R=H, R'=OH
毛花洋地黄苷丁	R=R'=OH
毛花洋地黄苷戊	R=–O–CHO, R'=H

二、毛花洋地黄中强心苷成分的提取分离

（一）毛花洋地黄总苷的提取

1. 工艺流程（图8-1）

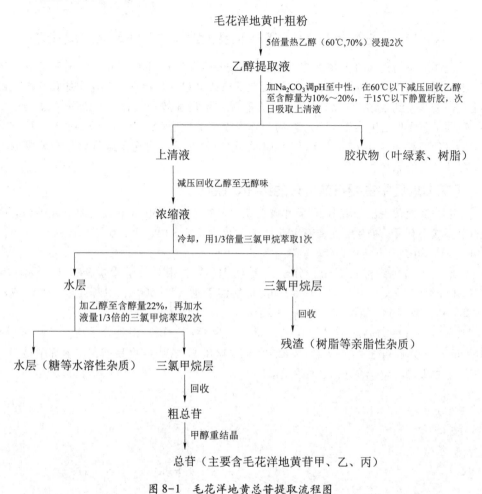

图 8-1　毛花洋地黄总苷提取流程图

2. 流程说明　毛花洋地黄叶中，除了含强心苷外，还有皂苷、叶绿素、树脂、蛋白质、水溶性色素、糖等杂质以及水解酶。用 70% 乙醇提取，总苷提出率高，沉淀蛋白质并抑制酶的活性。溶液调 pH 至中性，以防止苷键水解。回收乙醇至含醇量在 10% ~ 20%，此时脂溶性杂质溶解度小，析胶效果好，而总苷可保留在稀醇溶液中。减压浓缩时乙醇若有残留，用三氯甲烷萃取时会损失较多总苷。

（二）地高辛的提取

地高辛是去乙酰毛花洋地黄苷丙（西地兰）的次生苷，又称异羟基洋地黄毒苷。

1. 工艺流程　详见图8-2。

2. 流程说明　从毛花洋地黄叶中提取地高辛，可利用其中存在的 β-D-葡萄糖酶水解去除葡萄糖，再用乙醇提取。然后利用次生苷在三氯甲烷中溶解度较大得到地高辛，用三氯甲烷萃取除去亲水性杂质，用碱水去除酸性杂质。最后利用地高辛在乙醇中冷热溶解度相差悬殊的性质进行精制。

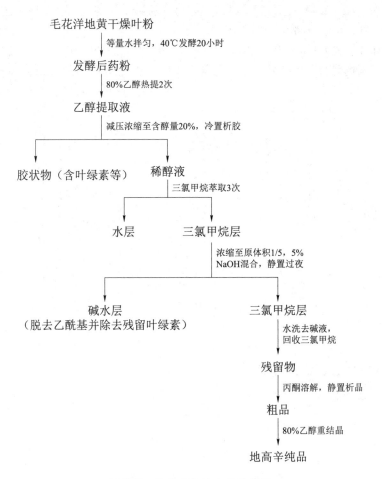

图 8-2　地高辛提取分离流程图

实例二　香加皮中强心苷类化学成分的提取分离技术

香加皮为萝藦科植物杠柳（*Periploca sepium* Bge.）的干燥根皮。性辛、苦、温；有毒。具有利水消肿，祛风湿，强筋骨功效。主治下肢浮肿，心悸气短，风寒湿痹，腰膝酸软等症。现代药理研究表明，香加皮具有抗肿瘤、强心、抗炎、免疫调节等作用，同时具有诱导细胞分化和促进神经生长因子的作用。主要用于治疗心力衰竭和风湿性关节炎。香加皮有一定毒性，且容易被忽略，用药时注意不要与五加皮混淆。

一、香加皮中主要有效成分的结构、理化性质

香加皮中已知结构的化合物至少有 49 个，主要为 C_{21} 甾类、强心苷类、萜类、醛类等，其中 C_{21} 甾类有 32 个。所含强心苷类化合物均为甲型强心苷，其中杠柳毒苷（periplocin）和杠柳次苷（peripocymarin）为主要成分，还含有 4-甲氧基水杨醛、氨基酸、有机酸、皂苷、酚类及挥发油等。

《中国药典》采用高效液相色谱法测定香加皮中 4-甲氧基水杨醛的含量，要求香加皮于 60℃ 干燥 4 小时，含 4-甲氧基水杨醛（$C_8H_8O_3$）不得少于 0.20%。

杠柳毒苷为无色片状结晶（丙酮），白色针状结晶（水），分子式为 $C_{36}H_{56}O_{13}$，相对分

子质量 696.82，mp. 224℃，$[\alpha]_D^{20}$ +23°（乙醇）。易溶于乙醇，几乎不溶于乙醚、三氯甲烷、苯和石油醚，可溶于沸水，难溶于水。

杠柳次苷分子式为 $C_{30}H_{46}O_8$，相对分子质量 534，$[\alpha]_D^{20}$ +29°（乙醇）。

4-甲氧基水杨醛为白色结晶，分子式为 $C_8H_8O_3$，相对分子质量 152.15，mp. 41~42℃。

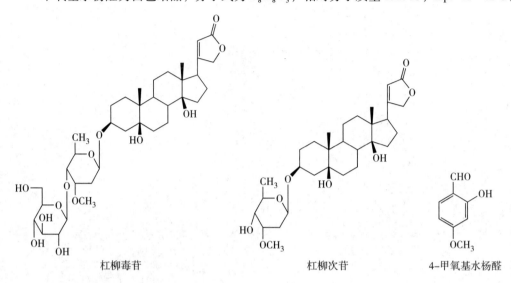

杠柳毒苷　　　　　　　杠柳次苷　　　　　4-甲氧基水杨醛

二、香加皮中强心苷成分提取分离

（一）工艺流程（图8-3）

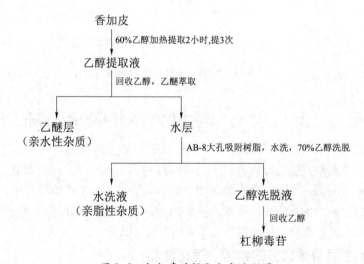

图8-3　杠柳毒苷提取分离流程图

（二）流程说明

利用苷类化合物亲水性强的特点，可用乙醇将香加皮中强心苷成分提出。再利用各成分极性不同，采用大孔吸附树脂分离纯化得到杠柳毒苷。杠柳毒苷在 60% 乙醇中溶解度比在 95% 的乙醇中大，故选用 60% 乙醇做提取溶剂。AB-8 大孔吸附树脂的饱和吸附量比 D_{101} 大孔吸附树脂大，且洗脱率较高，用 70% 乙醇溶液洗脱，可得纯度较高的杠柳毒苷。

实例三　罗布麻叶中强心苷类化学成分的提取分离技术

罗布麻为夹竹桃科植物罗布麻（*Apocynum venetum* L.）的干燥叶。性甘、苦、凉。有平肝安神，清热利水的功效。临床用于头晕目眩，心悸失眠，浮肿尿少等症。现代药理研究表明，罗布麻具有降压、降脂、扩张冠状动脉、抗氧化、抗癌和抗菌作用。

由罗布麻叶作为主要材料制成的复方罗布麻片常用于治疗高血压。罗布麻叶的毒性一般较低，但剂量不宜过大，避免引起心脏毒性反应。高血压合并心功能不全者口服复方罗布麻片和地高辛片；罗布麻根含加拿大麻苷，与毒毛旋花子苷合用，均易引起强心苷中毒，出现不同程度的心脏传导阻滞等心律失常。通宣理肺丸、止咳喘息丸、气管炎丸、哮喘冲剂等含麻黄碱的中成药不宜与含强心苷的制剂联用。人参再造丸、大活络丹、半夏露、化痰止咳丸、复方川贝精片等可使心跳加快、心肌收缩力增强，也不宜与含强心苷的制剂合用，以免出现强心苷中毒。

一、罗布麻中主要有效成分的结构、理化性质

罗布麻叶主要含槲皮素、山奈素和金丝桃苷等黄酮类化合物，具有降压、降脂、抗感冒、镇静安神功效；也含强心苷类成分，一般是甲型强心苷，如加拿大麻苷、毒毛旋花子苷元-β-D-毛地黄糖苷等，以及毒毛旋花子苷元。

《中国药典》要求以金丝桃苷为指标成分采用高效液相法对罗布麻叶进行含量测定，规定按干燥品计算含金丝桃苷（$C_{21}H_{20}O_{12}$）不得少于0.30%。

加拿大麻苷又称罗布麻苷，为无色针状结晶（甲醇），分子式为$C_{30}H_{44}O_9$，相对分子质量548.65，mp. 148℃，$[\alpha]_D^{20}+39.2°$（甲醇）。易溶于乙醇、三氯甲烷、二氯乙烷、四氯化碳、乙酸乙酯等，可溶于丙酮、甲醇，难溶于水，不溶于石油醚和乙醚。

毒毛旋花子苷元为片状结晶，分子式为$C_{23}H_{32}O_6$，相对分子质量404.5，mp. 177～178℃，$[\alpha]_D^{20}+44°$（甲醇）。溶于丙酮、乙醇、三氯甲烷、苯和冰醋酸，几乎不溶于水、乙醚和石油醚。

金丝桃苷为淡黄色针状结晶（乙醇），分子式为$C_{21}H_{20}O_{12}$，相对分子质量464.37，mp. 227～230℃（分解），$[\alpha]_D^{20}-83°$（吡啶）。易溶于甲醇、乙醇、丙酮及吡啶。

毒毛旋花子苷元　　　　　加拿大麻苷　　　　毒毛旋花子苷元-β-D-毛地黄糖苷

二、罗布麻中强心苷的提取分离

(一)工艺流程(图8-4)

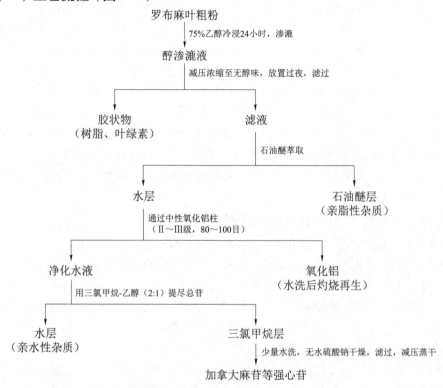

罗布麻叶粗粉

↓ 75%乙醇冷浸24小时,渗漉

醇渗漉液

↓ 减压浓缩至无醇味,放置过夜,滤过

胶状物　　　　　　滤液
(树脂、叶绿素)

　　　　　　　↓ 石油醚萃取

水层　　　　　　　　　　　　石油醚层
　　　　　　　　　　　　　　(亲脂性杂质)

↓ 通过中性氧化铝柱
　(Ⅱ~Ⅲ级,80~100目)

净化水液　　　　　　　　　　氧化铝
　　　　　　　　　　　　　(水洗后灼烧再生)

↓ 用三氯甲烷-乙醇(2:1)提尽总苷

水层　　　　　　　　　三氯甲烷层
(亲水性杂质)

　　　　　　　↓ 少量水洗,无水硫酸钠干燥,滤过,减压蒸干

加拿大麻苷等强心苷

图8-4　罗布麻中强心苷类成分提取分离流程图

(二)流程说明

氧化铝对黄酮化合物吸附力强,特别是有 3-OH、5-OH、4-羰基及邻二酚羟基结构的黄酮化合物可与铝离子络合而被牢牢吸附在氧化铝柱上,借此性质可与强心苷类化合物分离。再利用加拿大麻苷等易溶于三氯甲烷、乙醇,用三氯甲烷-乙醇(2:1)将其萃取出来,与亲水性杂质分离。

拓展阅读

六神丸

六神丸是驰名中外的中成药,由牛黄、珍珠粉、麝香、雄黄、冰片、蟾酥6味药组成,除治疗咽喉肿痛外,对疮疡、疖肿及无名肿毒也有良好的疗效。

组方中的蟾酥主要成分结构与强心苷相似,是蟾蜍甾二烯类、强心甾烯蟾毒类化合物及其羧酸酯,也有强心作用。当含有蟾酥的六神丸与地高辛等强心苷合用时,在致毒方面有协同作用,易引起中毒反应,使心血管系统功能减退。故接受强心苷治疗的患者不宜用六神丸。

此外,含蟾酥的中成药还有:养心丹、麝香保心丸、救心丸、疥药丸等,均不宜与地高辛一起服用,必须联用时应减量和加强监测。

重点小结

知识点	要点
结构类型	1. 强心苷类化合物按苷元不同分类：甲型强心苷、乙型强心苷
	2. 强心苷类化合物按照苷元与糖连接方式不同分类：Ⅰ型强心苷、Ⅱ型强心苷、Ⅲ型强心苷
	3. 强心苷类化合物按糖部分分类：2-羟基糖、6-去氧糖、2,6-二去氧糖
理化性质	1. 强心苷类化合物的物理性质：性状、溶解性、水解性
	2. 强心苷类化合物的化学性质：显色反应及其应用
提取与分离	1. 强心苷类化合物的提取：原生苷提取抑制酶的活性；次生苷提取利用酶的活性
	2. 强心苷类化合物的分离：两相溶剂萃取法、色谱分离法
检识	强心苷类化合物的检识：理化检识、色谱检识

目标检测

一、选择题

（一）单项选择题

1. 甲型强心苷元与乙型强心苷元主要区别在于（   ）。

    A. 甾体母核稠合方式   B. C_{10}位取代基

    C. C_{13}位取代基   D. C_{17}位不饱和内酯环

    E. C_3位糖基

2. 水解Ⅰ型强心苷多采用（   ）。

    A. 盐酸丙酮法   B. 温和酸水解   C. 酶水解

    D. 强烈酸水解   E. 碱水解

3. 强心苷中的特殊糖是（   ）。

    A. D-葡萄糖   B. 6-去氧糖   C. 3-氨基糖

    D. 6-去氧糖甲醚   E. α-去氧糖

4. 用下列何法水解可以得到原生苷元（   ）。

    A. 0.02~0.05mol/L HCl   B. 3%~5% HCl

    C. 2%NaOH 水溶液   D. $NaHCO_3$水溶液

    E. 2%KOH 醇溶液

5. 能使强心苷糖上的乙酰基水解又不影响苷元结构的试剂是（   ）。

    A. 0.02~0.05mol/L HCl   B. 3%~5% HCl

    C. NaOH 水溶液   D. 5%$Ca(OH)_2$水溶液

    E. 2%KOH 醇溶液

6. 强心苷甾体母核的反应不包括（   ）。

    A. 3,5-二硝基苯甲酸反应   B. 醋酐-浓硫酸反应

    C. 五氯化锑反应   D. 三氯乙酸-氯胺 T 反应

    E. 三氯甲烷-浓硫酸反应

7. 可用于区别甲型和乙型强心苷的试剂是（　　）。

    A. 香草醛-浓硫酸   B. 醋酐-浓硫酸

    C. 三氯甲烷-浓硫酸   D. 三氯乙酸-氯胺 T

    E. 亚硝酰铁氰化钠

8. Keller-Kiliani 反应所用的试剂是（　　）。

    A. 醋酐-浓硫酸   B. 三氯化铁-冰醋酸，浓硫酸

    C. 三氯化锑   D. 三氯乙酸-氯胺 T

    E. 亚硝酰铁氰化钠

9. 与强心苷共存的酶（　　）。

    A. 只能使 α-去氧糖之间苷键断裂   B. 可使葡萄糖的苷键断裂

    C. 不能使各种苷键断裂   D. 可使苷元与 α-去氧糖之间的苷键断裂

    E. 能使所有苷键断裂

10. 提取次生苷应采用的方法是（　　）。

    A. 用乙醇回流提取   B. 用乙醚连续回流提取

    C. 用沸水煎煮   D. 用水润湿一段时间，再用乙醇回流提取

    E. 用甲醇回流提取

（二）多项选择题

1. 符合甲型强心苷元结构特征的是（　　）。

    A. C/D 环顺式稠合   B. B/C 环反式稠合

    C. A/B 环顺式或反式稠合   D. C_{17} 连接五元不饱和内酯环

    E. C_{17} 连接六元不饱和内酯环

2. 下列有关强心苷的溶解性正确的说法是（　　）。

    A. 强心苷可溶于乙醚   B. 强心苷可溶于乙醇

    C. 次生苷亲水性强   D. 苷元亲脂性强

    E. 原生苷比苷元亲水性强

3. 水解强心苷的苷元或糖上的酰基常用的碱有（　　）。

    A. 2%NaOH 水溶液   B. 5%Ca(OH)$_2$水溶液

    C. 5%KOH 水溶液   D. 5%NaHCO$_3$水溶液

    E. 5%KHCO$_3$水溶液

4. 地高辛不能与下列哪些药同服（　　）。

    A. 复方罗布麻片   B. 救心丸   C. 通宣理肺丸

    D. 化痰止咳丸   E. 半夏露

5. 提取植物中原生苷的方法（　　）。

    A. 沸水提取   B. 80%乙醇回流提取

    C. 80%乙醇温浸   D. 40℃水温浸

    E. 药材加硫酸铵水润湿，再用水提取

二、名词解释

1. 强心苷

2. 甲型强心苷

3. I 型强心苷

三、鉴别题
1. 甲型强心苷与乙型强心苷
2. I 型强心苷与 II 型强心苷

四、问答题
1. 蟾酥中的强心成分为什么不称为强心苷？
2. 毛花洋地黄苷丙碱水解去除乙酰基，为什么用氢氧化钙而不用氢氧化钠？
3. 在强心苷色谱检识中，展开剂常加入少量水或甲酰胺，起什么作用？

（于沙蔚）

第九章

生物碱类化合物的提取分离技术

学习目标

知识要求　**1. 掌握**　生物碱类化合物的结构特点、理化性质、提取分离及检识。

　　　　　2. 熟悉　生物碱类化合物的结构类型；代表性天然药物的质量控制成分。

　　　　　3. 了解　生物碱类化合物的生物活性及分布。

技能要求　1. 熟练掌握常用生物碱类化合物的提取分离技术。

　　　　　2. 学会生物碱类化合物的检识操作。

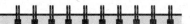

案例导入

案例：麻黄是中国常用的传统中药材，《本草纲目》中记载"其味麻，其色黄"，麻黄因色黄味麻而得名。麻黄具有发汗散寒、宣肺平喘、利水消肿的功能，用于风寒感冒、胸闷喘咳、风水浮肿、支气管哮喘。

讨论：1. 麻黄中发汗散寒，宣肺平喘，利水消肿的有效成分是什么？结构和性质如何？怎样提取分离得到？

　　　　2. 为什么含有麻黄碱的药品属于国际奥林匹克委员会严格禁止的兴奋剂？

　　生物碱（alkaloids）是指来源于生物界（主要是植物界）的一类含氮有机化合物，大多数具有氮杂环结构，呈碱性并有较强的生物活性。但也有一些例外，如秋水仙碱的氮原子不在环内，几乎没有碱性。有些来源于生物界的含氮衍生物如氨基酸、蛋白质、维生素等化合物不属于生物碱的范畴。

　　生物碱主要分布于植物界，在动物界中也存在（如麝香中的麝香吡啶等）。绝大多数生物碱分布在高等植物中，尤其是双子叶植物，例如毛茛科、防己科、罂粟科、茄科、马钱子科等科属中。单子叶植物中分布较少，如百合科、石蒜科、兰科等。裸子植物中分布更少，如麻黄科、红豆杉科等。低等植物只有极个别植物中存在，如麦角生物碱存在于菌类植物中。

　　生物碱在植物体的各种器官和组织都可能存在，但对某种植物来说，往往集中在某一器官，如麻黄生物碱主要集中于茎中，以髓部含量高；黄柏生物碱主要集中于树皮部分，其含量高低还受生长环境和季节等因素的影响。不同部位含量有差异，不同季节同一植物有效成分含量不同。

　　在植物体内，绝大多数生物碱与共存的有机酸（如柠檬酸、酒石酸、草酸等）结合成生物碱盐，少数生物碱与无机酸（硫酸、盐酸等）成盐，还有的生物碱呈游离状态，极少数生物碱以苷、氮氧化物的形式存在。

　　生物碱大多具有较强的生物活性。如阿片中的吗啡具有强烈镇痛作用，可待因具有止咳作用；常山中含有常山碱可治疗疟疾；喜树中具有抗癌活性的喜树碱；萝芙木中的降压成分利血平等。

第一节 结构类型

生物碱类化合物的分类方法有多种，按植物来源分类，如长春花生物碱、麻黄生物碱等；按化学结构类型分类，如莨菪烷类生物碱、异喹啉类生物碱等；按生物碱溶解性分类，如水溶性生物碱、脂溶性生物碱等；按生源结合化学分类，如来源于鸟氨酸系生物碱，赖氨酸系生物碱等。

生物碱类化合物的种类繁多，根据生物碱的化学结构可分为以下主要类型。

一、有机胺类生物碱

这类生物碱的结构特点是氮原子不结合在环状结构内，如存在于麻黄中的具有平喘作用的麻黄碱（ephedrine），丽江山慈菇中具有抗癌作用的秋水仙碱（colchicine）和益母草中益母草碱（leonurine）等。

麻黄碱　　　　　　秋水仙碱　　　　　　益母草碱

二、吡咯烷类生物碱

这类生物碱由吡咯或四氢吡咯衍生而成。包括简单吡咯烷类和吡咯里西啶类。

（一）简单吡咯烷类

由吡咯或四氢吡咯衍生的生物碱。如存在于益母草中的具有祛痰、镇咳作用的水苏碱（stachydrine）和新疆党参中具降压作用的党参碱（codonopsine）等。

吡咯　　　　　　水苏碱　　　　　　党参碱

（二）吡咯里西啶类

这类生物碱是由两个吡咯烷共用一个氮原子的稠环衍生物。如野百合中具有抗癌作用的野百合碱（monocrotaline）等。

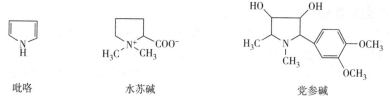

吡咯里西啶　　　　　　野百合碱

三、吡啶类生物碱

此类生物碱由哌啶或吡啶衍生而成，主要分为以下两种类型。

（一） 简单吡啶类

此类生物碱结构简单，有的呈液态。如槟榔中具有驱绦虫作用的槟榔碱（arecoline）和烟草中烟碱（nicotine）均为液体。胡椒碱（piperine）具有镇静和抗惊厥作用。

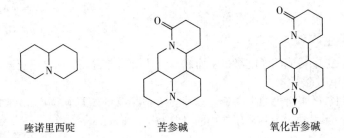

哌啶　　　　　　　吡啶　　　　　　　槟榔碱

烟碱　　　　　　　　　　　胡椒碱

（二） 双稠哌啶类

这类生物碱是二个哌啶共用一个氮原子的稠环衍生物。如从山豆根中分离得到的具有抗癌活性的苦参碱（matrine）和氧化苦参碱（oxymatrine），均属于此类化合物。《中国药典》采用高效液相法测定山豆根药材中苦参碱和氧化苦参碱的总量，不得少于 0.70%。

喹诺里西啶　　　　　　　　苦参碱　　　　　　　　氧化苦参碱

四、莨菪烷类生物碱

此类生物碱是由莨菪烷衍生的氨基醇与有机酸结合而成的一元酯。如天仙子主要的生物碱有莨菪碱（hyoscyamine）和东莨菪碱（scopolamine）等，莨菪碱呈左旋光性，阿托品为其消旋体，《中国药典》采用高效液相法测定天仙子药材中东莨菪碱和莨菪碱的总量，不得少于 0.080%。

莨菪烷　　　　　　　莨菪碱（阿托品）　　　　　　　东莨菪碱

五、异喹啉类生物碱

这类生物碱以异喹啉或四氢异喹啉为基本母核，主要分为以下四种类型。

（一） 简单异喹啉型

例如存在于鹿尾草中的降压成分萨苏林（salsoline）和萨苏里丁（salsolidine），具有降压作用。

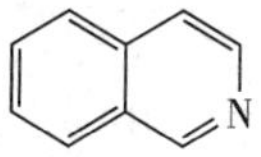

异喹啉

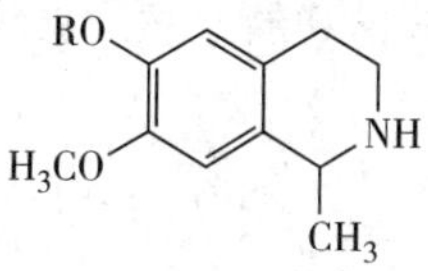

萨苏林　R=H
萨苏里丁　R=CH₃

（二）苄基异喹啉型

有单苄基异喹啉类和双苄基异喹啉类。如罂粟中具有解痉作用的罂粟碱（papaverine），乌头中强心成分去甲乌药碱（demethylcoclaurine）。

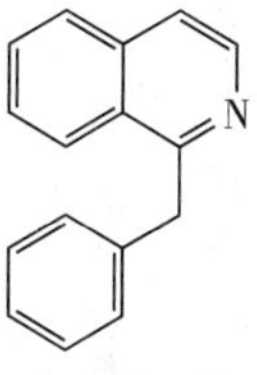

苄基异喹啉 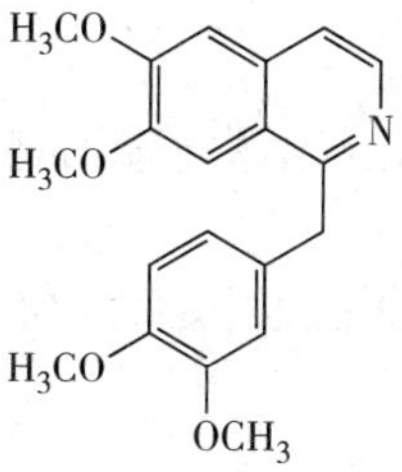　　　　罂粟碱 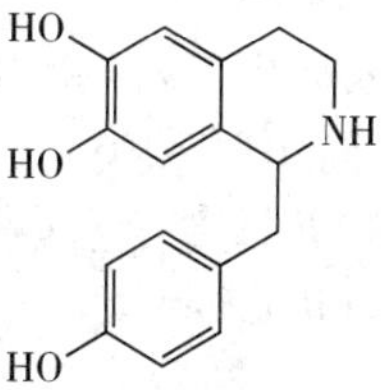　　　　去甲乌药碱

双苄基异喹啉类是由两个分子的苄基异喹啉衍生物通过醚键结合而成。如防己主要含有粉防己碱（tetrandrine）和防己诺林碱（fangchinoline）。粉防己碱具有抗心肌缺血、抑制血小板聚集、解痉、抗炎、抗溃疡、保肝等作用；防己诺林碱具有抗炎镇痛、降压、抗肿瘤等作用。《中国药典》采用高效液相法测定药材中粉防己碱和防己诺林碱的总量，不得少于1.6%。

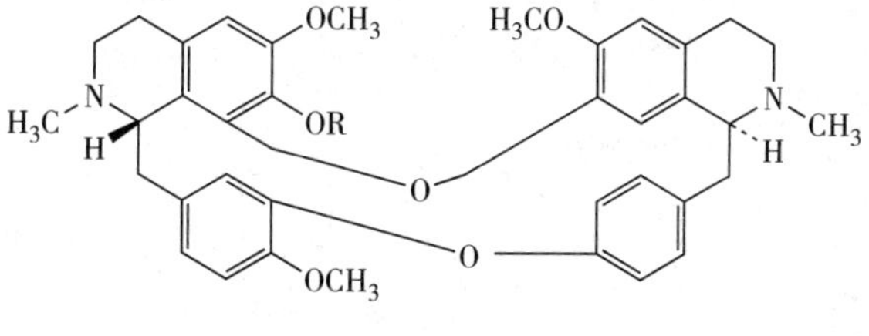

粉防己碱　　　R=CH₃
防己诺林碱　　R=H

（三）原小檗碱型

这类生物碱结构可视为两个异喹啉稠合而成。如黄连、黄柏、三颗针中的小檗碱（berberine）具有抗菌消炎作用；存在于延胡索中的镇痛成分延胡索乙素（tetrahydropalmatine）具有镇静止痛作用，《中国药典》采用高效液相法测定延胡索中延胡索乙素的总量，不得少于0.050%。

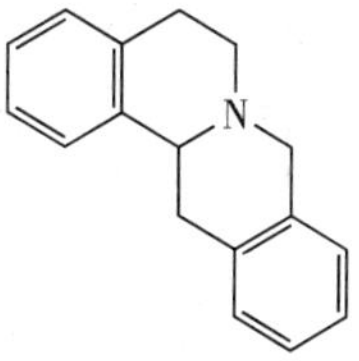

原小檗碱 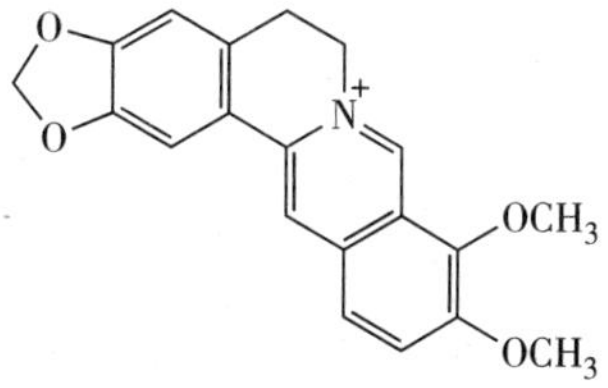　　　　小檗碱 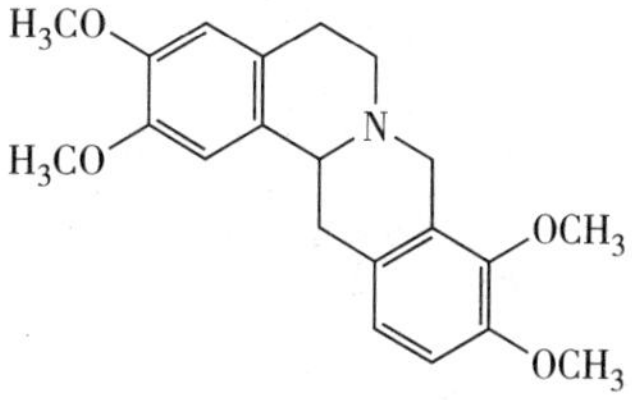　　　　延胡索乙素

（四）吗啡烷型

这类生物碱具有部分饱和的菲核。如罂粟中具有镇痛作用的吗啡碱（morphine）和可待因（codeine）。

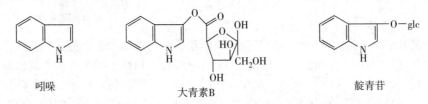

| 吗啡烷 | 吗啡碱 | 可待因 |

六、吲哚类生物碱

此类生物碱由色氨酸衍生而成，根据其结构主要分成四种类型。

（一）简单吲哚类

这类生物碱只含有一个吲哚母核。如菘蓝中的大青素 B（isatan B），蓼蓝中具有杀菌作用的靛青苷（indican）。

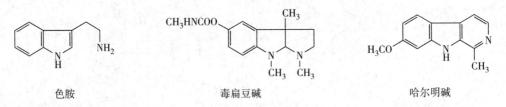

吲哚　　　大青素B　　　靛青苷

（二）色胺吲哚类

这类生物碱只有色胺部分组成的结构，含两个氮原子。如毒扁豆中具抗胆碱酯酶作用的毒扁豆碱（physostigmine），蒺藜、沙棘中的哈尔明碱（banisterine）。

色胺　　　毒扁豆碱　　　哈尔明碱

（三）单萜吲哚类

此类生物碱结构较复杂。如萝芙木中具有降压作用的利血平（reserpine）；马钱子为剧毒性中药，主要含有镇痛作用的士的宁（strychnine），以及马钱子碱（strychnine），《中国药典》采用高效液相法测定马钱子中士的宁，含量应为 1.20%～2.2%，马钱子碱不得少于 0.80%。

利血平　　　士的宁

（四）双吲哚类

这类生物碱由二分子单萜吲哚聚合而成。如长春花中具有抗癌活性的长春碱（vinblastine）和长春新碱（vincristine）。

长春碱　　R=CH₃
长春新碱　R=CHO

第二节　理化性质

一、性状

生物碱类化合物绝大多数含有 C、H、O、N 元素，极少数分子还含有 Cl、S 等元素。大多数生物碱为结晶形固体，有些呈无定形粉末，少数在常温下为液体，液体生物碱分子中大多不含氧或氧原子结合成酯键，如烟碱和槟榔碱。液体生物碱在常压下可以蒸馏，个别固体生物碱具有挥发性，如麻黄碱，可利用水蒸气蒸馏法提取。极少数生物碱具有升华性，如咖啡因。

多数生物碱有苦味，有些味极苦如盐酸小檗碱，有些具有辣味如胡椒碱，有些有甜味如甜菜碱。

大多数生物碱呈无色或白色，少数生物碱分子结构因含有较长的共轭体系具有颜色，如小檗碱为黄色，药根碱呈红色等。有的生物碱在可见光下无色，而在紫外光下显荧光，如利血平。

二、旋光性

含有手性碳原子或本身为手性分子的生物碱，多具旋光性，大多数为左旋光性。生物碱的旋光性受手性碳构型、pH、温度及浓度等因素影响。如烟碱在中性条件下呈左旋光性，在酸性条件下则为右旋光性。麻黄碱在三氯甲烷溶液中呈左旋光性，在水溶液中为右旋光性。

生物碱的生物活性和旋光性密切相关。通常左旋光体生物活性强于右旋光体，如左旋莨菪碱的散瞳作用比右旋莨菪碱大 100 倍。但也有少数生物碱的右旋体生理活性强于左旋体，如右旋古柯碱的局部麻醉作用强于左旋古柯碱。

三、溶解性

生物碱按其溶解性可分为脂溶性生物碱和水溶性生物碱。脂溶性生物碱易溶于亲脂性有机溶剂如苯、乙醚及卤代烷烃等中，特别易溶于三氯甲烷；在甲醇、乙醇、丙酮等亲水性有机溶剂中亦有较好的溶解度；但在水中溶解度较小或几乎不溶。而其生物碱盐易溶于水，可溶于醇类，不溶于亲脂性有机溶剂。由于酸的种类不同，生成的生物碱盐的溶解度也有差异。通常情况下，生物碱无机酸盐水溶性大于有机酸盐；无机酸盐中含氧酸盐（如硫酸盐、磷酸盐）的水溶性大于卤代酸盐（如盐酸盐）；小分子生物碱有机酸盐的水溶性大于大分子有机酸盐。

水溶性生物碱主要指季铵型生物碱（如小檗碱）和氮氧化物的生物碱（如氧化苦参碱），可溶于水、甲醇、乙醇，难溶于亲脂性有机溶剂。

生物碱分子中如有酚羟基和羧基等酸性基团，称为两性生物碱。这类生物碱既可溶于酸水溶液，也可溶于碱水溶液。具有内酯（或内酰胺）结构的生物碱，在碱水溶液中其结构可开环形成羧酸盐而溶于水中。

四、碱性

（一）碱性的产生及强度表示

生物碱分子中的氮原子具有孤电子对，能接受质子或给出电子而显碱性。

$$\overset{}{>}N: + H^+ = \left(\overset{}{>}N\!:\!H\right)^+$$

生物碱　　　生物碱盐

生物碱的碱性强度可用酸式离解指数 pK_a 和碱式离解指数 pK_b 表示。它们之间的关系如下：

$$pK_a = pK_w - pK_b = 14 - pK_b$$

由于多数游离生物碱的水溶性较小，很难用生物碱的 pK_b 表示其碱性，所以常用其共轭酸（盐）的离解平衡常数的对数值 pK_a 表示碱性强弱。pK_a 值越大，碱性越强。可根据 pK_a 值将生物碱分为：极弱碱性生物碱（$pK_a<2$），如酰胺；弱碱性生物碱（pK_a 2~7），如芳香胺、N-六元芳杂环；中强碱性生物碱（pK_a 7~11），如 N-烷杂环、脂肪胺；强碱性生物碱（$pK_a>11$），如季铵碱。碱性基团的 pK_a 大小顺序为：胍基[—NHC(=NH)NH_2]>季铵碱>脂肪（杂）胺>芳香（杂）胺>酰胺。

（二）碱性与分子结构的关系

生物碱的碱性强弱与氮原子的杂化方式、诱导效应、共轭效应、空间效应以及分子内氢键形成等因素有关。

1. 氮原子的杂化方式　生物碱分子中氮原子上孤电子对的杂化方式有三种方式，即 sp^3、sp^2 和 sp，在这三种杂化方式中，p 电子成分比例越大，越易供电子，碱性越强。其碱性为 $sp^3>sp^2>sp$。如异喹啉碱性小于四氢异喹啉，季铵碱（例如小檗碱）因羟基以负离子形式存在而呈强碱性。

异喹啉（$pK_a=5.4$）　　四氢异喹啉（$pK_a=9.5$）　　小檗碱（$pK_a=11.5$）

2. 诱导效应　如果生物碱分子结构中氮原子附近存在供电基团（如烷基）可使氮原子电子云密度增加，使其碱性增强。但叔胺碱性弱于仲胺，原因是叔胺结构中的三个甲基阻碍了氮原子接受质子的能力，使其碱性降低。

NH_3 $H_3C—NH_2$ $H_3C—\overset{H}{\underset{}{N}}—CH_3$ $H_3C—\overset{CH_3}{\underset{}{N}}—CH_3$

$pK_a=9.75$ 伯胺（$pK_a=10.64$）   仲胺（$pK_a=10.70$）   叔胺（$pK_a=9.74$）

    如果生物碱分子结构中氮原子附近有吸电子基团（如苯基、羰基、酯基、醚基、羟基、双键等），使氮原子电子云密度降低，其碱性减弱，如去甲麻黄碱的碱性小于苯异丙胺。

苯异丙胺（$pK_a=9.8$）   去甲麻黄碱（$pK_a=9.0$）

    3. 共轭效应   氮原子孤电子对处于 p-π 共轭体系时，由于电子云密度平均化趋势而使其碱性减弱，如果苯胺氮原子上孤电子对与苯环 π 电子形成 p-π 共轭体系，使其碱性比环己胺弱得多。

苯胺（$pK_a=4.58$）   环己胺（$pK_a=10.14$）

    如果氮原子处于酰胺结构中，其孤电子对与羰基的 π 电子形成 p-π 共轭，碱性很弱。例如：

胡椒碱（$pK_a=1.42$）   咖啡因（$pK_a=1.22$）

    4. 空间效应   虽然质子的体积较小，但生物碱中的氮原子质子化时，仍受到空间效应的影响，使其碱性增强或减弱。如东莨菪碱分子结构中，氮原子附近的环氧结构易形成空间位阻，使其碱性弱于莨菪碱。

莨菪碱（$pK_a=9.65$）   东莨菪碱（$pK_a=7.50$）

    5. 分子内氢键形成   生物碱氮原子上孤电子对接受质子生成共轭酸，如果在其附近存在羟基、羰基等取代基团时，并有利于和生物碱共轭酸分子中的质子形成氢键缔合，可以增加其共轭酸的稳定性，而使碱性增强。如伪麻黄碱的碱性略强于麻黄碱，是因为伪麻黄碱的共轭酸与羟基形成分子内氢键的稳定性大于麻黄碱。

l–麻黄碱（pK_a=9.58）　　　　　*d*–伪麻黄碱（pK_a=9.74）

上述几种影响生物碱碱性强度的因素往往是同时存在于同一生物碱结构中，故在分析生物碱碱性强度时，需综合考虑。一般来说，当诱导效应和空间效应同时共存时，空间效应对碱度的影响较大；当诱导效应和共轭效应共存时，共轭效应对碱度的影响较大。此外，溶剂、温度等外界因素对生物碱的碱度也有一定的影响，在分析时也要进行综合考虑。

五、沉淀反应

大多数生物碱在酸性条件下，能与某些试剂生成难溶于水的复盐或分子络合物的反应称为生物碱沉淀反应，这些试剂称为生物碱沉淀试剂。

利用沉淀反应可检查中药或中药制剂中生物碱的有无；检查生物碱提取分离是否完全；也可用于生物碱的分离和精制；在生物碱的定性鉴别时，这些试剂可用于试管定性反应，薄层色谱和纸色谱的显色剂。

生物碱沉淀反应多数是在酸性水溶液或稀醇溶液中进行，在反应前应排除蛋白质、鞣质等干扰成分才能得到较可靠的结果。每种生物碱需选用三种生物碱沉淀试剂，因为沉淀试剂对各种生物碱的灵敏度不同。有少数生物碱与某些沉淀试剂并不能产生沉淀，例如麻黄碱、吗啡碱等。因此在做出结论时需慎重。

生物碱沉淀试剂的种类很多，常用的生物碱沉淀试剂见表9-1。

表 9-1　常用的生物碱沉淀试剂

沉淀试剂	组成	反应现象
碘-碘化钾（Wagner 试剂）	KI-I_2	棕色或褐色沉淀
碘化铋钾（Dragendorff 试剂）	$BiI_3 \cdot KI$	红棕色沉淀
碘化汞钾（Mayer 试剂）	$HgI_2 \cdot 2KI$	生成类白色沉淀，若加过量试剂，沉淀又被溶解
硅钨酸（Bertrand 试剂）	$SiO_2 \cdot 12WO_3$	浅黄色或灰白色沉淀
苦味酸（Hager 试剂）	2,4,6-三硝苯酚	黄色沉淀或结晶（反应必须在中性溶液中）
雷氏铵盐（硫氰酸铬铵）	$NH_4[Cr(NH_3)_2(SCN)_4]$	红色沉淀或结晶

六、显色反应

一些生物碱单体可与某些试剂反应，生成具有特殊颜色的产物，不同结构的生物碱产生不同的颜色，这种试剂称为生物碱的显色试剂。不同生物碱单体能与不同显色试剂产生不同颜色。显色反应主要用于生物碱的检识和区别各类生物碱。常用的生物碱显色试剂见表9-2。因显色反应要求生物碱的纯度较高，所以显色反应主要用于检识个别生物碱。生物碱显色试剂也可能与一些生物碱不显色，由于影响颜色的因素较多，所以生物碱显色试剂不如沉淀试剂应用广泛。

表 9-2　常用的生物碱显色反应

显色试剂	组成	生物碱及反应现象
Fröhde 试剂	1%钼酸钠 或 5%钼酸铵的浓硫酸溶液	乌头碱呈黄棕色，小檗碱呈棕绿色 吗啡呈紫色转棕色
Mandelin 试剂	1%钒酸铵的浓硫酸溶液	阿托品呈红色，奎宁呈橙色 吗啡呈蓝紫色，可待因呈蓝色 士的宁呈蓝紫色到红色
Marquis 试剂	浓硫酸中含有少量甲醛	吗啡呈紫红色 可待因呈蓝色

第三节　提取与分离

一、提取

在生物体中生物碱大多以与有机酸结合成盐的形式存在，但也有个别生物碱是与无机酸结合成盐，少数生物碱因碱性很弱而以游离状态存在，或以与糖结合成苷的形式存在。所以从生物体中提取生物碱时，既要考虑生物碱的性质，同时也要考虑生物碱在生物体内的存在形式，从而更好的选择适宜的提取方法和提取溶剂。除具有挥发性的生物碱（如麻黄碱等）可用水蒸气蒸馏法提取外，大多数采用溶剂提取法。

（一）酸水提取法

根据生物碱盐易溶于水，难溶于亲脂性有机溶剂的性质，将生物体内各种形式的生物碱转变为在水中溶解度较大的生物碱盐而被提出。

酸水提取法常用 0.5%～1% 的硫酸、盐酸为溶剂，选用浸渍法、渗漉法等方法提取。酸水提取液因体积较大、浓缩困难、水溶性杂质多，可应用以下三种方法处理。

1. 离子交换树脂提取法　酸水提取液通过阳离子交换树脂柱，使生物碱盐阳离子交换在树脂上，而非碱性化合物随溶液流出色谱柱。树脂再用氨水碱化，使生物碱从树脂上游离出来，再将树脂用有机溶剂洗脱。洗脱液浓缩，即可得到游离总生物碱。其交换过程如下：

$$R\text{-}SO_3^-H^+ \quad + \quad (BH)^+ \longrightarrow R\text{-}SO_3^- (BH)^+ \quad + \quad H^+$$
阳离子交换树脂　生物碱盐
$$R\text{-}SO_3^- (BH)^+ \quad + \quad NH_4OH \longrightarrow R\text{-}SO_3^-NH_4^+ \quad + \quad B \quad + \quad H_2O$$

这种方法得到的生物碱纯度高，有机溶剂用量少，离子交换树脂再生以后能反复使用。

2. 有机溶剂萃取法　酸水提取液用碱液（氨水、石灰水等）碱化，使生物碱盐变为生物碱，再用亲脂性有机溶剂（三氯甲烷、乙醚等）萃取，合并萃取液，回收溶剂即可得总生物碱。

3. 沉淀法　酸水提取液加碱液碱化后，生物碱在水中游离而沉淀析出。

（二）醇类溶剂提取法

利用生物碱及其盐可溶于甲醇和乙醇的性质，选用回流、浸渍或渗漉等方法提取。甲醇的溶解性能比乙醇好，但毒性较大，除实验室和特殊要求以外，生产中大多选用乙醇为生物碱的提取溶剂。此方法提取液易浓缩，水溶性杂质少，提取液浓缩以后，再采用酸水溶解，有机溶剂萃取法纯化。

（三）亲脂性有机溶剂提取法

利用生物碱易溶于亲脂性有机溶剂的性质，采用浸渍、回流或连续回流等方法进行提取。由于生物碱多以盐的形式存在于植物组织中，用亲脂性溶剂提取时，先用碱水（氨水、石灰乳等）将药材粗粉润湿，既能使药材吸水膨胀，又能使生物碱游离，再用亲脂性有机溶剂（三氯甲烷等）提取。如果提取液中杂质多，可采用酸水溶解，有机溶剂萃取法纯化处理。

二、分离

提取后的总生物碱是多种生物碱的混合物，需要进一步分离。一般先将总碱进行初步分离，再根据生物碱溶解性、酸碱性和极性的差异进行单体分离。

（一）总生物碱的分离

根据生物碱溶解性和碱性的差别，将总生物碱按其碱性强弱、有无酚性及是否为水溶性初步分离，即得到弱碱性生物碱、中强碱性生物碱和水溶性生物碱三大部分，再根据生物碱中是否有酚羟基，将其分为酚性生物碱和非酚性生物碱两类。分离流程如图9-1。

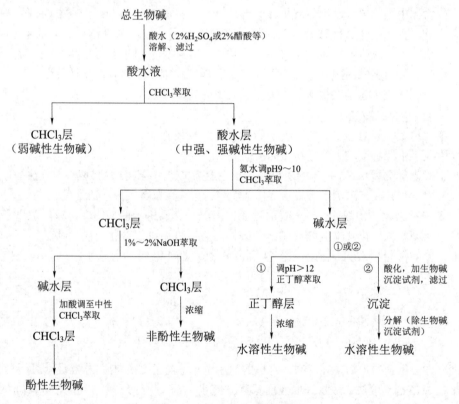

图9-1 总生物碱提取分离流程图

（二）单体生物碱的分离

1. 利用生物碱碱性的差异进行分离 总生物碱中各单体生物碱的碱性之间存在一定的差异，可在不同的条件下分离，称为pH梯度法。操作方法如下。

（1）将总生物碱溶于酸水，加适量的碱液后，用有机溶剂萃取，则碱性较弱的生物碱先游离而转溶于有机溶剂中，与碱性较强的生物碱分离。加入碱液时 pH 由低到高逐渐增加，生物碱依碱性由弱到强依次游离。

（2）将总生物碱溶于亲脂性有机溶剂，用适量的酸水萃取，则碱性较强的生物碱先成盐而溶于酸水溶液中，与碱性较弱的生物碱分离。加酸液时，pH 由高到低依次萃取，生物碱可按碱性由强到弱成盐依次被萃取出而分离。再将酸液碱化，游离出的生物碱，转溶于有机溶剂中，即可得生物碱单体。在进行 pH 梯度法前多用缓冲纸色谱法作萃取分离的先导，根据生物碱混合物中碱性强弱的不同，使用不同 pH 缓冲液来萃取分离。

2. 利用生物碱或生物碱盐溶解度的差异进行分离 由于生物碱结构的差异，在溶剂中的溶解度不同，利用此性质进行分离。例如从苦参总碱中分离氧化苦参碱。氧化苦参碱为苦参碱的氮氧化物，亲水性较强，在乙醚中溶解度很小。向总碱的三氯甲烷中加入大约 10 倍量乙醚，可使氧化苦参碱沉淀析出。

有些生物碱盐比生物碱易于结晶，利用生物碱与不同酸生成的盐在溶剂中溶解度的差异进行分离。例如：麻黄碱和伪麻黄碱的分离，利用草酸麻黄碱难溶于水，在溶液中结晶析出，草酸伪麻黄碱易溶于水存在于母液中的性质进行分离。

3. 利用生物碱特殊官能团进行分离 两性生物碱在碱性条件下成盐而溶于水，一般生物碱在此条件下游离难溶于水，滤过，与一般生物碱分离。将碱水溶液调 pH 8~9，两性生物碱沉淀析出。

具有内酯或内酰胺结构的生物碱，在碱性水溶液中加热皂化开环生成溶于水的羧酸盐，酸化后再环合，与不具有这类结构的化合物分离。

4. 水溶性生物碱的分离 将天然药物提取物中脂溶性生物碱提出后，在碱水层还能检识出生物碱，说明含有水溶性生物碱，选用雷氏铵盐沉淀法或溶剂法进行提取。

（1）沉淀法 利用季铵型生物碱与雷氏铵盐沉淀试剂生成雷氏复盐，难溶于水而沉淀析出，将季铵型生物碱提出。

操作过程是将季铵型生物碱的水溶液调 pH 至酸性，再加入新配制的雷氏铵盐饱和水溶液至没有沉淀生成，滤过，沉淀用少量水洗涤后，加丙酮溶解，滤过，滤液中加入硫酸银饱和水溶液，生成雷氏银盐沉淀，滤过，再于滤液中加入计算量的氯化钡溶液，滤除沉淀，最后滤液为季铵型生物碱的盐酸盐。其反应过程如下：

$$B + NH_4[Cr(NH_3)_2(SCN)_4] \longrightarrow B[Cr(NH_3)_2(SCN)_4]\downarrow + NH_4^+$$
$$2B[Cr(NH_3)_2(SCN)_4] + Ag_2SO_4 \longrightarrow B_2SO_4 + 2Ag[Cr(NH_3)_2(SCN)_4]$$
$$B_2SO_4 + BaCl_2 \longrightarrow BaSO_4\downarrow + 2BCl$$

其中 B 代表季铵生物碱

（2）溶剂法 利用水溶性生物碱能溶于极性较大但与水不相混溶的有机溶剂（如正丁醇）的性质，用两相溶剂萃取法将水溶性生物碱提出。

5. 利用色谱法进行分离 结构相似的生物碱用柱色谱分离，选用中性或碱性氧化铝作吸附剂，用三氯甲烷、乙醚等有机溶剂为洗脱剂。对于组分较多的生物碱，要反复操作才能达到较好的分离效果。

第四节 检识

从天然药物中提取分离得到的生物碱单体化合物，要进行检识。首先确定是否为已知化合物，根据定性试验和物理常数及初步光谱鉴定结果来判定，如该化合物是已知的，可将实验结果与文献数据对照，还可通过与已知对照品直接对照分析（例如测定共熔点、共薄层色谱等）。经过系统的文献查阅，确定该化合物是未知的，需要进一步进行结构测定。结构测定目前主要采用紫外、红外、核磁共振和质谱等光谱方法进行。

一、理化检识

从天然药物中提取分离得到的生物碱单体化合物，需要进行物理和化学方法鉴定。物理方法主要利用生物碱的形态、颜色或熔点、比旋度等物理性质鉴定。化学方法可通过生物碱沉淀反应和显色反应进行鉴定。多数生物碱能发生沉淀反应，个别生物碱如麻黄碱、咖啡因不发生沉淀反应。一般沉淀反应需在酸水中进行（个别在中性条件进行）。干扰生物碱沉淀反应的是一些水溶性杂质，如蛋白质、氨基酸、多肽、鞣质等。

由于生物碱对各种沉淀试剂、显色试剂的灵敏度不同，通常采用三种以上沉淀试剂、显色试剂进行检识。

二、色谱检识

生物碱的色谱检识方法，常用的有薄层色谱法、纸色谱法和高效液相色谱法等，因具有微量、快速、准确等优点，在实际工作中应用较广泛。

（一）薄层色谱法

生物碱常选用中性或碱性氧化铝为吸附剂，以三氯甲烷为基本溶剂作展开剂，根据色谱结果调整展开剂极性。如果生物碱极性很弱，则在展开剂中加极性较小的有机溶剂（如石油醚、环己烷等）；如果生物碱的极性较大，向展开剂中加极性较大的有机溶剂（如甲醇、乙醇等）。

若选用硅胶作吸附剂，通常要在加碱的条件下才能获得集中的斑点。加碱的方法有三种。

1. 在湿法制板时，用0.1~0.5mol/L的氢氧化钠溶液代替水，使硅胶薄层显碱性。

2. 向展开剂中加入一定量的二乙胺或氨水。

3. 在色谱槽中放一盛有氨水的小杯。

三种方法均能使生物碱的薄层色谱在碱性环境中进行，从而得到满意的分离效果。如果吸附薄层色谱法分离生物碱效果不理想时，使用分配薄层色谱法。以硅胶或纤维素为支持剂，甲酰胺做固定相，用甲酰胺饱和的亲脂性有机溶剂做移动相展开。在日光和荧光下不显色的生物碱，选用改良碘化铋钾试剂显色，大多数生物碱呈桔红色。如展开剂或固定相中有较难挥发的碱或甲酰胺时，必须先挥去碱或甲酰胺，再喷显色剂。

（二）纸色谱法

当生物碱以离子状态分离时，选择极性较大的展开剂，如正丁醇-醋酸-水（4∶1∶5上层，BAW）。也可将滤纸用pH缓冲液处理，选择极性较小的展开剂，或选用缓冲纸色谱的方法。当生物碱以分子状态分离时，用甲酰胺做固定相，以甲酰胺饱和的亲脂性有机溶剂（三氯甲烷等）作展开剂。

纸色谱法除不宜使用含硫酸的显色剂外，其余与薄层色谱法基本相同。

（三）高效液相色谱法

高效液相色谱法在生物碱的定性及定量中应用非常广泛，根据生物碱及共存物的性质，可选用分配高效液相色谱法、吸附高效液相色谱法和离子交换高效液相色谱法。高效液相色谱法检测生物碱的常用条件如下：固定相：$C_{18}(C_8)$ 烷基键合相。要求游离硅醇基越少越好，最好为封端的固定相；流动相为乙腈-水、含有约 $0.01 \sim 0.1 mol/L$ 磷酸缓冲液、碳酸铵或醋酸钠（pH 4~7）。在相同实验条件下，各种生物碱均有一定的保留时间作定性参数，即试样与对照品保留时间相同，则两者视为同一化合物。

第五节　应用实例

实例一　麻黄中生物碱类化学成分的提取分离技术

麻黄为麻黄科植物草麻黄（*Ephedra sinica* Stapf）、中麻黄（*Ephedra intermedia* Schrenk et C. A. Mey.）或木贼麻黄（*Ephedra equisetina* Bge.）的干燥草质茎。麻黄具有发汗散寒，宣肺平喘，利水消肿的功能，用于风寒感冒，胸闷喘咳，风水浮肿；支气管哮喘。药理实验表明，麻黄碱具有收缩血管，兴奋大脑、中脑、延髓和呼吸循环中枢；有类似肾上腺素样作用，能增加汗腺及唾液腺分泌，缓解平滑肌痉挛。伪麻黄碱有升压、利尿作用。

麻黄生物碱在临床应用中应注意，用量过大（治疗量的 5~10 倍）或急性中毒者，可出现头痛，烦躁，失眠，心悸，大汗不止，体温及血压升高，心动过速，心律失常，呕吐，昏迷，惊厥，呼吸及排尿困难，心室纤颤等症状，甚至心肌梗死或死亡。其中麻黄碱的毒性大于伪麻黄碱。

一、麻黄中主要有效成分的结构、理化性质

麻黄中含有多种生物碱，以麻黄碱为主，约占总生物碱的 80% ~ 85%，其次是伪麻黄碱等。《中国药典》采用高效液相色谱法测定麻黄中盐酸麻黄碱和盐酸伪麻黄碱的总量，不得少于 0.80%。

麻黄碱和伪麻黄碱为无色结晶，均有挥发性，可用水蒸气蒸馏法提取。

麻黄碱和伪麻黄碱均易溶于三氯甲烷和乙醇等溶剂，在水中的溶解度不同，麻黄碱可溶于水，而伪麻黄碱难溶于水。草酸麻黄碱难溶于水，而草酸伪麻黄碱易溶于水，可利用此性质分离。

l-麻黄碱（1*R*,2*S*）
d-伪麻黄碱（1*S*,2*S*）

二、麻黄中麻黄碱和伪麻黄碱的提取分离

（一）工艺流程

详见图 9-2。

（二）流程说明

利用麻黄碱和伪麻黄碱易溶于亲脂性溶剂的性质，将麻黄水浸液碱化，用甲苯萃取，甲苯萃取液加草酸溶液，麻黄碱和伪麻黄碱均生成草酸盐，利用两者在水中溶解度不同而分离。

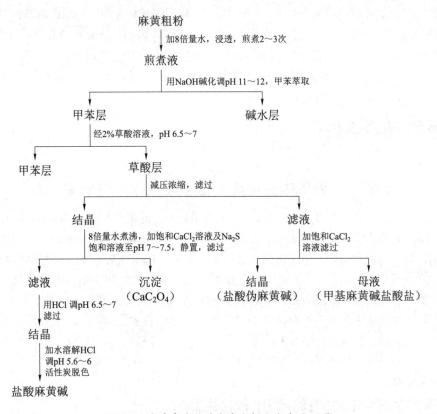

图 9-2 麻黄中生物碱类成分提取分离流程图

实例二 苦参中生物碱类化学成分的提取分离技术

苦参为豆科植物苦参（*Sophora flavescens* Ait.）的干燥根。具有清热燥湿、杀虫、利尿的功效。现代临床及药理学研究表明，苦参总生物碱具有消肿利尿、抗肿瘤、抗病原体、抗心律失常、扩张血管、降血脂和调节免疫等作用。

苦参生物碱在临床应用中应注意，静脉滴注苦参碱可引起胆碱酯酶活性下降，产生倦怠、乏力等不良反应；苦参注射液可致过敏性休克，一般不良反应为恶心、呕吐。

一、苦参中主要有效成分的结构、理化性质

苦参中主要含有苦参碱和氧化苦参碱，还含有羟基苦参碱、*N*-甲基金雀花碱、巴普叶碱和安那吉碱等。苦参碱和氧化苦参碱分子中均有两个氮原子，一个是叔胺氮，另一个是酰胺氮。

《中国药典》采用高效液相法测定药材中苦参碱和氧化苦参碱的总量，不得少于1.2%。

苦参碱为针状或棱柱状结晶，溶于乙醇、三氯甲烷、乙醚，难溶于石油醚。

氧化苦参碱为无色柱状结晶（丙酮），可溶于三氯甲烷、乙醇，难溶于乙醚、石油醚，利用两者溶解性的差别进行分离。

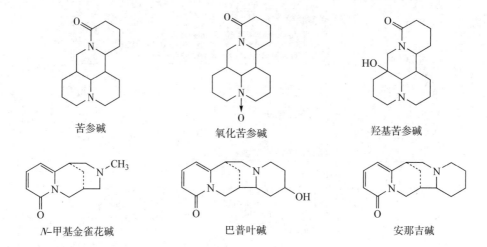

苦参碱　　　　　　氧化苦参碱　　　　　　羟基苦参碱

N-甲基金雀花碱　　　　巴普叶碱　　　　　安那吉碱

二、苦参中生物碱的提取分离

（一）苦参中总生物碱的提取分离

1. 溶剂提取法工艺流程（图 9-3）

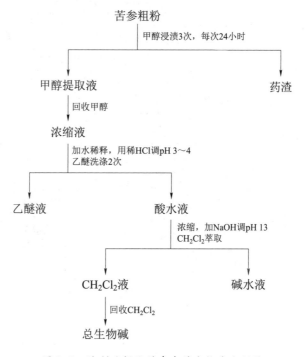

图 9-3　溶剂法提取苦参中总生物碱流程图

2. 离子交换法工艺流程（图 9-4）

3. 流程说明　利用盐酸水溶液将苦参生物碱转变为在水中溶解度较大的苦参生物碱盐酸盐而提出。酸水液通过阳离子交换树脂柱，使苦参生物碱盐阳离子交换在树脂上，而杂质随溶液流出柱。树脂碱化，使苦参生物碱从树脂上游离出来，再将树脂用有机溶剂洗脱。

（二）苦参中各生物碱的分离

1. 工艺流程（图 9-5）

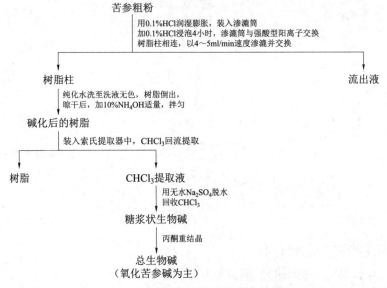

图 9-4 离子交换树脂法提取分离苦参中总生物碱流程图

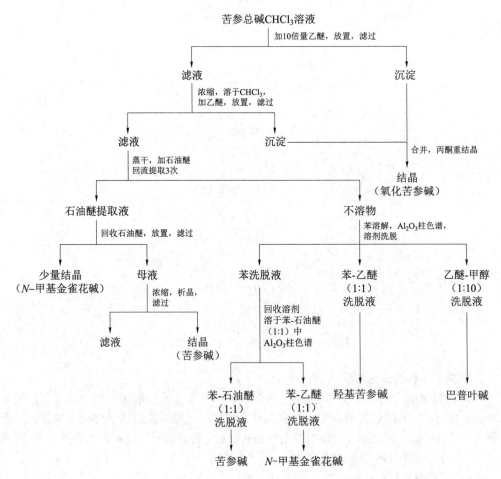

图 9-5 苦参中生物碱类成分提取分离流程图

2. 流程说明 氧化苦参碱为苦参碱的氮氧化物，亲水性强，在乙醚中溶解度小。向总碱的三氯甲烷溶液中加入 10 倍量乙醚，可使氧化苦参碱沉淀析出。

实例三 洋金花中生物碱类化学成分的提取分离技术

洋金花是茄科植物白曼陀罗（*Datura metel* L. ）的干燥花。具有平喘、止咳、镇痛、解痉，用于治疗哮喘咳嗽、脘腹冷痛、风湿痹痛及外科麻醉。洋金花中含有东莨菪碱、莨菪碱和阿托品。现代药理研究表明，莨菪碱及其外消旋体阿托品有解痉镇痛、解有机磷中毒和散瞳作用；东莨菪碱除具有莨菪碱的生理活性外，还有镇静、麻醉作用。食用过量或误食易致中毒，少儿较为多见。

一、洋金花中主要有效成分的结构、理化性质

洋金花中含生物碱 0.3%～0.43%，其中东莨菪碱约占 85%，莨菪碱和阿托品约占 15%。《中国药典》采用高效液相法测定药材中东莨菪碱的总量，不得少于 0.15%。

莨菪碱为四方细针状结晶（乙醇），阿托品为莨菪碱的外消旋体，呈长斜方棱柱状结晶（丙酮），难溶于水和乙醚。硫酸阿托品为白色结晶，极易溶于水，易溶于乙醇，难溶于三氯甲烷、乙醚和丙酮。莨菪碱中莨菪酸部分的手性碳原子，与碱接触或受热时，易消旋化，所以在提取、制剂或贮存时，易发生消旋化，使制剂的质量难以控制，临床常用外消旋体阿托品。

东莨菪碱为黏稠状液体，可溶于水，易溶于乙醇、三氯甲烷和丙酮，难溶于四氯化碳和苯。氢溴酸东莨菪碱为白色结晶，易溶于水，可溶于乙醇，不溶于乙醚。其结构如下：

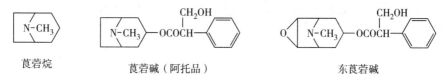

莨菪烷　　　　　　莨菪碱（阿托品）　　　　　　　　东莨菪碱

二、洋金花中生物碱的提取分离

（一）洋金花中总生物碱的提取

1. 工艺流程（图 9-6）

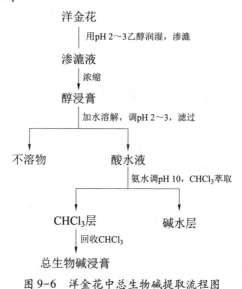

图 9-6　洋金花中总生物碱提取流程图

2. 流程说明　利用生物碱及其盐可溶于乙醇的性质，选用渗漉法提取。浸膏用酸水提取后氨水碱化，使生物碱盐变为生物碱，再用亲脂性有机溶剂如三氯甲烷萃取，合并萃取液，回收溶剂即可得总生物碱。

（二）洋金花中东莨菪碱和莨菪碱的提取分离

1. 工艺流程（图9-7）

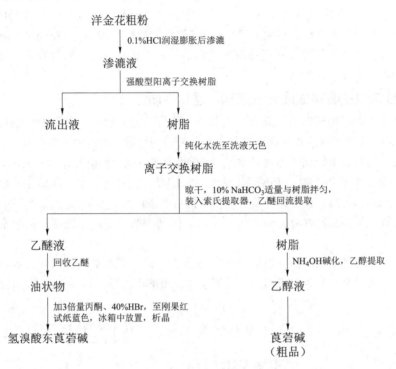

图9-7　洋金花中生物碱类成分提取分离流程图

2. 流程说明　利用生物碱盐可与强酸型阳离子交换树脂发生交换，而东莨菪碱的碱性（pK_a 7.50）弱于莨菪碱的碱性（pK_a 9.65），加入适量的碱液，使东莨菪碱先从树脂柱上洗脱下来，从而使两者分离。

拓展阅读

中药乌头炮制前后化学成分变化

乌头为毛茛科植物乌头（*Aconitum carmichueli* Debx.）的干燥母根，附子则为乌头的子根加工品，均是临床常用的中药。川乌中主要含有生物碱，以乌头碱为主要成分。《中国药典》采用高效液相色谱法测定中药中乌头碱、次乌头碱及新乌头碱的总量，应为 0.050% ~ 0.17% 。

现代药理学研究表明，乌头和附子的提取物具有镇痛、消炎、麻醉、降压及对心脏产生刺激等作用。由于乌头碱类化合物有剧毒，用之不当易致中毒，且毒性较强，0.2mg 即可中毒，2~4mg 即可致人死亡。

乌头碱为双酯型生物碱，产生毒性的原因是结构中含有二个酯键，若将双酯键经碱水解除去酯基,生成醇胺型生物碱即乌头原碱,毒性降低,而镇痛、消炎等作用不变。乌头的炮制正是利用此原理,即将乌头经水浸、加热使乌头碱等双酯键水解生成乌头原碱,使毒性降低。

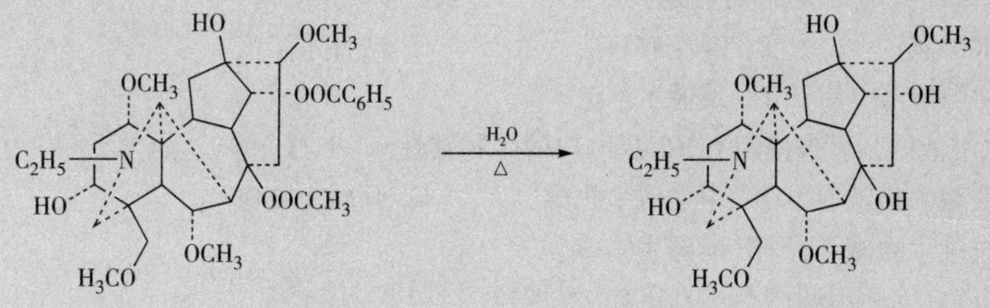

乌头碱　　　　　　　　　　　　　乌头原碱

重点小结

知识点	要点
结构类型	1. 生物碱类化合物的结构特点 2. 生物碱类化合物的分类:有机胺类生物碱、吡啶类生物碱、莨菪烷类生物碱、异喹啉类生物碱、吲哚类生物碱等
理化性质	1. 生物碱类化合物的物理性质:性状、旋光性、溶解性、碱性 2. 生物碱类化合物的化学性质:沉淀反应、显色反应及其应用
提取与分离	1. 生物碱类化合物的提取:酸水提取法、醇类溶剂提取法、亲脂性溶剂提取法 2. 生物碱类化合物的分离:总生物碱的分离、单体生物碱的分离、水溶性生物碱的分离
检识	生物碱类化合物的检识:理化检识、色谱检识

目标检测

一、选择题

(一) 单项选择题

1. 下列各生物碱中具有挥发性的化合物是（　　）。
   A. 吗啡碱　　　　B. 小檗碱　　　　C. 乌头碱
   D. 麻黄碱　　　　E. 粉防己碱

2. 生物碱的味多为（　　）。
   A. 苦　　　　B. 甘　　　　C. 酸
   D. 辛　　　　E. 咸

3. 下列生物碱碱性最强的是（　　）。
   A. 酰胺碱　　　　B. 季铵碱　　　　C. 脂肪胺碱
   D. 芳胺碱　　　　E. 两性碱

4. 溶解脂溶性生物碱常用的溶剂是（　　）。
    A. 丙酮　　　　　　B. 碱水　　　　　　C. 乙醚
    D. 水　　　　　　　E. 三氯甲烷
5. 生物碱沉淀试剂反应的条件多为（　　）。
    A. 盐水溶液　　　　B. 碱性醇溶液　　　C. 酸性水溶液
    D. 中性醇溶液　　　E. 碱性水溶液
6. 在酸水溶液中，可直接用 $CHCl_3$ 提取出的生物碱是（　　）。
    A. 两性碱生物碱　　B. 中强碱生物碱　　C. 强碱生物碱
    D. 季铵碱生物碱　　E. 弱碱生物碱
7. 生物碱混合物利用碱性不同的分离方法是（　　）。
    A. pH 梯度萃取法　　B. 酸提取碱沉淀法　　C. 简单萃取法
    D. 有机溶剂回流法　　E. 系统溶剂法
8. 吸附色谱法分离生物碱常用的吸附剂是（　　）。
    A. 大孔树脂　　　　B. 聚酰胺　　　　　C. 硅胶
    D. 碱性氧化铝　　　E. 活性炭
9. 生物碱进行薄层层析时，一般使用的显色剂是（　　）。
    A. 碘化汞钾　　　　B. 改良碘化铋钾　　C. 饱和苦味酸
    D. 硅钨酸　　　　　E. 碘-碘化钾
10. 生物碱碱性常用（　　）表示。
    A. pK_b　　　　　B. K_b　　　　　C. K_a
    D. pK_a　　　　　E. pH

（二）多项选择题

1. 属于麻黄中麻黄碱和伪麻黄碱的性质是（　　）。
    A. 结构为有机胺类生物碱　　　　　　B. 均有挥发性
    C. 既能溶于水又能溶于亲脂性有机溶剂　　D. 麻黄碱的碱性稍强于伪麻黄碱
    E. 麻黄碱在水中的溶解度比伪麻黄碱小
2. 中药苦参中苦参碱和氧化苦参碱的性质是（　　）。
    A. 结构均有内酰胺　　　　　　　　　B. 氧化苦参碱在水中溶解度大于苦参碱
    C. 均可用氯化汞沉淀反应鉴别　　　　D. 因为有酰胺结构，所以碱性很弱
    E. 氧化苦参碱的极性大于苦参碱
3. 洋金花中的主要化学成分是（　　）。
    A. 阿托品　　　　　B. 莨菪碱　　　　　C. 苦参碱
    D. 东莨菪碱　　　　E. 士的宁
4. 影响生物碱碱性强弱的因素有（　　）。
    A. 氮原子的杂化方式　　　　　　　　B. 诱导效应
    C. 共轭效应　　　　　　　　　　　　D. 分子间氢键
    E. 空间效应
5. 下列能溶于水的是（　　）。
    A. 叔胺生物碱　　　B. 大多数生物碱盐　　C. 具有酚羟基的生物碱
    D. 仲胺生物碱　　　E. 季铵型生物碱

二、名词解释

1. 生物碱
2. 两性生物碱
3. 生物碱沉淀反应

三、比较下列化合物碱性的强弱，说明原因

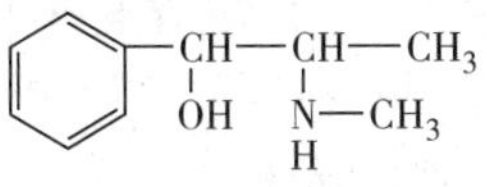

A 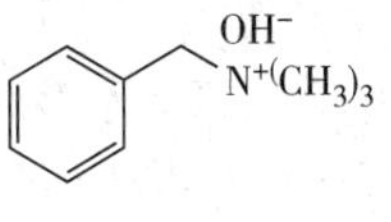   B 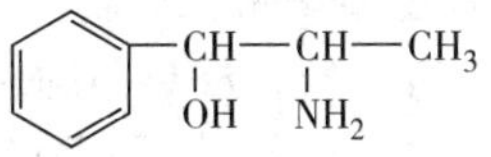   C

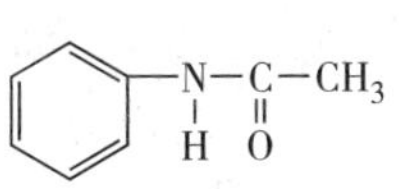

D 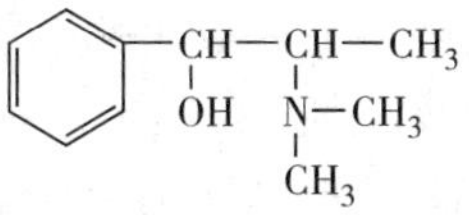   E

四、实例分析

某中药主要含有水溶性生物碱（A）、酚性叔胺碱（B）、非酚性叔胺碱（C）三种成分，试完成下列问题。

1. 如何鉴定药材中含有该类成分？
2. 试设计从该中药中提取、分离三种成分的流程。

实训项目七　黄连中盐酸小檗碱的提取分离及检识

【实训目的】

1. 能够运用煎煮法、盐析法和结晶法的操作技术，从黄连中提取和分离盐酸小檗碱。
2. 运用薄层色谱法和化学法检识盐酸小檗碱。

【实训原理】

小檗碱又名黄连素，分子式为 $[C_{20}H_{18}NO_4]^+$，分子量 336.37。自水或稀乙醇中结晶得到的小檗碱为黄色针状结晶，盐酸小檗碱为黄色小针状结晶。小檗碱能缓溶于冷水（1∶20），易溶于热水和热乙醇，难溶于丙酮、三氯甲烷、苯。盐酸小檗碱微溶于冷水，易溶于热水，不溶于冷乙醇、三氯甲烷和乙醚。其盐类在水中有一定溶解度，例如盐酸盐为1∶500，硫酸盐为1∶30。

盐酸小檗碱的提取是利用小檗碱盐的溶解性，用稀硫酸水溶液提取小檗碱硫酸盐，再用浓盐酸把小檗碱硫酸盐转化为小檗碱盐酸盐，再结合盐析法而使结晶析出。并且利用小檗碱在冷热水中的溶解性差异大，用水为溶剂重结晶进行精制。

【实训材料】

1. 仪器及材料　托盘天平、烧杯、量筒、玻璃棒、电炉、玻璃漏斗、布氏漏斗、抽滤瓶、纱布、温度计、滴管、研钵、水浴锅、pH 试纸、紫外灯、层析缸、试管、试管架等。

2. 试药　黄连粗粉、石灰乳、NaCl、HCl、NaOH、H_2SO_4、HNO_3、丙酮、乙醇、甲醇、乙酸、漂白粉、硅胶、盐酸小檗碱对照品等。

【实训步骤】

1. 盐酸小檗碱的提取 称取黄连粗粉 20g，置 500ml 烧杯中，加入 0.3% 硫酸水溶液 200ml，加热微沸 40 分钟，并随时补充蒸发掉的水分，趁热用四层纱布滤过。滤渣同样操作再提取一次，合并两次滤液。滤液在搅拌下加石灰乳，pH 调至 11~12，静置 10 分钟，滤过。滤液再用浓盐酸调至 pH 2~3，加入 5% NaCl，搅拌均匀，放置使沉淀完全，抽滤，抽干后置空气中晾干，得盐酸小檗碱粗品。

2. 盐酸小檗碱的精制 取盐酸小檗碱粗品，置于 1000ml 烧杯中，加蒸馏水 400ml，加热使其全部溶解，趁热抽滤。滤液在 65℃ 时加浓盐酸调 pH 1~2，放置过夜，静置析晶，抽滤，置空气中晾干或 60~70℃ 干燥，得精制盐酸小檗碱，称重，计算收得率。

3. 检识 精制小檗碱溶液滤过，抽干，用少许蒸馏水洗涤，70℃ 以下干燥，得小檗碱精品。称重，计算提取率。

（1）浓硝酸、漂白粉试验 取盐酸小檗碱少许，加入稀硫酸 8ml 溶解，分置两支试管中，一支加入 2 滴浓硝酸，即显樱红色；另一支加入少许漂白粉，也即显樱红色。

（2）丙酮小檗碱试验 取盐酸小檗碱少许，加入 5ml 蒸馏水，水浴加热溶解，溶解后加入氢氧化钠试液 2 滴，显橙色，放冷，加入丙酮 4 滴，出现黄色丙酮小檗碱结晶。

（3）生物碱沉淀反应 取盐酸小檗碱少许，加入稀硫酸 12ml 溶解，分置三支试管中，分别加入碘化汞钾试剂、碘化铋钾试剂、硅钨酸试剂，观察其产生的现象。

（4）薄层色谱

①制板 取层析用硅胶 8g，加 0.3%~0.5% 羧甲基纤维素钠（CMC-Na）20~25ml，用研钵制成稀糊状，然后均匀倒在两块清洁的玻璃板上，铺成均匀薄层，室温晾干，105℃ 活化 30 分钟，备用。

②点样 取自制盐酸小檗碱少许加 1ml 乙醇溶液溶解，将样品与盐酸小檗碱对照品溶液，分别用毛细管点在薄层板上，重复点样 3~5 次。

③展开 用展开剂甲醇-丙酮-乙酸（4:5:1）进行展开。

④显色 展开完毕，先观察荧光斑点，再喷改良碘化铋钾试剂显色。

⑤计算比移值（R_f）记录图谱并计算各斑点的比移值。

【实训提示】

1. 提取用的稀硫酸浓度应控制在 0.2%~0.3%，使黄连中的小檗碱全部转化为硫酸盐而溶解。如果硫酸浓度过高，小檗碱会转化为硫酸氢盐，从而降低溶解度，影响提取效率。

2. 用石灰乳调 pH，可以使硫酸小檗碱游离成小檗碱，并可沉淀果胶、黏液质等多糖杂质。

3. 加氯化钠的目的是利用盐析的作用降低盐酸小檗碱在水中的溶解度，其浓度不超过 10%，否则会造成细小的盐酸小檗碱结晶呈悬浮状而给过滤造成困难。盐析用的食盐尽可能选用杂质较少、纯度较高的食盐。

4. 在精制盐酸小檗碱时，因为盐酸小檗碱几乎不溶于冷水，放冷易析出结晶，所以水浴加热溶解后，要趁热滤过，防止盐酸小檗碱在滤过时析出结晶，使滤过困难，产量降低。

【实训思考】

1. 写出提取和精制黄连中盐酸小檗碱的操作流程，并说明各步骤的原理。

2. 说出提取和精制过程中所用试剂的作用。

3. 用生物碱沉淀反应鉴定小檗碱时，为什么选用三种生物碱沉淀试剂？操作时要注意哪些问题？

（明延波）

第十章

萜类和挥发油的提取分离技术

案例导入

案例：中国科学家屠呦呦因开创性地从中草药中分离出青蒿素应用于疟疾治疗获得 2015 年的诺贝尔生理学或医学奖。这是中国科学家在中国本土进行的科学研究而首次获诺贝尔科学奖，是中国医学界迄今为止获得的最高奖项，也是中医药成果获得的最高奖项。

  中药青蒿的研究始于 1971 年，屠呦呦带领研究团队经过很多次失败后，1971 年 9 月，重新设计了提取方法，改用低温提取，用乙醚回流或冷浸，而后用碱溶液除掉酸性部位的方法制备样品。1971 年 10 月 4 日，青蒿乙醚中性提取物在鼠疟药效及猴疟实验评价均显示抑制率达到 100%。青蒿乙醚中性提取物抗疟药效的突破，是发现青蒿素的关键。青蒿素是一种倍半萜内酯，是继乙胺嘧啶、氯喹、伯氨喹之后最有效的抗疟特效药，尤其是对于脑型疟疾和抗氯喹疟疾，具有速效和低毒的特点，曾被世界卫生组织称作是"世界上唯一有效的疟疾治疗药物"。

讨论：1. 青蒿素属于何种类型化合物？
   2. 采用何种方法能够有效提取得到青蒿素？

第一节 萜类化合物

一、概述

  萜类化合物（terpenoids）是异戊二烯的聚合物及其含氧衍生物的总称，是一类骨架庞杂、种类繁多、具有广泛生物活性的重要天然药物化学成分。萜类化合物在自然界分布广泛，除以萜烃的形式存在外，多数是以各种含氧衍生物，包括醇、醛、酮、羧酸、酯类以及苷等形式存在，少数以含氮、硫的衍生物存在。许多中草药的有效成分均为萜类化合物，如薄荷、青蒿、穿心莲、龙胆、紫杉、人参、柴胡等。

  萜类化合物种类很多，从化学结构上看，其开链萜烯的分子组成符合通式（C_5H_8）$_n$，异戊二烯大多是头尾相连的顺序聚合，其骨架一般以 5 个碳为基本单位，少数也有例外。从生源上看萜类化合物的生物合成途径中最关键的前体物质是甲戊二羟酸（mevalonic acid）。

萜类化合物常根据分子结构中异戊二烯单位的数目进行分类，其分布与分类见表 10-1。

表 10-1　萜类化合物的分类与分布

类别	碳原子数目	异戊二烯单位数	存在
半萜	5	1	植物叶
单萜	10	2	挥发油
倍半萜	15	3	挥发油
二萜	20	4	树脂、叶绿素、植物醇
二倍半萜	25	5	海绵、植物病菌、昆虫代谢物
三萜	30	6	皂苷、树脂
四萜	40	8	胡萝卜素
多聚萜	$7.5 \times 10^3 \sim 3 \times 10^5$	n	橡胶、硬橡胶

二、结构类型

（一）单萜

单萜类（monoterpenoids）是由 2 个异戊二烯单位组成，含有 10 个碳原子的化合物及其衍生物，可分为链状单萜、单环单萜、双环单萜等结构。单萜类广泛分布于高等植物的腺体、油室和树脂道等分泌组织中，如唇形科、伞形科、芸香科、樟科等植物中。其中萜烃类多数是挥发油低沸点部分的主要组成成分，含氧衍生物具有较强的生物活性及香气。

1. 链状单萜　罗勒烯（ocimene）存在于罗勒叶、吴茱萸果实等的挥发油中，月桂烯（myrcene）存在于桂叶、蛇麻、马鞭草等的挥发油中，罗勒烯和月桂烯具有特殊的香味，主要作为香料工业的原料。香叶醇（geraniol）习称牻牛儿醇，具有抗菌、驱虫作用，临床用于治疗慢性支气管炎。橙花醇（nerol）与香叶醇互为顺反异构体，常共存于同一挥发油中，是玫瑰油的主要成分。

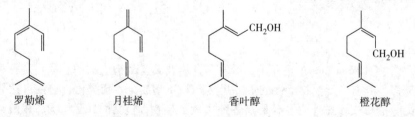

罗勒烯　　　　　月桂烯　　　　　香叶醇　　　　　橙花醇

2. 单环单萜　单环单萜可看成是由链状单萜环合衍变而来，常见的结构类型有：对-薄荷烷型、环香叶烷型和草酚酮型，其中以对-薄荷烷为碳架的单萜数量最多。草酚酮类化合物是一类变形的单萜，它们的碳架不符合异戊二烯法则。

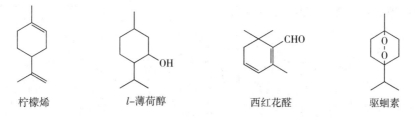

对-薄荷烷型　　　　　　环香叶烷型　　　　　　革酚酮型

柠檬烯（limonene）为柠檬、佛手等果皮的挥发油主要成分，具有镇咳、祛痰、抗菌等活性。薄荷醇（menthol）是薄荷和欧薄荷中挥发油的主要成分，其左旋体习称"薄荷脑"，有镇痛、止痒作用。西红花醛（safranal）存在于西红花中，具有调经、活血、祛瘀、止痛等作用。驱蛔素（ascaridole）也称土荆芥油精，是天然萜类过氧化物，有强的驱蛔作用。

柠檬烯　　　　　　*l*-薄荷醇　　　　　　西红花醛　　　　　　驱蛔素

3. 双环单萜　樟脑（camphor）具有特殊的芳香气味，具有局部刺激和防腐作用，可用于神经痛、炎症及跌打损伤。龙脑（borneol）俗名冰片，是重要的工业原料，具有发汗、解痉、止痛等作用，是人丹、冰硼散、苏合香等的主要成分之一，也用作香料、清凉剂。樟脑和龙脑均具有升华性。

樟脑　　　　　　　　　　*d*-龙脑

4. 环烯醚萜　环烯醚萜类（iridoids）为臭蚁二醛（iridoidial）的缩醛衍生物，属于单萜类化合物。环烯醚萜类化合物在自然界分布广泛，特别在玄参科、茜草科、唇形科及龙胆科等植物较为常见。一些常用中药如栀子、玄参、地黄、鸡矢藤、马钱子、金银花、肉苁蓉、龙胆、车前子等都含有此类成分。环烯醚萜类化合物具有保肝、利胆、降血糖、降血脂、抗炎等作用。

从化学结构上看，环烯醚萜多具有半缩醛及环戊烷结构，由于半缩醛 C_1-OH 性质活泼，易与糖结合成苷，故环烯醚萜类化合物主要以苷的形式存在，并可根据其环戊烷环是否开环，分为环烯醚萜苷和裂环烯醚萜苷。

环烯醚萜苷　　　　　　裂环烯醚萜苷

环烯醚萜苷多以苷的形式存在，且大多为单糖苷。如栀子苷（gardenoside）、京尼平苷（geniposide）是清热泻火中药山栀子的主要成分，京尼平苷有泻下和利胆作用。

梓醇（catalpol）是地黄中降血糖作用的主要有效成分，并有较好的利尿及抗肝炎病毒的作用。

栀子苷　　　　　　　　京尼平苷　　　　　　　　梓醇

裂环烯醚萜苷是由环烯醚萜苷元在 C_7 和 C_8 处键断裂开环衍生而成的化合物。主要存在于龙胆科龙胆属和獐牙菜属植物中，如龙胆苦苷（gentiopicroside）、獐牙菜苷（sweraside）和獐牙菜苦苷（swertimarin）。龙胆苦苷是龙胆、当药、獐芽菜等中药的苦味成分，是龙胆草中促进胃液分泌，增加胃酸的有效成分。

龙胆苦苷　　　　　　　獐牙菜苷　　　　　　　獐牙菜苦苷

环烯醚萜苷易溶于水、甲醇，可溶于乙醇、丙酮、正丁醇等，难溶于其他有机溶剂。苷易被酸水解，生成的苷元因具有半缩醛结构，性质活泼，易进一步氧化聚合，故水解后不但难以得到原苷的苷元，而且还随水解条件不同而产生不同颜色的沉淀。如中药地黄、玄参等经过干燥或受潮可变黑色，皆因苷类水解的产物氧化聚合所致。因此，可以利用酸水解反应检查植物中环烯醚萜苷的存在。环烯醚萜苷由于苷元的结构特点还能与一些试剂发生颜色反应，也可以作为该类成分的定性检识方法。如京尼平与氨基酸在加热条件下反应，生成蓝紫色沉淀，它与皮肤接触也能使皮肤染成蓝紫色。

（二）倍半萜

倍半萜类（sesquiterpenoids）是由 3 个异戊二烯单位组成，含有 15 个碳原子的一类化合物。倍半萜主要分布在植物界和微生物界，多以挥发油的形式存在，是挥发油高沸程部分的主要组成成分，在植物中多以醇、酮、内酯或苷的形式存在，亦有以生物碱形式存在。倍半萜的含氧衍生物多有较强的生物活性及香气，是医药、食品、化妆品生产的重要原料。倍半萜类的骨架类型及化合物数量是萜类成分中最多的一类，在植物中多以单环、双环倍半萜的含氧衍生物为主。

1. 链状倍半萜　金合欢烯（farnesene）属于链状倍半萜，存在于枇杷叶、生姜等的挥发油中，有 α、β 两种构型，β-构型体存在于藿香、啤酒花和生姜挥发油中。金合欢醇（farnesol）在金合欢花油、橙花油、香茅中含量较多，为重要的高级香料原料。

α-金合欢烯　　　　　　β-金合欢烯　　　　　　金合欢醇

2. 环状倍半萜 α-姜黄烯（α-curcumene）属于环状倍半萜，存在于郁金挥发油中，用于活血化瘀、疏肝解郁。α-蛇麻烯（α-caryophyllene）存在于蛇麻的球果中，具有健胃消食和抗结核的作用。α-香附酮（α-cyperone）是具有理气止痛作用的香附挥发油之一。

α-姜黄烯　　　　　　α-蛇麻烯　　　　　　α-香附酮

青蒿素（artemisinin）是从天然药物青蒿（黄花蒿，*Artemisia annua*）中分离得到的抗恶性疟疾的有效成分，是具有独特过氧结构的倍半萜内酯。青蒿素在水中及油中均难溶解，影响治疗效果和临床应用，通过对它进行结构改造，筛选出具有抗疟效价高、原虫转阴快、速效、低毒等特点的双氢青蒿素（dihydroartemisinin），对其再进行甲基化，将它制成油溶性的蒿甲醚（artemether）及水溶性的青蒿琥珀酸单酯（artesunate）。

青蒿素　　　　双氢青蒿素　　　　蒿甲醚　　　　青蒿琥珀酸单酯

3. 薁类衍生物 由五元环与七元环骈合而成的芳环骨架都称为薁类化合物，在天然药物中少量存在，多具有抑菌、抗肿瘤、杀虫等生物活性。薁类衍生物不溶于水，溶于有机溶剂和强酸，沸点一般在 $250 \sim 300℃$。在挥发油分级蒸馏时，高沸点馏分中可见蓝色或绿色馏分，表示可能有薁类成分存在。薁类可溶于强酸，因此可用 $60\% \sim 65\%$ 硫酸或磷酸从挥发油中提取薁类成分，酸提取液加水稀释薁类成分即沉淀析出。

天然药物中存在的薁类衍生物多半是其氢化衍生物，多数已失去芳香性，结构类型以愈创木烷骨架居多。愈创木薁（guaiazulene）存在于桑科无花果根皮、兴安杜鹃的叶、母菊等挥发油中，具有抗炎和兴奋子宫的作用。莪术醇（curcumol）存在于莪术根茎的挥发油中，具有抗肿瘤活性。

愈创木薁　　　　　　　　　莪术醇

（三）二萜

二萜（ditepenoids）是由 4 个异戊二烯单位组成，含有 20 个碳原子的天然化合物。二萜在自然界中分布广泛，如松柏科植物分泌的乳汁、树脂等均以二萜类衍生物为主。除植物外，菌类代谢产物中也发现有二萜，而且从海洋生物中也分离得到为数较多的二萜衍生物。一些含氧二萜衍生物具有较强的生物活性，如穿心莲内酯、雷公藤内酯、银杏内酯、紫杉醇、甜菊苷等。二萜类结构类型有链状、环状。

1. 链状二萜 植物醇（phytol）广泛存在于叶绿素中，可作为合成维生素 E、维生素 K_1 的原料。

植物醇

2. 环状二萜 维生素 A（vitamin A）主要存在于动物肝脏中，是保持正常夜间视力的必须物质；丹参酮 ⅡA（tanshinone ⅡA）广泛应用于治疗心血管病的中成药制剂，对治疗冠心病、心绞痛、心律过速有显著疗效；银杏内酯（ginkgolide）是银杏叶及根皮的苦味成分，是治疗心脑血管疾病的主要有效成分；雷公藤内酯类是三环氧二萜化合物，是从卫矛科雷公藤中分离出的，具有抗癌、免疫抑制和抗炎等活性。

维生素A
丹参酮 ⅡA

	R_1	R_2	R_3
银杏内酯 A	OH	H	H
银杏内酯 B	OH	OH	H
银杏内酯 C	OH	OH	OH
银杏内酯 M	H	OH	OH
银杏内酯 J	OH	H	OH

	R_1	R_2	R_3
雷公藤甲素	H	H	CH_3
雷公藤乙素	OH	H	CH_3
雷公藤内酯	H	OH	CH_3
16-羟基雷公藤内酯醇	H	H	CH_2OH

穿心莲内酯（andrographolide）是爵床科植物穿心莲抗菌消炎的主要成分，临床用于治疗急性菌痢、胃肠炎、咽喉炎、感冒发热等，疗效确切，但水溶性较差。穿心莲内酯在无水吡啶中与丁二酸酐作用，可生成丁二酸半酯的钾盐，增强水溶性；与亚硫酸钠在酸性条件下生成穿心莲内酯磺酸钠，为水溶性化合物，用于制备较高浓度的注射剂。

紫杉醇（taxol）是从红豆杉树皮中提取得到具有八元碳环的二萜成分，用于卵巢癌、乳腺癌和肺癌的治疗，效果良好。

穿心莲内酯

紫杉醇

（四）二倍半萜

二倍半萜（sesterterpenoids）是由 5 个异戊二烯单位构成，含有 25 个碳原子的一类化合物。与其他萜类相比，二倍半萜类化合物数量少，来自天然的二倍半萜主要分布在羊齿植物、植物病原菌、海洋生物海绵、地衣及昆虫分泌物中。其中海绵是二倍半萜的主要来源。

（五）三萜

三萜类（triterpenoids）是由 6 分子异戊二烯聚合而成，含 30 个碳原子的萜类化合物，主要为四环三萜和五环三萜。三萜类化合物在自然界分布广泛，是萜类化合物中最大的一类，多以游离状态或成苷、酯的形式存在。许多常用的天然药物中都含有三萜成分，如人参、甘草、三七、远志、麦冬、桔梗、柴胡、茯苓等。

（六）四萜及多萜

四萜（tetraterpenoids）是由 8 个异戊二烯单位构成的链状脂溶性色素，广泛存在于植物界中，主要以苷和酯的形式存在。最重要的是胡萝卜素类和类胡萝卜素类。多萜一般是指由 8 个或 8 个以上的异戊二烯单元头尾聚合而成的化合物。如弹性橡胶和杜仲胶。

三、理化性质

（一）性状

低分子量的萜类化合物如单萜、倍半萜多为具有特殊香气的油状液体，具有挥发性，是挥发油的组成成分。分子量较大的萜类化合物为固体，多数可形成结晶，不具有挥发性。大多数萜类化合物因含有手性碳原子而具有光学活性，多有异构体存在。萜类化合物多有苦味，有的味极苦，因此萜类化合物又称苦味素。也有少数萜具有较强甜味，如甜菊苷。

（二）溶解性

萜类化合物多具亲脂性，难溶或不溶于水，易溶于有机溶剂，如乙醚、三氯甲烷、丙酮、甲醇、乙醇等。萜类化合物在水中的溶解度与分子中的官能团极性大小、数量多少有关，极性增大、数量增多，在水中的溶解度增大。萜类化合物若与糖成苷，随分子中糖数目的增加，水溶性增强，脂溶性降低，能溶于热水，易溶于甲醇、乙醇溶液，难溶或不溶于亲脂性有机溶剂。

（三）化学反应

1. 加成反应　含有双键和醛、酮等羰基的萜类化合物，可与卤素、卤化氢、亚硫酸氢钠和吉拉德试剂等发生加成反应，其产物往往为结晶。例如，柠檬烯与氯化氢的冰乙酸溶液反应，加入冰水稀释即有柠檬烯二氢二氯化物晶体析出。

2. 氧化反应　不同氧化剂在不同的条件下，能将萜类化合物中的不同基团氧化，生成各种氧化产物。常用的氧化剂有臭氧、铬酐（三氧化铬）、高锰酸钾，其中以臭氧应用最为广泛。例如，臭氧氧化萜类化合物中的烯烃反应，既可用来测定分子中双键的位置，亦可用于萜类化合物的醛酮合成。

3. 脱氢反应　通常是在惰性气体的保护下，用铂黑或钯做催化剂，在 200~300℃ 将萜类成分与硫或硒共热而实现萜类成分的环状结构脱氢。

拓展阅读

地 黄

　　地黄（*Rehmannia glutinosa* Libosch）系玄参科地黄属植物，又名地髓等。块根入药，现人工种植，现主产区在山西、河南等省。地黄由于加工炮制方式的不同分为鲜地黄、生地黄和熟地黄，鲜地黄清热生津，凉血止血；生地黄清热凉血，养阴生津；熟地黄滋阴补血，益精填髓。

　　地黄列中药用量之首，年需求量约 3 万吨，在中药复方领域有着极广泛应用。现代科学研究证明地黄主要化学成分为糖类、环烯醚萜类、倍半萜类和苯乙醇苷类，具有降血糖、保护神经等多种生物活性。近年来，随着研究的不断深入，不但对生地黄的块根进行了化学成分研究，同时对其地上部分地黄叶也进行了研究，从中分离得到了大量的化合物，尤其是环烯醚萜类成分。随着对地黄的进一步开发，地黄叶也成为了中药新药新的来源，避免了中药资源的浪费。

第二节　挥发油

一、概述

　　挥发油（volatile oils）又称精油或芳香油，是指植物中一类具有芳香气味能随水蒸气蒸馏，与水不相混溶的油状液体的总称。在常温下能挥发，与水不相混溶，可随水蒸气蒸馏。

　　挥发油广泛分布于植物界，在我国，野生与栽培的芳香植物大约有 56 科 136 属约 300 种。如菊科（苍术、白术、佩兰等）、芸香科（橙皮、降香、柠檬等）、伞形科（川芎、小茴香、当归、柴胡等）、唇形科（薄荷、藿香、香薷、紫苏、荆芥等）、樟科（樟木、肉桂等）、木兰科（厚朴、八角茴香、辛夷等）、姜科（姜、姜黄、莪术、山奈等）等。

　　挥发油在植物中的含量一般在 1% 以下，也有少数含油量在 10% 以上，如丁香含丁香油高达 14%~21%。挥发油存在于植物的油管、油室、分泌细胞或树脂道中，多呈油滴状，有的与树脂、黏液质共存，少数以苷的形式存在。挥发油在植物体中存在的部位常各不相同，多存在于花蕾中，也有一些存在于果实、果皮、根或根茎中，还有的全株植物中都含有挥发油。

　　挥发油是一类具有多种生物活性的成分，在临床上具有止咳、平喘、祛痰、发汗、解表、祛风、镇痛、杀虫以及抗菌消炎等功效。如薄荷油有清凉、祛风、消炎、局麻作用；生姜油有镇静催眠、解热、镇痛、抗惊厥、抗氧化作用；大蒜油可治疗肺结核、支气管炎、肺炎和霉菌感染；香柠檬油对淋球菌、葡萄球菌、大肠埃希菌和白喉杆菌有抑制作用。挥发油不仅在医药方面具有重要的作用，在香料工业、食品工业及化学工业上也是重要原料。

二、组成与分类

挥发油是混合物，一种挥发油常常含有数十种乃至数百种成分。如保加利亚玫瑰油中已发现了275种化合物，茶叶挥发油中含有150多种成分。挥发油化学成分比较复杂，不同的挥发油所含的成分也不一样，但其中往往以某种或某几种成分占较大比例。如薄荷油中薄荷醇含量可达80%，樟脑油中樟脑含量约占50%。按化学结构分类，可将挥发油中的化学成分分为萜类化合物、芳香族化合物、脂肪族化合物、含硫和含氮化合物，以及它们的含氧衍生物，其中含氧衍生物是挥发油具有生物活性和芳香气味的代表成分。

（一）萜类化合物

单萜、倍半萜及其含氧衍生物是组成挥发油的主要成分，其含氧衍生物多具有较强生物活性和芳香气味。如薄荷油中含80%左右的薄荷醇；山苍子油中含80%左右的柠檬醛等。

（二）芳香族化合物

为一些小分子的芳香族成分，大多是具有 C_6-C_3 骨架的苯丙烷类衍生物，如桂皮油中的桂皮醛（cinnamaldehyde）、丁香油中的丁香酚（eugenol）、茴香油中的茴香醚（anethole）等。

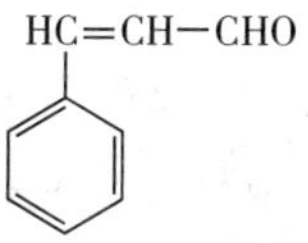

桂皮醛

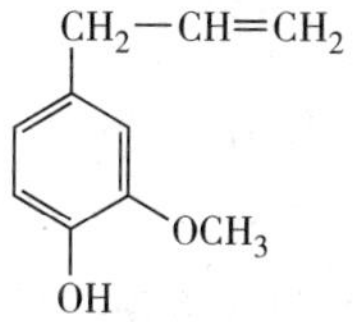

丁香酚

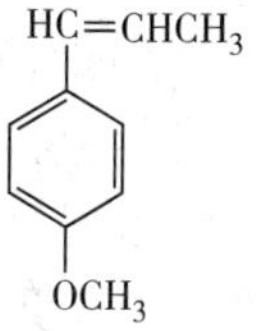

茴香醚

（三）脂肪族化合物

为一些小分子脂肪族化合物。如陈皮中的正壬醇（*n*-nonyl alcohol），鱼腥草中的甲基正壬酮（methyl nonylketone）和癸酰乙醛（decanoylacetaldehyde），人参中的人参炔醇（panaxynol）等。

$CH_3(CH_2)_7CH_2OH$

正壬醇

$H_3C-C(=O)-(CH_2)_8CH_3$

甲基正壬酮

$CH_3(CH_2)_8-C(=O)-CH_2CHO$

癸酰乙醛

$CH_2=CH-CH(OH)-(C\equiv C)_2-CH_2-CH=CH-(CH_2)_6CH_3$

人参炔醇

（四）其他类化合物

除以上三类化合物外，还有一些能通过水蒸气蒸馏得到的挥发油样物质，如大蒜油、芥子油、挥发杏仁油等，也将其称之为“挥发油”。如大蒜油是大蒜中大蒜氨酸酶解产生含大蒜辣素（allicin）的挥发性油状物。此外，川芎嗪（tetramethylpyrazine）、烟碱、毒黎碱等小分子的生物碱也具有挥发性。

$CH_2=CH-CH_2-S(=O)-S-CH_2-CH=CH_2$

大蒜辣素

川芎嗪

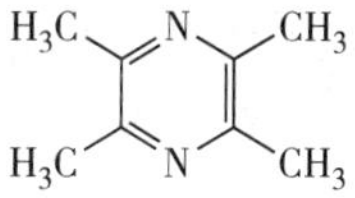

三、理化性质

（一）性状

1. 状态 挥发油在常温下为透明液体，低温放置时某些挥发油中含量高的成分可析出结晶，这种析出物习称为"脑"，如薄荷脑、樟脑、茴香脑等。滤除脑后的挥发油称为"脱脑油"。

2. 颜色 常温下挥发油大多为无色或淡黄色油状液体，有些挥发油含有薁类成分或色素，而显特殊颜色。如洋甘菊油显蓝色，麝香草油显红色。

3. 气味 大多数挥发油具有特殊而浓烈的香气或其他气味，有辛辣烧灼感，呈中性或酸性，如鱼腥草油有腥味，土荆芥油有臭气。挥发油的气味往往是其品质优劣的重要标志。

4. 挥发性 挥发油在常温下可自行挥发而不留痕迹，可与脂肪油区别。

（二）溶解性

挥发油易溶于石油醚、乙醚、二硫化碳等有机溶剂，可溶于高浓度乙醇，在低浓度乙醇中只能溶解一定数量，不溶于水。挥发油在水中溶解度虽然很小，但油中极性大的含氧衍生物能部分溶解于水，如薄荷醇在水中溶解度为1‰。挥发油的饱和水溶液为芳香水剂，在药物制剂中作为矫味剂，如薄荷水。

（三）物理常数

挥发油是混合物，无确定的物理常数，但挥发油中各组成成分基本稳定，因此其物理常数有一定的范围。折光率、比旋度、相对密度等物理常数是检查挥发油的重要依据。挥发油的折光率一般在1.43~1.61之间；比旋光度在+97°~+117°范围内；相对密度在0.850~1.065之间；挥发油沸点一般在70~300℃之间。

（四）化学常数

1. 酸值 挥发油中游离羧酸和酚类成分含量的指标。以中和1g挥发油中游离酸性成分所消耗氢氧化钾的毫克数表示。

2. 酯值 挥发油中酯类成分含量的指标。以水解1g挥发油中所含酯所需要氢氧化钾的毫克数表示。

3. 皂化值 挥发油中所含游离羧酸、酚类成分和结合态酯总量的指标。以中和并皂化1g挥发油中含有的游离酸性成分与酯类所需氢氧化钾的毫克数表示。实际上皂化值是酸值和酯值的总和。

（五）稳定性

挥发油长时间与空气、光线接触，会逐渐氧化变质，导致密度增大，颜色加深，失去原有香气，并形成树脂样物质，不能再随水蒸气蒸馏，故挥发油应贮存于棕色瓶内并在阴凉低温处保存。

四、提取与分离

（一）提取

1. 水蒸气蒸馏法 是提取挥发油最常用的方法，利用挥发油的挥发性和与水不相混溶的性质进行提取。在加热过程中，当挥发油和水两者蒸气压之和与大气压相等时，挥发油即可随水蒸气蒸馏出来。

水蒸气蒸馏法根据操作方式不同，分为水蒸气蒸馏法和共水蒸馏法两种。水蒸气蒸馏法是将水蒸气通入待提取的药材中，使挥发油和水蒸气一起蒸出。共水蒸馏法是将粉碎好的药材放入蒸馏器中，加水浸泡，直火煮沸，使挥发油与水蒸气一起蒸出。蒸出的挥发油冷却后可与水分层，如挥发油在水中溶解度稍大或挥发油含量低不易分层，常采用盐析法促使挥发油自水中析出，或盐析后再用低沸点有机溶剂萃取，低温蒸去萃取剂即得挥发油。

蒸馏法虽具有设备简单、容易操作、成本低、提油率高等优点，但这种方法因原料直接受热，温度较高，可能使挥发油中某些成分分解，有时原料易焦化，影响产品的质量。

2. 溶剂提取法　使用有机溶剂如乙醚、石油醚对含挥发油的药材进行回流提取或冷浸，提取液经蒸馏或减压蒸馏除去溶剂，即得含有挥发油的浸膏。此法提取得到的挥发油含杂质较多，原料中的其他脂溶性成分如树脂、油脂、蜡等也同时被提取出来。

通常利用乙醇对植物蜡等脂溶性杂质的溶解度随温度的降低而减小的性质除去杂质，先用热乙醇溶解浸膏，冷却（-20℃）放置，滤除不溶性杂质，再减压蒸去乙醇可得较纯的挥发油。

3. 压榨法　此法适用于挥发油含量较高的新鲜植物药材，如柠檬、橘、橙、柚子等的果皮经直接压榨，榨出液离心分层，即得挥发油粗品。

此法优点是在常温下进行，所得挥发油保持原有的新鲜香味，但不足之处是产品不纯，含有水分、黏液质、色素、细胞组织等杂质，且挥发油并不能完全压榨出来，提取不完全。通常将压榨后的药材再进行水蒸气蒸馏，使挥发油提取完全。

4. 吸收法　油脂一般具有吸收挥发油的性质，往往利用此性质提取贵重的挥发油，如玫瑰油、茉莉花油等。此法在室温下使用特制的脂肪（无臭豚脂3份与牛脂2份的混合物）吸收挥发油，所得挥发油保持原有芳香气味，纯度高，但耗时长，操作麻烦。

5. 超临界流体萃取法　此法与其他挥发油的提取方法比较，具有防止氧化、热解、无残留溶剂、提取效率高、所得挥发油品质高、芳香纯正等优点。如紫苏中特有的香味成分紫苏醛，是紫丁香花中的独特香味成分，不稳定，易受热分解，采用二氧化碳超临界流体提取所得芳香挥发油气味与原料相同，明显优于其他方法。

6. 微波萃取法　微波萃取技术是近年发展的从天然产物中提取香料的一种新技术。微波萃取法是以微波辐射作为热原进行提取，具有设备简单、提取效率高和提取时间短等优点，有利于热敏性成分提取。但该技术也存在不足之处，如提取成品的组成不稳定，同时挥发性成分随萃取时间延长而逐步散失。

（二）分离

1. 冷冻结晶法　将挥发油置于0~20℃下放置，使含量高的成分析出结晶（脑），即可将脑与挥发油中的其他成分分离，得到结晶，再经重结晶可得纯品。此法优点是操作简单，但有时分离不完全。如薄荷油冷至-20℃，放置12小时析出第一批粗脑，油继续在-20℃冷冻24小时后，可析出第二批粗脑，粗脑加热熔融，在0℃冷冻即可得较纯薄荷脑。

2. 分馏法　挥发油为混合物，成分大多为单萜、倍半萜类化合物，因其结构中所含的双键数、含氧取代基不同，所以各成分间的沸点各异，以此作为分离的依据。采用分馏法初步分离，一般单萜烃的沸点小于倍半萜的沸点；同一萜烃，双键越少，沸点越低；萜烃的沸点小于相应含氧衍生物的沸点；同一类萜烃的含氧衍生物，含氧官能团的极性越大，沸点越高。

由于挥发油的组分对热和空气不稳定，为防止结构发生改变，一般采用减压分馏法。按照温度不同可分为三个馏分。

低沸程馏分（35~70℃/1.333kPa）为单萜烃类化合物。

中沸程馏分（70~100℃/1.333kPa）为单萜含氧衍生物。

高沸程馏分（100~140℃/1.333kPa）为倍半萜及其含氧衍生物和薁类化合物。

挥发油中有些成分沸点相差不大，因此所得的馏分仍可能是混合物，需进一步采用精馏或结合冷冻、重结晶或色谱等方法进行分离。

3. 化学法 根据挥发油各组成成分结构或官能团的不同，选择合适的化学方法进行处理，使各成分达到分离的目的。

（1）碱性成分的分离 将挥发油溶于乙醚，用 1%～2% 的盐酸或硫酸萃取，取酸水层碱化后用乙醚萃取，蒸去乙醚即得碱性成分。

（2）酸、酚性成分的分离 将分出碱性成分的挥发油乙醚液，分别用 5% NaHCO$_3$ 溶液和 2% NaOH 溶液进行萃取，取碱水层加稀酸酸化后用乙醚萃取，蒸去乙醚，前者可得酸性成分，后者可得酚性或弱酸性成分。

（3）羰基类成分的分离 常用的方法有亚硫酸氢钠法与吉拉德（Girard）试剂法。其原理是使亲脂性的羰基类成分（醛、酮等）与亚硫酸氢钠或吉拉德试剂生成亲水性的加成物，从而与油中其他成分分离。加成物在酸或碱的作用下分解，还原为原来的羰基成分被亲脂性有机溶剂萃取出来。亚硫酸氢钠只能与醛和小分子的酮类成分形成加成物，而吉拉德试剂对所有羰基成分都适用。

①亚硫酸氢钠法 将分出碱性、酸性成分的挥发油母液经水洗至中性，以无水硫酸钠干燥后，加入亚硫酸氢钠的饱和溶液，低温短时间萃取，使之与醛、酮类化合物发生可逆性加成反应。分出水层或加成物结晶，加酸或碱液处理，以乙醚萃取，回收溶剂，可得挥发油中的醛、酮类化合物。提取时注意控制时间和温度，若时间过长或温度过高，亚硫酸氢钠可与双键形成不可逆的加成物。

②吉拉德（Girard）试剂反应法 Girard 试剂是一类带有酰肼及季铵基团的试剂的总称，常用的是 Girard 试剂 T 和 Girard 试剂 P。将挥发油的中性部分加入吉拉德试剂的乙醇溶液和 10% 醋酸，加热回流，待反应完成后加水稀释，乙醚萃取，分出其他不含羰基的中性挥发油。水层加酸酸化，使吉拉德试剂与羰基成分的缩合物分解，用乙醚萃取，羰基成分即进入乙醚层，回收乙醚可得含羰基类化合物。

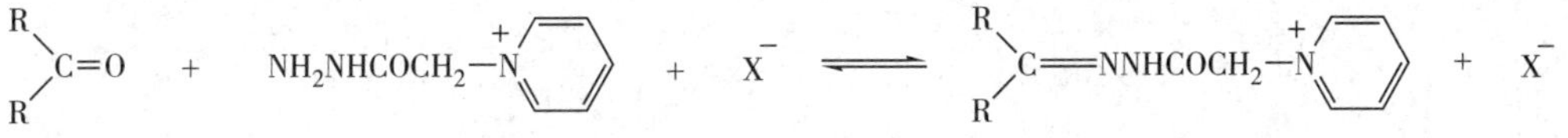

羰基化合物 + Girard P + X⁻ ⇌ Girard 腙 + X⁻

（以下为反应式图示）

R₂C=O ＋ NH₂NHCOCH₂—N⁺(吡啶) ＋ X⁻ ⇌ R₂C=NNHCOCH₂—N⁺(吡啶) ＋ X⁻

羰基化合物　　　　　Girard P　　　　　　　　　　　　　　　Girard 腙

（4）**醇类的分离**　挥发油中的醇类成分可与邻苯二甲酸酐或丙二酸单酰氯或丁二酸酐反应生成酸性单酯，转溶于碳酸氢钠溶液中，加乙醚萃取出其他中性挥发油成分，分出碳酸氢钠溶液，酸化后用乙醚萃取出生成的酯，回收乙醚，残留物经氢氧化钠皂化后，使邻苯二甲酸酐等试剂与挥发油的醇类生成的酸性单酯水解，用乙醚萃取，可得原挥发油中的醇类成分。

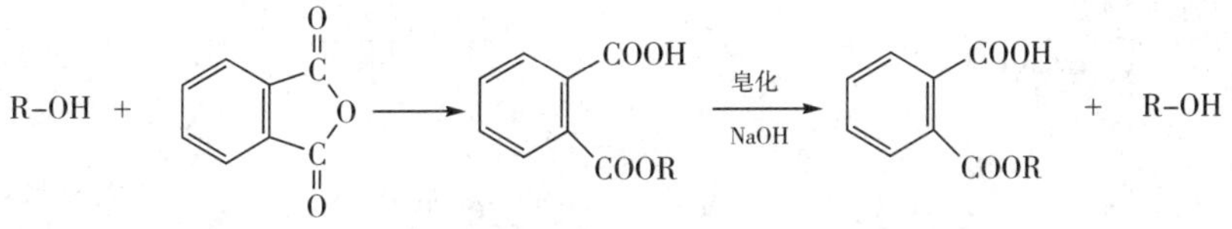

（反应式图示）

R—OH ＋ 邻苯二甲酸酐 → 酸性邻苯二甲酸萜醇酯 —(皂化 NaOH)→ 邻苯二甲酸钠 ＋ R—OH

萜醇　　邻苯二甲酸酐　　　酸性邻苯二甲酸萜醇酯　　　邻苯二甲酸钠　　萜醇

（5）**其他成分的分离**　挥发油中醚类成分可与浓磷酸反应，生成白色磷酸盐沉淀，沉淀加水稀释，醚类又分离出来，用乙醚萃取即得；具有不饱和双键的萜烃，可与溴、盐酸或氢溴酸生成加成物析出结晶；挥发油中的薁类化合物，能溶于强酸生成加成物，生成物加水稀释薁类又析出。

挥发油中各成分的化学系统分离流程如图 10-1。

4. 色谱法　由于挥发油组成成分复杂，一般先用分馏法、化学法做适当分离后，再用色谱法分离。

（1）**吸附色谱法**　硅胶和氧化铝吸附柱色谱应用最为广泛。样品一般溶于石油醚或己烷等极性小的溶剂，使其通过硅胶或氧化铝色谱柱，依次用石油醚、己烷、乙酸乙酯等按一定比例组成的混合溶剂进行洗脱。分段收集洗脱液，结合薄层色谱检识，相同组分合并，经进一步处理得到单体化合物。

（2）**硝酸银色谱法**　对于含有双键异构体的挥发油，用一般色谱法难以分离可采用硝酸银色谱。依据挥发油成分中双键的数目、位置及顺反异构体不同，与硝酸银形成 π-配合物的难易及稳定性的差异，采用硝酸银柱色谱或硝酸银薄层色谱进行分离。一般来说，双键多的化合物易形成配合物；末端双键较其他双键形成的配合物稳定；顺式双键形成配合物的稳定性大于反式双键。如 α-细辛醚、β-细辛醚、欧细辛醚，最先被洗脱下来是具有反式双键的 α-细辛醚，其次是顺式双键的 β-细辛醚，最后是具有末端双键的欧细辛醚。

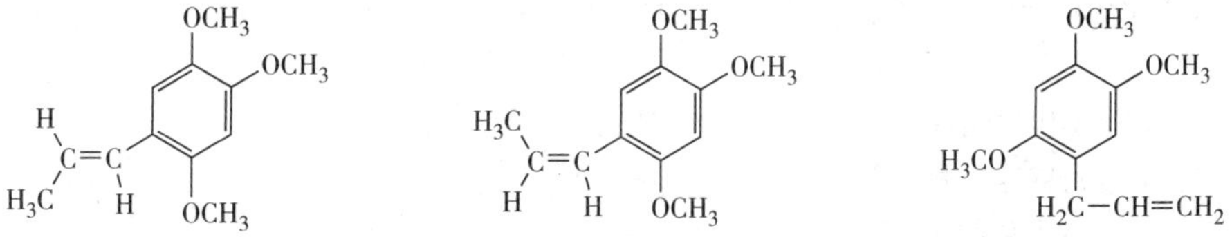

（三种结构式图示）

α-细辛醚　　　　　　　　β-细辛醚　　　　　　　　欧细辛醚

五、检识

（一）理化检识

1. 一般检识　将试样溶于乙醚或石油醚中，滴在滤纸上，如油斑在室温下能挥发并不留有痕迹，可能含有挥发油，如油斑不消失则可能含有油脂。

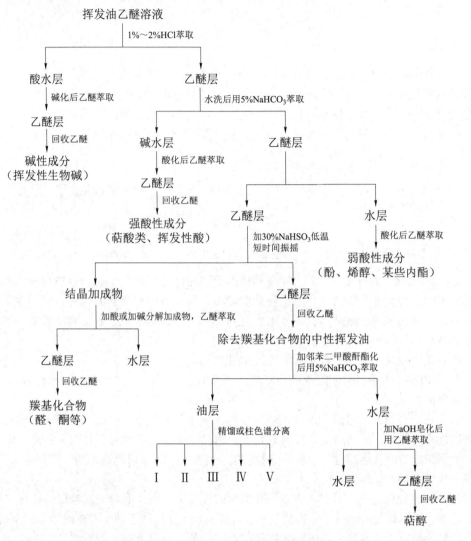

图 10-1　挥发油化学法系统分离流程图

2. 理化常数测定　包括物理常数和化学常数。

（1）物理常数的测定　相对密度、比旋度、折光率是鉴定挥发油常用的物理常数。测定挥发油的物理常数，一般先测折光率，若折光率不合格，其余项目不必测定，此挥发油不合格。

（2）化学常数的测定　包括酸值、酯值、皂化值的测定。

3. 官能团的鉴定　挥发油中的不同成分因含有不同的官能团而表现出不同的特性，通过对挥发油官能团的鉴定，可初步了解挥发油的组成，见表 10-2。

表 10-2　挥发油中各官能团的检识方法

官能团	化学试剂	现象
酚基	$FeCl_3$	呈现绿色、紫色或蓝色

官能团	化学试剂	现象
醛基	氨性硝酸银溶液	银镜反应
羰基	2,4-二硝基苯肼、氨基脲、羟胺	结晶性沉淀
不饱和键	5%溴的三氯甲烷溶液	红色褪去
内酯	亚硝酰铁氰化钠及氢氧化钠	出现红色并逐渐消失

（二）色谱检识

1. 薄层色谱 常用的吸附剂为硅胶 G 或 2~3 级中性氧化铝 G。以石油醚-乙酸乙酯（85：15）为展开剂，可将挥发油中含氧化合物较好的展开，而不含氧的化合物则展至前沿。以石油醚或正己烷为展开剂，可将挥发油中不含氧的化合物较好的展开，而含氧化合物则留在原点。实际工作中常分别用这两种展开剂对同一薄层作单向二次展开。

常用的显色剂有两类，一类为通用显色剂，即香草醛-浓硫酸，喷后 105℃ 加热，挥发油中各种成分显不同的颜色。另一类为各成分官能团专属显色剂，常用的有：

（1）2%高锰酸钾水溶液 如在粉红色背景下产生黄色斑点表明含有不饱和化合物。

（2）2,4-二硝基苯肼试剂 如产生黄色斑点表明含有醛酮类化合物。

（3）异羟肟酸铁反应 如斑点显淡红色，可能为酯或内酯。

（4）三氯化铁反应 如斑点显绿色或蓝色表明含有酚性化合物。

（5）硝酸铈铵试剂 在黄色背景下显棕色斑点表明含有醇类化合物。

（6）对-二甲氨基苯甲醛试剂 室温下显蓝色表明含有薁类化合物，80℃ 烘烤 10 分钟才显色为薁类前体化合物。

（7）0.05%溴酚蓝乙醇溶液 如产生黄色斑点表明含有有机酸类化合物。

2. 气相色谱 气相色谱法具有分离效果好、灵敏度高、样品用量少、分析速度快等优点，是研究挥发油组成成分的重要方法，特别是与质谱联用，已广泛用于挥发油的定性定量分析。在一定条件下，通过观察色谱图的出峰数和各峰面积，可初步了解挥发油中所含成分的种类及各成分的比例。对已知成分的鉴定，可利用已知成分的标准品与挥发油在同一条件下，相对保留时间出现的色谱峰，确定挥发油中的某一成分。对于未知成分的鉴定，目前多采用气相色谱-质谱-数据系统联用（GC-MS-DS），气相色谱具有分离的功能，质谱承担检测和结构分析，通过与已知化合物质谱数据库比对，大大提高了挥发油分析鉴定的速度和研究水平。

第三节 应用实例

实例一 穿心莲中萜类化学成分的提取分离技术

穿心莲为爵床科植物穿心莲 [*Androgrmphis paniculata* (Burm) Nees] 的干燥地上部分，其味苦，性寒，具有清热解毒、凉血消肿的功效。

一、穿心莲中主要有效成分的结构、理化性质

穿心莲叶中含有多种二萜内酯及二萜内酯苷类成分，如穿心莲内酯、新穿心莲内酯、

14-去氧穿心莲内酯、脱水穿心莲内酯等，主要活性成分为穿心莲内酯，且含量最高。

穿心莲内酯又称穿心莲乙素，为无色方形或长方形结晶，味极苦，mp. 230~232℃。易溶于丙酮、甲醇、乙醇，微溶于三氯甲烷、乙醚，难溶于水、石油醚、苯。穿心莲内酯遇碱加热开环成穿心莲酸盐，遇酸又环合形成内酯。对酸碱不稳定，在 pH 10 时，不但内酯开环，并可能产生双键移位或结构改变。内酯环具有活性亚甲基反应，可与 Legal 试剂、Kedde 试剂等反应显紫红色。

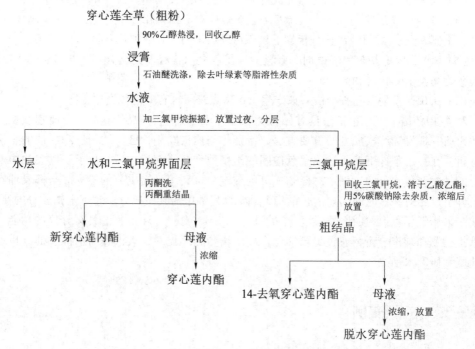

穿心莲内酯　　　　新穿心莲内酯　　　　14-去氧穿心莲内酯　　　　脱水穿心莲内酯

二、穿心莲中穿心莲内酯类化合物的提取分离

（一）工艺流程（图10-2）

穿心莲全草（粗粉）

↓ 90%乙醇热浸，回收乙醇

浸膏

↓ 石油醚洗涤，除去叶绿素等脂溶性杂质

水液

↓ 加三氯甲烷振摇，放置过夜，分层

水层　　　　水和三氯甲烷界面层　　　　三氯甲烷层

水和三氯甲烷界面层：
丙酮洗
丙酮重结晶
→ 新穿心莲内酯　　　母液
母液 ↓ 浓缩
穿心莲内酯

三氯甲烷层：
回收三氯甲烷，溶于乙酸乙酯，
用5%碳酸钠除去杂质，浓缩后
放置
粗结晶
→ 14-去氧穿心莲内酯　　　母液
母液 ↓ 浓缩，放置
脱水穿心莲内酯

图 10-2　穿心莲中萜类化学成分提取分离流程图

（二）流程说明

利用穿心莲内酯、新穿心莲内酯与 14-去氧穿心莲内酯、脱水穿心莲内酯在三氯甲烷中溶解度不同进行粗分，再采用结晶法进行精制。

实例二　薄荷中挥发油类成分的提取分离技术

薄荷为唇形科植物野薄荷（*Mentha haplocalyx* Briq.）干燥的地上部分，是辛凉发汗解热药，用于治疗流行性感冒、头疼、目赤、身热、咽喉及牙床肿痛等症，外用可治神经痛、皮肤瘙痒、皮疹和湿疹等。

一、薄荷中主要有效成分的结构、理化性质

薄荷油为无色或淡黄色油状液体，有强烈的薄荷香气，相对密度为 0.895~0.910，比旋光度为 -17°~-24°，折射率为 1.458~1.471，mp. 204~210℃。可溶于有机溶剂如乙醇、乙醚、三氯甲烷等。薄荷油的化学组成复杂，油中成分主要是单萜类及其含氧衍生物，其中薄荷醇含量占 77%~78%，薄荷酮含量占 8%~12%。

薄荷醇又称薄荷脑，为无色针状或棱柱状结晶，或白色结晶状粉末，分子式 $C_{10}H_{20}O$，相对分子量 156.26，mp. 41~43℃，相对密度 0.890，微溶于水，易溶于乙醇、三氯甲烷、乙醚及石油醚等有机溶剂。

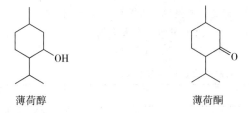

薄荷醇　　　　　　　　　薄荷酮

二、薄荷中薄荷醇的提取分离

（一）工艺流程（图 10-3）

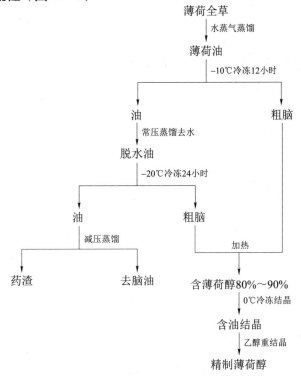

图 10-3　薄荷醇提取分离流程图

（二）流程说明

薄荷油的提取方法有水蒸气蒸馏法、冷浸法、超声波法和 CO_2 超临界流体萃取法。水蒸气蒸馏法提取操作相对简单，成本较低。用水蒸气蒸馏法提取出薄荷油，以冷冻法分离，再用结晶法进一步纯化得薄荷醇。

重点小结

知识点	要点
组成与分类	1. 萜类化合物的分类：单萜、倍半萜、二萜、三萜等 2. 挥发油的组成：萜类化合物、芳香族化合物、脂肪族化合物及其含氧衍生物、少数含硫、含氮化合物。
理化性质	1. 萜类化合物的理化性质：性状、溶解性、化学反应 2. 挥发油的理化性质：性状、溶解性、物理常数、稳定性
提取与分离	1. 挥发油的提取：水蒸气蒸馏法、溶剂提取法、吸收法、压榨法、超临界流体萃取法、微波萃取法 2. 挥发油的分离：冷冻法、分馏法、化学法、色谱法
检识	挥发油的检识：理化检识、色谱检识

目标检测

一、选择题

（一）单项选择题

1. 下列哪种药材中所含的挥发油成分，具有抗癌活性（　　）。
   A. 八角茴香　　　　　　B. 丁香　　　　　　C. 温莪术
   D. 薄荷　　　　　　　　E. 以上均不是

2. 环烯醚萜类多以哪种形式存在（　　）。
   A. 酯　　　　　　　　　B. 游离　　　　　　C. 苷
   D. 萜源功能基　　　　　E. 苷元

3. 在青蒿素的结构中，具有抗疟作用的活性基团是（　　）。
   A. 羧基　　　　　　　　B. 醚键　　　　　　　C. 过氧基
   D. 内脂环　　　　　　　E. 双键

4. 薁类可溶于（　　）。
   A. 强碱　　　　　　　　B. 水　　　　　　　　C. 弱碱
   D. 强酸　　　　　　　　E. 甲醇

5. 组成挥发油最主要的成分是（　　）。
   A. 单萜、倍半萜　　　　B. 三萜　　　　　　　C. 二萜类
   D. 半萜　　　　　　　　E. 多萜

6. 挥发油经薄层展开后，欲了解挥发油整体组成情况，常选用的显色剂（　　）。
   A. 三氯化铁试剂　　　　B. 高锰酸钾溶液　　　C. 香草醛-浓硫酸试剂

D. 异羟肟酸铁试剂   E. 氢氧化钠溶液

7. 用溶剂提取法提取挥发油时，首选的溶剂（   ）。

    A. 95% 乙醇　　　　　B. 三氯甲烷　　　　　C. 石油醚

    D. 乙酸乙酯　　　　　E. 正丁醇

8. 下列化合物应属于（   ）。

    A. 双环单萜　　　　　B. 单环单萜　　　　　C. 薁类

    D. 环烯醚萜　　　　　E. 倍半萜

9. 提取某些贵重的挥发油，常选用的方法是（   ）。

    A. 通入水蒸气蒸馏法　　　　　　　B. 吸收法

    C. 压榨法　　　　　　　　　　　　D. 浸取法

    E. 溶剂法

10. 区别油脂和挥发油，一般可采用（   ）。

    A. 升华试验　　　　　B. 挥发性试验　　　　C. 泡沫试验

    D. 溶血试验　　　　　E. 色谱检识

（二）多项选择题

1. 挥发油中主要含有的萜类化合物是（   ）。

    A. 单萜　　　　　　　B. 二萜　　　　　　　C. 倍半萜

    D. 二倍半萜　　　　　E. 三萜

2. 挥发油具备的性质有（   ）。

    A. 难溶于水　　　　　B. 具挥发性　　　　　C. 升华性

    D. 易溶于有机溶剂　　E. 能随水蒸气蒸馏

3. 挥发油易溶的溶剂有（   ）。

    A. 乙醚　　　　　　　B. 苯　　　　　　　　C. 水

    D. 石油醚　　　　　　E. 二硫化碳

4. 提取挥发油可采用的方法是（   ）。

    A. 水蒸气蒸馏法　　　B. 压榨法　　　　　　C. 吸收法

    D. 溶剂提取法　　　　E. 升华法

5. 挥发油氧化变质后，一般表现为（   ）。

    A. 相对密度增大　　　B. 颜色加深

    C. 失去香气　　　　　D. 聚合成树脂样物质

    E. 不能随水蒸气蒸馏

二、名词解释

1. 挥发油

2. 萜类化合物

三、问答题

1. 萜类化合物的分类依据是什么？各类萜在植物体内的存在形式是什么？
2. 什么是挥发油的酸值、酯值、皂化值？
3. 挥发油如何保存？为什么？

四、设计提取分离流程

某挥发油中含有以下几种成分，按照下列流程分离，各成分应在何部位得到。

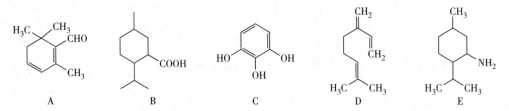

A   B   C   D   E

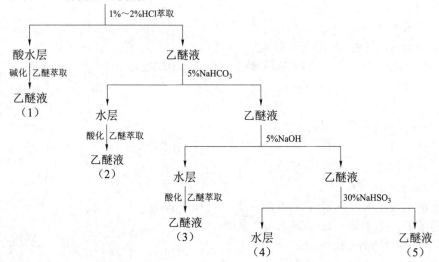

挥发油乙醚溶液
│ 1%～2%HCl萃取
├─ 酸水层
│   │ 碱化 乙醚萃取
│   乙醚液
│   （1）
└─ 乙醚液
     │ 5%NaHCO₃
     ├─ 水层
     │   │ 酸化 乙醚萃取
     │   乙醚液
     │   （2）
     └─ 乙醚液
          │ 5%NaOH
          ├─ 水层
          │   │ 酸化 乙醚萃取
          │   乙醚液
          │   （3）
          └─ 乙醚液
               │ 30%NaHSO₃
               ├─ 水层（4）
               └─ 乙醚液（5）

实训项目八 八角茴香中挥发油的提取分离及检识

【实训目的】

1. 掌握水蒸气蒸馏提取法提取挥发油的方法，学会利用挥发油含量测定器提取和测定药材中挥发油的操作技术。
2. 掌握挥发油的一般检识和结晶性成分的分离方法。
3. 学会对挥发油中的化学成分进行原位薄层检识的操作技术。
4. 学会采用单向二次薄层色谱方法检识挥发油化学组成的操作技术。

【实训原理】

八角茴香为木兰科植物八角茴香（*Iuicium verum* Hook. f.）干燥成熟的果实，含挥发油约5%。主要成分是茴香脑（anethole），茴香脑为白色结晶，mp. 21.4℃，溶于苯、乙酸乙酯、丙酮、二硫化碳及石油醚，几乎不溶于水，茴香脑约占总挥发油的80%～90%。此外，尚有少量甲基胡椒酚（methylchavicol）、茴香醛（anisaldehyde）、茴香酸（anisic acid）等。

OCH₃ ... HC=CH-CH₃ 茴香脑	OCH₃ ... H₂C-CH=CH₂ 甲基胡椒酚	CHO ... OCH₃ 茴香醛	COOH ... OCH₃ 茴香酸

本实验采用提取挥发油的通法——水蒸气蒸馏法。

挥发油中各类成分的极性不相同，一般不含氧的萜烃类化合物极性小，在薄层板上可被石油醚较好地展开；而含氧的化合物极性较大，可被石油醚与乙酸乙酯混合溶剂较好地展开。为了使挥发油中各组分能在同一块薄层板上进行分离，可采用单向二次色谱法展开。

【实训材料】

1. 仪器及材料 挥发油含量测定器、色谱缸、试管、烧杯、回流冷凝管、毛细管、硅胶 G 薄层板（8cm×14cm）。

2. 试药 八角茴香、石油醚（30~60℃）、乙酸乙酯、三氯化铁试液、2,4-二硝基苯肼试液、碱性高锰酸钾试液、香草醛-浓硫酸试液。

【实训步骤】

1. 茴香脑的提取 取八角茴香 50g 捣碎，置挥发油含量测定器烧瓶中（图 10-4），加 500ml 水与沸石，连接挥发油测定器与回流冷凝管。自冷凝管上端加水使充满挥发油测定器的刻度部分，并使溢流入烧瓶时为止，缓缓加热至沸，提取至测定器中油量不再增加，停止加热，放冷，分取油层，计算得率。也可将捣碎的八角茴香，置烧杯中，加适量的水浸泡湿润，按一般水蒸气蒸馏法蒸馏提取。

2. 茴香脑的分离 将所得八角茴香油（留出少量做薄层检查）置冰箱中冷却 1 小时，可见白色结晶析出，低温滤过，得到茴香脑结晶，滤液为析出茴香脑后的八角茴香油。

3. 检识

（1）油斑试验 将八角茴香油 1 滴，滴于滤纸片上，常温（或加热烘烤）观察油斑是否消失。

（2）原位薄层试验 取硅胶 G 薄层板（8cm×14cm）1 块，将八角茴香挥发油用 95% 乙醇稀释 5~10 倍，用毛细管分别滴在薄层板上，再将各种试剂用滴管分别点在相应的斑点上，根据选用的显色剂，通过观察颜色的变化，初步推测八角茴香油挥发抽中可能含有的化学成分。

（3）薄层色谱检识 取硅胶 G 薄层板（8cm×14cm）一块，在距底边 1.5cm、8cm 及 13cm 处分别用铅笔画出起始线、中线及前沿。将八角茴香挥发油点在起始线上，先在石油醚-乙酸乙酯（85：15）展开剂中展开至薄板中线时取出，挥去展开剂，再以石油醚中展开，至前沿时取出，挥去展开剂，用香草醛-浓硫酸显色

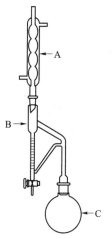

图 10-4 挥发油测定器
A. 冷凝管 B. 接收管
C. 蒸馏瓶

剂显色，观察斑点的数量、位置及颜色，初步推测八角茴香挥发油中可能含有化学成分的数量。

【实训提示】

1. 挥发油含量测定装置分为两种。一种适用于相对密度小于 1.0 的挥发油测定；另一种用于测定相对密度大于 1.0 的挥发油。《中国药典》规定，测定相对密度大于 1.0 的挥发油，也可在相对密度小于 1.0 的测定器中进行，其方法是在加热前，预先加入 1ml 二甲苯于测定器内，然后进行水蒸气蒸馏，使蒸出的相对密度大于 1.0 的挥发油溶于二甲苯中，由于二甲苯的相对密度为 0.8969，一般能使挥发油与二甲苯的混合溶液浮于水面。计算挥发油的含量时，扣除加入二甲苯的体积即可。

2. 提取完毕，须待油水完全分层后，再将挥发油放出。

3. 挥发油易挥发逸失，因此进行原位薄层反应时，操作应及时，不易久放。

4. 喷洒香草醛–浓硫酸显色剂时，应于通风橱内进行。

【实训思考】

1. 用挥发油含量测定器提取挥发油应注意什么问题？

2. 挥发油的单向二次展开时，为什么先用石油醚与乙酸乙酯的混合溶剂进行第一次展开，再用石油醚进行第二次展开？

（李 博）

第十一章

其他类化学成分的提取分离技术

学习目标

知识要求　**1. 掌握**　鞣质的结构类型、理化性质及除去鞣质的方法。

　　　　　2. 熟悉　有机酸、氨基酸、蛋白质及酶的结构特点、一般性质。

　　　　　3. 了解　鞣质、有机酸、氨基酸、蛋白质及酶的生物活性及应用。

技能要求　1. 熟练掌握除去天然药物中鞣质的方法；鞣质的检识技术。

　　　　　2. 学会利用天然药物中其他类化学成分的结构特点及性质，在提取分离过程中有效的除去杂质。

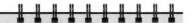

案例导入

案例：天然药物五倍子为漆树科植物盐肤木、青麸杨或红麸杨叶上的干燥虫瘿，主要由五倍子蚜虫寄生而形成。其性寒，味酸、涩，具有敛肺降火、涩肠止泻、敛汗止血、收湿敛疮等功效，主治肺虚久咳、久泻久痢、便血痔血、痈肿疮毒、皮肤湿烂等症。

讨论：1. 五倍子中能止泻、止血、止汗的有效成分是什么？

　　　　2. 五倍子在临床上作用如何？

天然药物中除了生物碱、黄酮、蒽醌、香豆素及皂苷等有效成分外，还有一些其他类化学成分，如鞣质、有机酸、氨基酸、蛋白质等，这些成分在植物中普遍存在，通常在疾病治疗中不起主导作用，常被视为无效成分。随着现代科学技术的发展以及天然药物化学研究的不断深入，一些原本认为无效成分的鞣质、有机酸、蛋白质等，因发现它们具有生物活性而成为有效成分。如天然药物地榆中的鞣质用来治疗烧伤烫伤；半夏、天南星中的γ-氨基丁酸有暂时降压的作用；天花粉蛋白有引产作用等。

第一节　鞣质

鞣质又称鞣酸（tannic acid）或单宁（tannic），是植物界中一类结构复杂的多元酚类化合物。这类化合物能与蛋白质结合形成不溶于水的沉淀，可与兽皮中的蛋白质形成致密、柔韧、不易腐败又难以透水的皮革，故被称为鞣质。

鞣质在植物界广泛存在，约70%，以上的天然药物均含有鞣质类化合物，以茜草科、蔷薇科、大戟科、蓼科等植物中最为常见，如地榆、大黄、虎杖、仙鹤草、四季青等。植物被昆虫叮咬后所形成的虫瘿常含有大量的鞣质，如五倍子含的鞣质高达70%以上。鞣质存在于植物的叶、皮、茎、根、果实等部位，树皮中尤为常见，如合欢树皮、儿茶树皮、石榴皮等，其大多数呈游离状态存在，部分与其他物质（如生物碱类）结合而存在。

一、结构类型

鞣质按照其化学结构的特点可分为可水解鞣质、缩合鞣质和复合鞣质三种类型。

（一）可水解鞣质

可水解鞣质（hydrolysable tannins）分子中具有酯键和苷键，可被酸、碱或酶催化水解生成酚酸和多元醇或糖。根据其水解的主要产物不同，又可分为没食子酸鞣质和逆没食子酸鞣质两类。

1. 没食子酸鞣质（gallotannins） 这类鞣质水解后可产生没食子酸（gallic acid）（或其缩合物）和糖或多元醇。

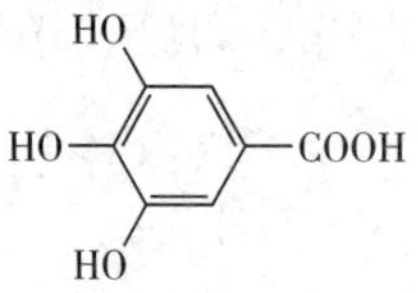

没食子酸 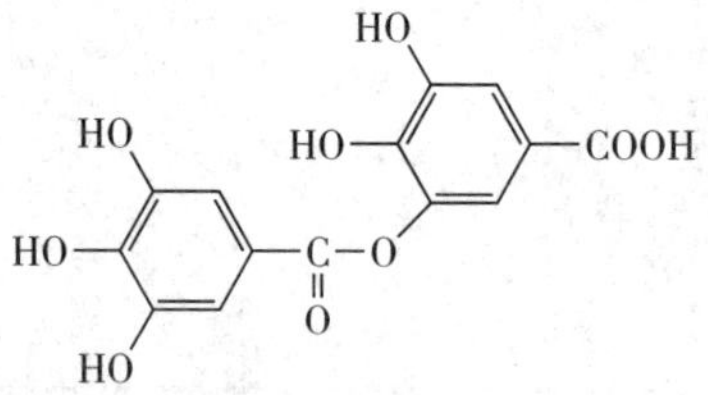　　　　　　　　　　间-双没食子酸

没食子酸鞣质水解后产生的多元醇大多为葡萄糖。如五倍子鞣质是五倍子的主要成分，医药上称为五倍子鞣酸（galletannins acid），国际上称为中国鞣质（chinese gallotannins），含量约60%～70%，是可水解鞣质的代表。五倍子鞣质是倍酰葡萄糖的混合物，即葡萄糖上的羟基与没食子酸所形成的酯类化合物的混合物。

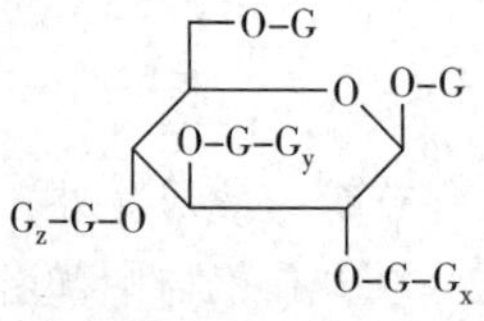

五倍子鞣质 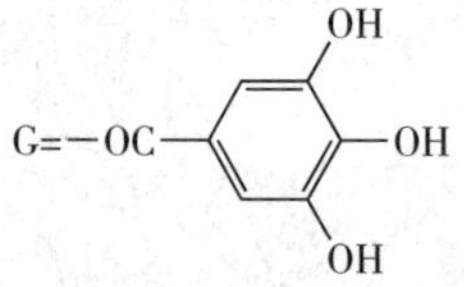　　　　　　　　　没食子酰基

2. 逆没食子酸鞣质（ellagitannins） 这类鞣质水解后可产生逆没食子酸（鞣花酸）（ellagic acid）和糖或同时有其他酸生成。某些逆没食子酸鞣质的原始结构中并无逆没食子酸的组成，其没食子酸是由水解产物中的黄没食子酸或六羟基联苯二甲酸脱水转化而成的。

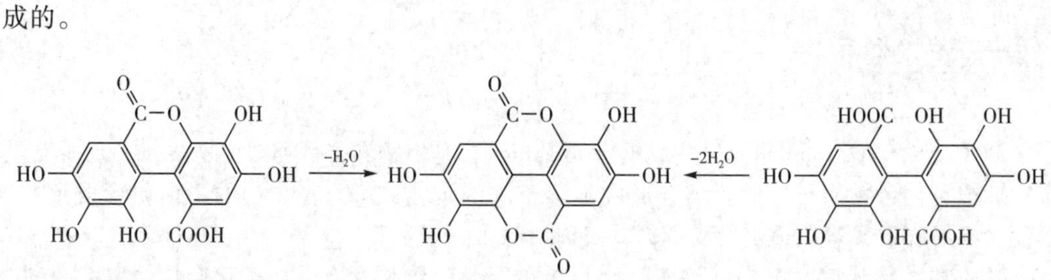

黄没食子酸　　　　　　　逆没食子酸　　　　　　六羟基联苯二甲酸

天然药物诃子中含有的混合鞣质主要成分为诃子鞣质（chebulagic acid）和诃子酸（chebulinic），诃子鞣质水解后可产生一分子黄没食子酸和两分子葡萄糖，前者脱水即生成逆没食子酸。

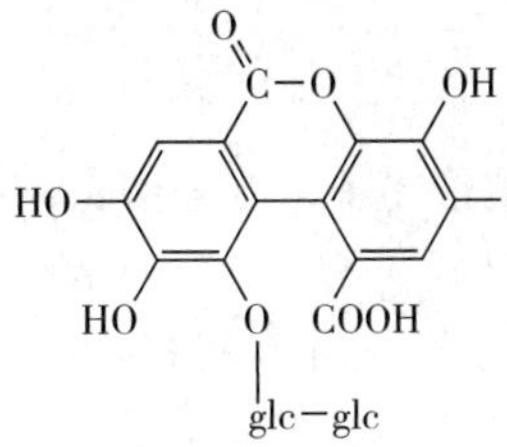

诃子鞣质

（二）缩合鞣质

缩合鞣质（condensed tannins）用稀酸、碱、酶处理一般不能水解，但可缩合成高分子不溶于水的无定形暗棕色或棕红色沉淀，又称"鞣红"（亦称鞣酐）。缩合鞣质在植物界分布广泛，主要存在于植物的果实、种子及树皮中，如柿子、槟榔、麻黄、钩藤、大黄、肉桂等。

缩合鞣质的结构较为复杂，一般认为是（+）儿茶素（catechin）、 （-）表儿素（epicatechin）等黄烷-3-醇或黄烷-3,4-二醇类化合物以碳碳键缩合而成的，也有部分缩合鞣质的结构中，黄烷醇相互之间除了碳碳键外兼有醚键、酯键等缩合。儿茶素不是鞣质，当它们相互缩合成大分子多聚体后才具有鞣质的特性。目前从天然药物中分离得到的缩合鞣质主要有二聚体、三聚体和四聚体等。

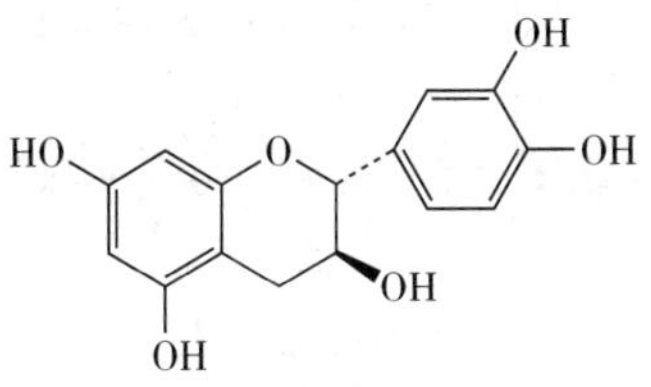

（-）儿茶素（2R,3S）

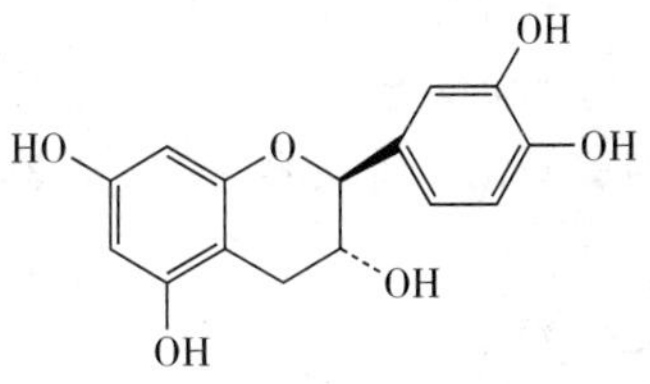

（+）儿茶素（2S,3R）

（三）复合鞣质

复合鞣质（complex tannins）是由可水解鞣质中逆没食子鞣质部分与黄烷醇缩合而成的一类鞣质。具有可水解鞣质和缩合鞣质的特征。近年来从番石榴属中分离出的番石榴素（guavin A、C）等均属于此类。

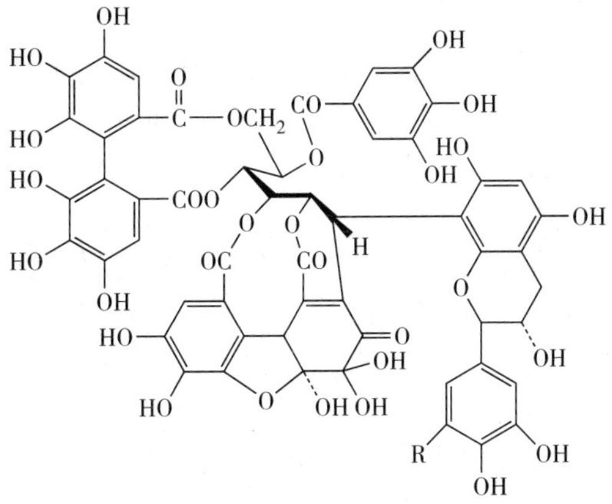

番石榴素A R=H
番石榴素C R=OH

二、理化性质

（一）物理性质

1. 性状 鞣质大多为灰白色无定形粉末，有苦涩味，具有收敛性，易吸潮。

2. 溶解性 鞣质具有较强的极性，可溶于水、甲醇、乙醇、丙酮等极性较大的溶剂，也可溶于乙酸乙酯，难溶于乙醚、苯、三氯甲烷等极性小的有机溶剂。

（二）化学性质

1. 还原反应 鞣质含有很多酚羟基，易被氧化尤其是在碱性条件下氧化更快。另外鞣质还能还原斐林试剂，使高锰酸钾溶液褪色。

2. 沉淀反应

（1）与蛋白质沉淀 鞣质可与蛋白质结合生成不溶于水的复合物沉淀，使蛋白质变性，如工业上使用的鞣革。实验室一般使用明胶沉淀鞣质，可作为鉴别、提取和除去鞣质的常用方法。

（2）与重金属盐沉淀 鞣质的水溶液能与醋酸铅或碱土金属氢氧化物等重金属盐产生沉淀。可利用此性质进行提取分离及除去鞣质。

（3）与生物碱沉淀 鞣质的水溶液可与生物碱结合生成难溶或不溶性的复盐沉淀，故可作为生物碱的沉淀反应试剂。在提取分离及除去鞣质时亦可利用这一性质。

3. 显色反应

（1）与三氯化铁作用 鞣质中含有多个酚羟基故可与三氯化铁反应显蓝黑色或绿黑色，通常可以作为鞣质的鉴别反应。蓝黑墨水的制造就是利用鞣质的这一性质。

（2）与铁氰化钾的氨溶液作用 鞣质的水溶液与铁氰化钾氨溶液反应呈深红色，并很快变成棕色。

三、提取与分离

（一）提取

鞣质的结构中含有多个酚羟基，故极性较大。提取鞣质通常可选择水、乙醇、甲醇、水-丙酮等极性较大的溶剂。用于提取鞣质的天然药物原料最好是新鲜的，且宜立即浸提。提取时注意控制温度和时间，避免鞣质在水分、日光、氧气和酶的作用下变质。如将原料药材粉碎后加溶剂在高速搅碎机内提取，称为组织破碎提取法，是目前提取鞣质类化合物最常用的方法。

（二）分离

分离纯化鞣质经典的方法有沉淀法、透析法及结晶法，色谱法是目前分离鞣质最主要的方法。常用 Sephadex LH-20 为固定相，水、不同浓度的醇和丙酮为流动相。此外，硅胶、纤维素、聚酰胺也可作为色谱分离的固定相。

（三）除去鞣质的方法

由于鞣质能与蛋白质结合成水不溶性沉淀，所以天然药物注射剂中若含有鞣质，在肌内注射后出现局部硬结和疼痛。另外鞣质的性质不稳定，致使天然药物制剂易于变色、浑浊或沉淀，从而影响制剂的质量，因此在很多天然药物中，鞣质被视为杂质。常用的除去鞣质的方法有以下几种。

1. 冷热处理法 鞣质在水溶液中是一种胶体状态，高温可破坏胶体的稳定性，低温可使之沉淀。因此可先将药液蒸煮，然后冷冻放置，过滤，即可除去大部分鞣质。

2. 石灰法 利用鞣质与钙离子结合生成水不溶性沉淀，故可在中药的水提取液中加入氢氧化钙，使鞣质沉淀析出；或在提取前药材原料中拌入石灰乳，使鞣质与钙离子结合生成水不溶物，使之与其他成分分离。

3. 铅盐沉淀法 在天然药物的水提取液中加入饱和的醋酸铅或碱式醋酸铅溶液，使鞣质沉淀完全，然后按常规方法除去滤液中过剩的铅盐。

4. 明胶沉淀法 天然药物的水提取液中，加入适量 4% 的明胶溶液，至沉淀完全，滤除沉淀，滤液减压浓缩至小体积，加入 3~5 倍量的乙醇，以沉淀过剩的明胶。

5. 聚酰胺吸附法 将天然药物的水提取液通过聚酰胺柱，鞣质含有多个酚羟基而与聚酰胺以氢键结合而牢牢吸附在聚酰胺柱上，从而达到除去鞣质的目的。

6. 溶剂法 利用鞣质与碱成盐后难溶于醇的性质，在乙醇溶液中用 40% 氢氧化钠调至 pH 9~10，可使鞣质沉淀，再过滤除去。

四、检识

（一）化学检识

1. 与蛋白质反应 鞣质可使明胶溶液变混浊或产生沉淀。

2. 三氯化铁反应 鞣质中含有多个酚羟基故可与三氯化铁反应产生蓝黑色或绿黑色沉淀。

3. 铁氰化钾反应 鞣质的水溶液与铁氰化钾氨溶液反应呈深红色，并很快变成棕色。

4. 重金属盐及生物碱反应 鞣质可与重金属盐及生物碱作用生成不溶于水的沉淀。

（二）色谱检识

采用薄层色谱检识，常用硅胶 G 为固定相，展开剂为三氯甲烷-丙酮-水-甲酸不同比例的混合溶剂，显色剂为三氯化铁、茴香醛-硫酸或三氯化铁-铁氰化钾（1:1）试剂。根据薄层上斑点颜色可以初步判断鞣质的结构类型。

五、应用实例

五倍子为漆树科植物盐肤木（*Rhus chinensis* Mill.）、青麸杨（*Rhus potaninii* Maxim.）或红麸杨 [*Rhus punjabensis* Stew. var. sinica（Diels）Rehd. et Wils.] 叶上的虫瘿，主要由五倍子蚜虫 [*Melaphis chinensis*（Bell）Baker] 寄生而形成。五倍子中主要有效成分为鞣质，《中国药典》上收载的五倍子鞣质，称为鞣酸，又叫单宁酸。因五倍子盛产于我国，国际上又将五倍子鞣质称为中国鞣质，是可水解鞣质类的代表。研究表明五倍子鞣质可以分成 8 个组分，并从中分离出 8 个单体化合物，见表 11-1。

表 11-1　五倍子鞣质的组成

组分	相对含量（%）	组分的组成化合物
五-*O*-没食子酰葡萄糖	4	
六-*O*-没食子酰葡萄糖	12	
七-*O*-没食子酰葡萄糖	19	
八-*O*-没食子酰葡萄糖	25	含异构体 8 个以上
九-*O*-没食子酰葡萄糖	20	含异构体 9 个以上
十-*O*-没食子酰葡萄糖	13	含异构体 7 个以上
十一-*O*-没食子酰葡萄糖	6	
十二-*O*-没食子酰葡萄糖	2	

五倍子鞣质混合物是由五至十二-*O*-没食子酰葡萄糖组成的。组分最多的是七至九-*O*-

没食子酰葡萄糖。目前普遍认为药用五倍子鞣质的代表结构可以表示为：

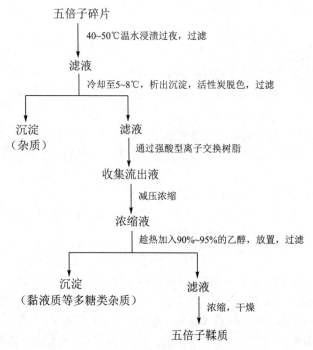

五倍子鞣质　　　　　　　　没食子酰基

（一）工艺流程（图 11-1）

五倍子碎片

↓ 40~50℃温水浸渍过夜，过滤

滤液

↓ 冷却至5~8℃，析出沉淀，活性炭脱色，过滤

沉淀（杂质）　　　滤液

↓ 通过强酸型离子交换树脂

收集流出液

↓ 减压浓缩

浓缩液

↓ 趁热加入90%~95%的乙醇，放置，过滤

沉淀（黏液质等多糖类杂质）　　　滤液

↓ 浓缩，干燥

五倍子鞣质

图 11-1　五倍子鞣质提取分离流程图

（二）流程说明

利用鞣质可溶于水的性质，用温水提取，提取液冷却至 5~8℃，使一些水溶性较小的杂质沉淀除去，滤液通过阳离子交换树脂除去无机盐后浓缩，利用鞣质易溶于乙醇而多糖等亲水性杂质难溶于乙醇的性质，采用乙醇沉淀除去，滤液浓缩即可得到较纯的五倍子鞣质。

拓展阅读

鞣质的生物活性

1. 收敛作用　鞣质与皮肤、黏膜、溃疡接触后，其组织蛋白质即被凝固，形成一层薄膜而呈收敛作用，同时小血管也被压迫收缩，血液凝结而止血。

2. 抗菌作用　体外试验对金黄色葡萄球菌、链球菌、肺炎球菌以及伤寒、副伤寒、痢疾、炭疽、白喉、绿脓杆菌等均有明显的抑菌或杀菌作用。

　　3. 解毒作用　鞣质能和多种重金属离子、生物碱及苷类形成不溶性的复合物，故可用作化学解毒剂。

　　4. 降压作用　从槟榔中分离得到的一种鞣质，口服或者静脉注射对高血压大鼠均有降压作用，而对正常血压无影响。

　　5. 驱虫作用　实验研究结果表明，石榴皮具有驱虫作用；槟榔的驱虫有效成分为长链脂肪酸，而槟榔中的缩合鞣质与其具有协同作用。

　　6. 其他作用　鞣质还具有清除体内自由基、对神经系统的抑制作用及降低血清中尿素氮的含量和抗变态反应、抗炎作用等。

第二节　有机酸类化合物

　　有机酸（organic acid）是指分子结构中具有羧基（不包括氨基酸）的一类酸性有机化合物的总称。在植物界中分布广泛，普遍存在于植物的花、叶、茎、果、根等部位，如乌梅、五味子、覆盆子等。在植物体内除有少数以游离态存在外，多数与钾、钠、钙等金属离子或生物碱结合成盐的形式存在，也有结合成酯存在。

　　天然药物中含有的有机酸具有多种生物活性。如金银花中的绿原酸具有抗菌、利胆作用；土槿皮中的土槿皮酸具有抗真菌作用；鸦胆子中的油酸具有抗癌活性；地龙中的丁二酸具有止咳平喘的作用；巴豆中的巴豆油酸具有致泻作用等。

一、结构类型

　　有机酸按其结构的特点可分为脂肪族、芳香族和萜类有机酸三大类。

（一）脂肪族有机酸

　　脂肪族有机酸为带有羧基的脂肪族化合物，分子中少于8个碳的有机酸被称为低级脂肪酸，含8个碳以上的有机酸为高级脂肪酸。若按结构中羧基的数目分类，可分一元酸、二元酸和多元酸。天然药物中普遍存在的有柠檬酸（citric acid）、苹果酸（malic acid）、酒石酸（tartaric acid）、琥珀酸（succinic acid）等。

柠檬酸　苹果酸　酒石酸　琥珀酸

（二）芳香族有机酸

　　芳香族有机酸多为桂皮酸的衍生物。桂皮酸类衍生物的结构特点是：基本结构为苯丙酸，取代基多为羟基、甲氧基等。常见的有对羟基桂皮酸（hydroxycinnamic acid）、咖啡酸（caffeic acid）、阿魏酸（ferulic acid）、异阿魏酸（isoferulic acid）和芥子酸（sinapic acid）等。

对羟基桂皮酸	R=R″=H	R′=OH	
咖啡酸	R=R′=OH	R″=H	
阿魏酸	R=OCH₃	R′=OH	R″=H
异阿魏酸	R=OH	R′=OCH₃	R″=H
芥子酸	R=R″=OCH₃	R′=OH	

（三）萜类有机酸

属于萜类化合物，如甘草次酸、齐墩果酸等。

二、理化性质

（一）物理性质

1. 性状 低级脂肪酸和不饱和脂肪酸大多为液体，高级脂肪酸、脂肪二羧酸、脂肪三羧酸和芳香酸大多为固体。

2. 溶解性 低分子脂肪酸和含极性基团较多的脂肪酸易溶于水，难溶于亲脂性有机溶剂；高分子脂肪酸和芳香酸大多为亲脂性化合物，易溶于亲脂性有机溶剂难溶于水。有机酸均能溶于碱水液中。

（二）化学性质

1. 酸性 有机酸分子中含有羧基而具有较强的酸性，能与碱反应生成盐。

2. 酸败 有机酸在空气中久置，会产生特殊败油味，这种变化称为酸败。

三、提取与分离

（一）提取

1. 水或碱水提取 有机酸在天然药物中一般以盐的形式存在，故可用水或稀碱液提取，提取液经酸化后，得到游离的有机酸，若其水溶性较小即可析出。

2. 有机溶剂提取 大多数游离有机酸难溶于水，故可用乙醚、石油醚及环己烷等亲脂性有机溶剂提取。因为有机酸在植物体内多以盐的形式存在的，故可先酸化使有机酸游离后提取，提取液碱化，有机酸成盐转入碱水层，分出碱水层后酸化，再用有机溶剂萃取，可得较纯的总有机酸。

（二）分离

由于有机酸在水中或稀碱液中能解离出离子，故可采用离子交换树脂与非离子型化合物分离。若要得到较纯的单体有机酸，需要进一步结合分步结晶、色谱法等方法分离。

四、检识

（一）化学检识

1. 溴酚蓝试验 将含有有机酸的提取液滴在滤纸上，滴加 0.1% 溴酚蓝试剂，在蓝色背景上显黄色斑点。

2. 芳香胺–还原糖试验 将试样滴在滤纸上，滴加苯胺和木质糖的乙醇溶液，加热，显棕色斑点。

（二）色谱检识

1. 薄层色谱 常用的固定相为聚酰胺或者硅胶，展开剂为 95% 乙醇或者三氯甲烷–甲醇（1:1），显色剂为 0.05% 溴酚蓝水溶液。

2. 纸色谱 常用的展开剂为正丁醇–醋酸–水（4:1:5 上层，BAW）或者正丁醇–吡啶–二氧六烷–水（14:4:1:1），显色剂为 0.05% 溴酚蓝乙醇溶液。

五、应用实例

金银花为忍冬科植物忍冬（*Lonicera japonica* Thund.）的干燥花蕾。金银花有清热解毒、疏散风热的作用，为常用中药。开始普遍认为花和花蕾中含有的绿原酸和异绿原酸为主要抗菌有效成分，随着研究的深入，发现 3,4-二咖啡酰奎宁酸、3,5-二咖啡酰奎宁酸和 4,5-二咖啡酰奎宁酸的混合物亦为金银花的抗菌有效成分。

绿原酸（chlorogenic acid）分子式为 $C_{16}H_{18}O_9$，相对分子量为 354.30，mp. 208℃。

有较强的酸性，能使石蕊试纸变红，可与碳酸氢钠形成有机酸盐。能溶于水，易溶于热水、乙醇、丙酮等亲水性有机溶剂，微溶于乙酸乙酯，难溶于乙醚、三氯甲烷、苯等有机溶剂中。因为分子中含有酯键，在碱性水溶液中易被水解。在提取分离中应避免被碱分解。

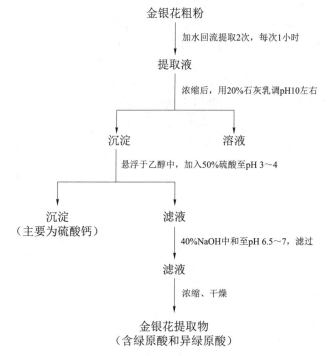

绿原酸

（一）工艺流程（图11-2）

详见图11-2。

```
                          金银花粗粉
                              │ 加水回流提取2次，每次1小时
                              ↓
                           提取液
                              │ 浓缩后，用20%石灰乳调pH10左右
              ┌───────────────┴───────────────┐
              ↓                               ↓
            沉淀                             溶液
              │ 悬浮于乙醇中，加入50%硫酸至pH 3～4
       ┌──────┴──────┐
       ↓             ↓
      沉淀          滤液
  （主要为硫酸钙）     │ 40%NaOH中和至pH 6.5～7，滤过
                     ↓
                    滤液
                     │ 浓缩、干燥
                     ↓
                金银花提取物
            （含绿原酸和异绿原酸）
```

图 11-2　金银花中有机酸类化学成分提取分离流程图

（二）流程说明

根据绿原酸和异绿原酸在水中溶解度较大，易溶于乙醇和丙酮的性质，用水加热提取获得；浓缩水提取液加石灰乳，能使绿原酸及异绿原酸生成钙盐难溶于水沉淀析出，与水溶性的杂质分离；加50%硫酸能使绿原酸钙盐分离，产生硫酸钙的沉淀，而绿原酸和异绿原酸游离溶于水中。

拓展阅读

有毒的马兜铃酸

马兜铃酸是芳香族有机酸，有较强的肾毒性，易导致肾功能衰竭。含有马兜铃酸的天然药物有马兜铃、关木通、广防己、细辛、天仙藤、青木香、寻骨风等。目前国家食品药品监督管理总局已经取消了关木通、广防己、青木香三味含马兜铃酸的中药药用标准。

第三节　氨基酸和蛋白质

一、氨基酸

氨基酸（amino acid）是一类分子中既含有氨基又含有羧基的化合物。广泛存在于动植物体内。目前发现的氨基酸有两类：一类是组成蛋白质分子的单位，是人体必不可少又不能自身合成的氨基酸，称为必需氨基酸。必需氨基酸有 20 余种，且均为 α-氨基酸。这类氨基酸大部分已经应用于医药等方面，如精氨酸用于抢救肝昏迷，组氨酸用于治疗胃、十二指肠溃疡及肝炎。另一类是天然药物中存在的非蛋白组成的氨基酸，具有特殊的生物活性，称天然游离氨基酸，如使君子中使君子氨酸（quisqualic acid）有驱蛔的作用，南瓜子中的南瓜子氨酸（cucurbitine）有抑制血吸虫幼虫生长发育的作用，天冬、玄参、棉根中的天门冬素（天门冬酰胺，asparagine）具有止咳平喘作用，三七中的三七氨酸（dencichine）具有止血的作用。

使君子氨酸　　　　　南瓜子氨酸　　　　　天门冬素　　　　　三七氨酸

（一）结构类型

根据氨基和羧基的相对位置不同，分为 α-氨基酸、β-氨基酸、γ-氨基酸等，其中大多数为 α-氨基酸；根据氨基酸分子中氨基和羧基的数目不同分为中性氨基酸、碱性氨基酸、酸性氨基酸。

（二）理化性质

1. 性状　氨基酸一般为无色结晶，熔点通常较高。

2. 溶解性　多数氨基酸易溶于水，难溶于丙酮、乙醚、三氯甲烷等有机溶剂。

3. 等电点　当将氨基酸溶液调至某一特定 pH 时，氨基酸分子中羧基电离和氨基电离的趋势正好相等，这时溶液的 pH 称为氨基酸的等电点。不同的氨基酸具有不同的等电点，当氨基酸在等电点时，分子以内盐形式存在，因其溶解度最小，可以沉淀析出。故可利用这一特性进行氨基酸的分离和精制。

4. 茚三酮反应　α-氨基酸与水合茚三酮加热反应，显紫色或蓝紫色。可用于氨基酸的鉴别及薄层色谱的显色。

（三）提取与分离

多数氨基酸易溶于水，属于强极性化合物，故可用水或稀乙醇提取。中药粗粉用水或稀乙醇冷浸或回流提取，减压回收乙醇，适当处理提取液，通过阳离子交换树脂，用稀氢氧化钠或稀氨水洗脱，收集茚三酮反应呈阳性的部分即为总氨基酸。

若要获得氨基酸单体，总氨基酸需要进一步分离纯化，一般先通过色谱法检查含有几种氨基酸，然后再选择合适的分离方法，常用的分离方法有：离子交换色谱法、溶剂法、成盐法、电泳法等。

（四）检识

1. 化学检识　游离态氨基酸可直接用显色试剂检识，结合态氨基酸则需要水解后再用显色剂检识。用于氨基酸的显色剂很多，最常用的显色剂有茚三酮、吲哚醌等。

（1）Ninhydrin 反应　供试液中加入茚三酮试剂，α-氨基酸与水合茚三酮加热反应，显紫色或蓝紫色。氨气亦有反应，故用茚三酮试剂检识氨基酸时，应避免实验室中氨气的干扰。

（2）Isatin 反应　供试液中加入吲哚醌试剂，不同的氨基酸与吲哚醌试剂产生不同的颜色，且不受氨气的影响，但其灵敏度不及茚三酮试剂。

2. 色谱检识　纸色谱或薄层色谱是鉴别和分析氨基酸的常用方法。

（1）薄层色谱　常用的展开剂为正丁醇-醋酸-水（4∶1∶5 上层，BAW）；三氯甲烷-甲醇-17%氨水（2∶2∶1），显色剂可用茚三酮试剂。

（2）纸色谱　常用的展开剂为正丁醇-醋酸-乙醇-水（4∶1∶1∶2）、甲醇-水-吡啶（20∶20∶4），显色剂可用茚三酮试剂。

二、蛋白质

蛋白质（protein）是一种由氨基酸通过肽键聚合而成的高分子化合物，分子量可达数百万甚至上千万，属于高分子化合物。蛋白质是生物体最基本的生命物质，广泛存在于天然药物中，近几十年来，随着对天然药物中化学成分的深入研究，陆续发现有些蛋白质具有较强的生物活性。如天花粉蛋白有引产作用和抗病毒作用，对艾滋病病毒也具有抑制作用；半夏鲜汁中的半夏蛋白具有抑制早期妊娠作用。

（一）理化性质

1. 溶解性　蛋白质多数可溶于水，形成胶体溶液，振摇蛋白质水溶液能产生类似肥皂的泡沫，加热煮沸则变性凝结而自水中析出。不溶于甲醇、乙醇、丙酮等有机溶剂，因此天然药物制剂生产中常用水提醇沉法除去蛋白质。

2. 等电点　蛋白质由氨基酸组成，故具有等电点。当调节溶液的 pH 达到等电点时，蛋白质的溶解度最小，可以沉淀析出。当溶液的 pH 值高于或低于等电点时，蛋白质所带的电荷种类不同，在电场中，朝着与电极相反的方向移动，利用不同蛋白质的移动速度的不同，可进行蛋白质的分离和精制。

3. 变性　蛋白质在高温、高压、紫外线等物理因素或强酸、强碱、乙醇、丙酮、重金属盐等化学因素的作用下，因结构和性质的改变而产生凝聚，溶解度降低，从水中沉淀析出，这种现象称为蛋白质的变性。可以利用此性质除去天然药物的蛋白质类成分。

4. 盐析　在蛋白质的水溶液中加入大量电解质，如氯化钠、硫酸铵、硫酸钠等可使蛋白质沉淀析出。此类盐析得到的蛋白质加水后又可重新溶于水中，常用此法提纯有活性的蛋白质。

（二）提取与分离

蛋白质易溶于水且对热不稳定，故可用采用冷水浸提。提取液中一些水溶性的杂质可以加入不同浓度的乙醇或丙酮使蛋白质沉淀而分离。操作时注意较低温度下迅速进行，并加以搅拌。如需进一步分离纯化可以用透析法、色谱法、电泳法等。

（三）检识

蛋白质中存在大量的肽键，将其溶于碱性水溶液中，加入少量硫酸铜溶液，即显紫色或深紫红色，这种显色反应称为双缩脲反应，是检识蛋白质的常用方法。此外加入重金属盐、乙醇、酸性沉淀试剂可使蛋白质产生沉淀，也可用于蛋白质的检识。

色谱检识可采用吸附薄层色谱，常用的吸附剂为硅胶 G，展开剂为三氯甲烷-甲醇（或丙酮）（9∶1），显色剂为 2% 茚三酮溶液。

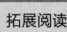

拓展阅读

酶

酶是活性蛋白质中重要的一类，具有催化能力，它的催化作用具有专一性，通常一种酶只能催化某一种特定的反应，如蛋白酶只能催化蛋白质分解成氨基酸，脂肪酶只能催化脂肪水解成脂肪酸和甘油。酶广泛的存在于生命体中，具有多种生物活性，如番木瓜中的木瓜酶可驱除肠内寄生虫；麦芽中的淀粉酶用于食积不消；苦杏仁中的苦杏仁酶具有止咳平喘的作用；蚯蚓中的蚓激酶能降解纤维蛋白；毒蛇中的蛇毒蛋白酶、蛇毒酶等可用于血栓治疗；哺乳动物尿液中的尿激酶、激肽释放酶临床用于治疗心血管疾病。

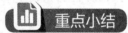

重点小结

知识点	要点
结构类型	1. 鞣质的分类：可水解鞣质、缩合鞣质、复合鞣质
	2. 有机酸分类：脂肪族有机酸、芳香族有机酸、萜类有机酸
	3. 氨基酸、蛋白质的分类
理化性质	1. 鞣质的理化性质：性状、溶解性、还原性、沉淀性、显色反应及其应用
	2. 有机酸的理化性质：性状、溶解性、酸性
	3. 氨基酸的理化性质：性状、溶解性、等电点、茚三酮反应
	4. 蛋白质的理化性质：溶解度、等电点、变性、盐析
提取与分离	1. 鞣质的提取分离：溶剂提取法、沉淀法、透析法及色谱法
	2. 除鞣的方法：冷热处理法、石灰法、铅盐法、明胶法、聚酰胺吸附法、溶剂法
	3. 有机酸的提取分离：水或碱水提取、有机溶剂提取、色谱法
	4. 蛋白质的提取分离：水提法、沉淀法、透析法、色谱法、电泳法
检识	鞣质、有机酸、氨基酸和蛋白质的检识：化学检识、色谱检识

目标检测

一、选择题

（一）单项选择题

1. 鞣质是一类结构复杂的（　　）。
   A. 甾体化合物　　　　　　　　　B. 多元酚类化合物
   C. 苷类化合物　　　　　　　　　D. 有机酸类化合物
   E. 苯丙素类化合物

2. 下列化合物属于鞣质的是（　　）。
   A. 琥珀酸　　　　B. 咖啡酸　　　　C. 逆没食子酸
   D. 苹果酸　　　　E. 柠檬酸

3. 没食子酸鞣质属于（　　）鞣质。
   A. 可水解鞣质　　　B. 缩合鞣质　　　C. 逆没食子酸鞣质
   D. 复合鞣质　　　　E. 不可水解鞣质

4. 下列哪项不是除去天然药物中鞣质的方法（　　）。
   A. 水蒸气蒸馏法　　B. 明胶沉淀法　　C. 聚酰胺吸附法
   D. 冷热处理法　　　E. 醋酸铅沉淀法

5. 五倍子中的止汗、止血、止泻的有效成分属于（　　）。
   A. 有机酸类　　　B. 氨基酸类　　　C. 蛋白质类
   D. 鞣质类　　　　E. 多糖类

6. 金银花中有效化学成分绿原酸属于（　　）。
   A. 鞣质类　　　　B. 多糖类　　　　C. 有机酸类
   D. 蛋白质类　　　E. 氨基酸类

7. 有机酸是一类结构中含有（　　）基团的化合物。
   A. 氨基　　　　B. 羧基　　　　C. 酚羟基
   D. 醛基　　　　E. 羰基

8. 氨基酸的结构特点是分子中同时具有（　　）。
   A. 氨基和羟基　　B. 羟基和羧基　　C. 羟基和羰基
   D. 羰基和氨基　　E. 羧基和氨基

9. 蛋白质在高温、高压、紫外线、强酸、强碱、重金属盐等作用下会沉淀析出，这称为蛋白质的（　　）。
   A. 等电点　　　B. 酸碱两性　　　C. 水解性
   D. 变性　　　　E. 盐析

10. 鉴别氨基酸和蛋白质可采用的方法为（　　）。
    A. 氢氧化钠反应　　　　　　　　B. 三氯化铁反应
    C. 茚三酮反应　　　　　　　　　D. 醋酸镁反应
    E. 三氯化锑反应

（二）多项选择题

1. 下列能与鞣质产生沉淀的有（　　）。
   A. 蛋白质　　　B. 生物碱　　　C. 重金属盐
   D. 葡萄糖　　　E. 石灰乳

2. 目前鞣质的结构类型有（　　）。

    A. 可水解鞣质　　　　B. 儿茶素　　　　　　C. 黄烷醇

    D. 缩合鞣质　　　　　E. 复合鞣质

3. 含有马兜铃酸的天然药物有（　　）。

    A. 马兜铃　　　　　　B. 青木香　　　　　　C. 寻骨风

    D. 广防己　　　　　　E. 关木通

4. 鉴别鞣质可采用的试剂有（　　）。

    A. 三氯化锑试剂　　　　　　　　　　B. 三氯化铁试剂

    C. 铁氰化钾试剂　　　　　　　　　　D. 茚三酮试剂

    E. 吲哚醌试剂

5. 下列能溶于水的成分有（　　）。

    A. 鞣质　　　　　　　B. 氨基酸　　　　　　C. 蛋白质

    D. 小分子有机酸　　　E. 大分子有机酸

二、名词解释

1. 氨基酸的等电点

2. 蛋白质的变性

三、用适当的方法鉴别下列化合物

1.

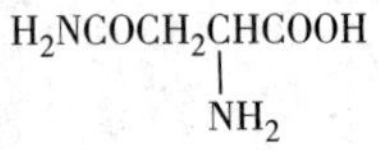

H$_2$NCOCH$_2$CHCOOH（A，含 NH$_2$）　　　　CH$_2$—COOH，HO—C—COOH，CH$_2$—COOH（B）

    A 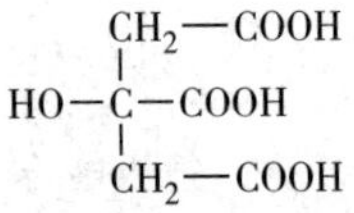   B

2.

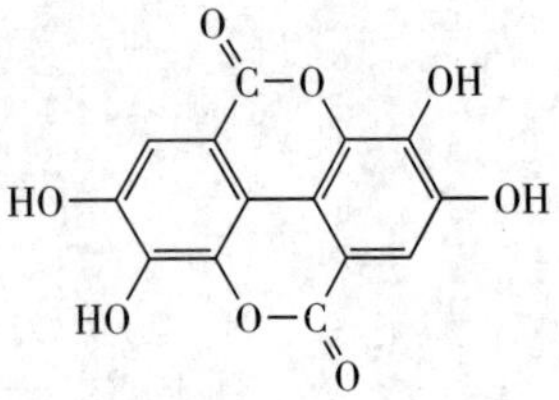

    A 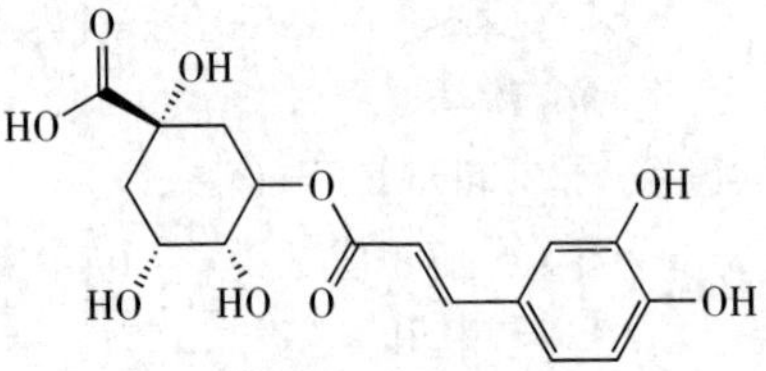   B

四、问答题

1. 简述为什么要除去中药注射剂中的鞣质，除去鞣质的方法有哪些？

2. 蛋白质有哪些特殊的性质？

（梁　娜）

第十二章
天然药物的研究途径和方法

学习目标

知识要求　1. **熟悉**　天然药物活性成分研究的途径和一般方法。
　　　　　2. **了解**　天然药物活性成分的预试验方法；化合物结构测定的步骤及常
　　　　　　　　　　用方法。
技能要求　1. 熟练掌握天然药物化学成分的鉴定技术；预试验的操作技术。
　　　　　2. 学会利用天然药物活性成分的性质初步判断化学成分的结构类型。

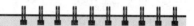

案例导入

案例： 肉灵芝，俗称"太岁"，为传说中秦始皇苦苦找寻的长生不老之药，李时珍在
《本草纲目》中将肉灵芝奉为"本经上品"，功效为"久食，轻身不老，延年神仙"。
吴阶平、石学敏院士等专家研究发现，"肉灵芝"中分离得到的吡咯喹啉醌，具保持肝
功能正常，防止机体损害和神经因子合成，升高白细胞和防止动脉硬化等作用。可用
于多种免疫系统疾病和癌症的治疗，有"生物和氏璧"之美称。

讨论： 1. 针对肉灵芝中的活性成分，如何选用适当方法进行提取分离？
　　　　2. 采用何种方法对其中的活性单体成分进行结构鉴定？

　　天然药物是指从植物、动物、微生物以及矿物等天然资源中开发出来的药物，在中国，
天然药物主要指中草药。中草药（包括民间药、民族药）在我国已有数千年的历史，而且
资源非常丰富。这些丰富的动植物资源，结合长期积累的临床用药经验，使得从中研制新
药具有成功率高、投资少、周期短等特点。因此从天然药物着手研发新药是我国创新药物
研究的主要途径之一。

　　进入 21 世纪，临床可供选择的药物越来越多，其中三分之一以上直接来自天然药物或
以其中活性成分为先导进一步衍生而成。如风湿性关节炎的治疗药物阿司匹林，是由植物
中广泛存在的水杨酸乙酰化所得；解痉药阿托品为从植物洋金花中提取分离得到莨菪碱的
消旋体。从中药及天然药物中开发新药有以下几种方式：①原生药（多为中药饮片）的开
发。中药饮片是中药材按照中医药理论、中药炮制的方法，经过加工炮制后，可直接用于
中医临床的药物，是中医临床辨证施治必须的传统武器，也是中成药的重要原料，目前已
成为中医临床防病、治病的重要手段。②提取物或有效部位的开发。是指采用现代科学技
术，对传统中药材进行提取分离而得到的具有相对明确的药效物质基础、特定的药理活性
以及严格质量标准的中药产品，其质量有一定保证，可作为中药制剂的原料药。如目前在
临床上广泛使用的地奥心血康、银杏叶制剂等。③有效成分的开发。在明确有效成分或活
性成分基础上，采用现代化技术和手段，从天然药物中提取分离出有效成分，再制成不同
剂型入药。因其生产过程及质量控制管理措施严格，故可确保用药质量。如麻黄碱、小檗

碱、长春碱、长春新碱、紫杉醇等均是从天然药物中开发出来的新药。④亲缘动植物药的开发。根据亲缘关系，寻找含这类成分的动植物，进而进行新药的开发。如人参中的人参皂苷具有多方面的生物活性，通过对人参茎叶的研究发现其茎叶也含有大量的皂苷，且与人参中的皂苷结构类似，进而将人参茎叶中的皂苷开发成新药，广泛用于保健药物及某些中药复方。⑤复方中药的开发。在不明确有效成分的基础上，将临床疗效明确的经典方、经验方或经药效学研究具有开发价值的复方开发成新药，或改变药物剂型等，如由口服液改为片剂、注射剂等。

我国地域辽阔，各地气候地形差异悬殊，天然药物资源丰富，种类繁多，中草药资源多达上万种，进而为天然药物的研究开发提供了得天独厚的资源。如国际上常用的植物药如秋水仙碱、甘草酸二铵、阿托品、芦丁等，已经先后由我国科研工作者利用国内的植物资源分离得到，成功的投入生产并应用于临床。由我国科学家自行开发研究的抗疟药物青蒿素及其衍生物、治疗早老性痴呆病的石斛碱甲、治疗肠道感染性疾病的黄连素（小檗碱）、治疗急慢性肝炎的水飞蓟素等，均已得到广泛应用。由此可见，天然药物在药物研究中占有重要的地位。

第一节 天然药物活性成分的研究途径

从植物、动物、矿物以及微生物等各种天然药物中分离得到对人体具有显著生物活性的物质，称为活性成分（active constituents）。天然药物中化学成分复杂，各成分具有不同结构和理化性质，其中大多为无效成分，所以要弄清其中具有生物活性的化学成分，必须进行活性成分研究。研究途径因具体目标成分不同需做具体分析。通常可利用文献查阅、用药调研，然后通过现代药理学筛选等，建立多种药物筛选模型，再结合计算机辅助等技术。此外，各种色谱技术、光谱技术的引入，尤其是液-质联用（LC-MS）、气-质联用（GC-MS）以及液相色谱与核磁共振联用（LC-NMR）等技术，为从天然资源中快速发现先导化合物提供了便利。

从天然药物中开发新药的方法多种多样，对于具体情况要做具体分析，不可能采用一个固定模式，应根据具体研究对象的特点采用不同的途径。但无论采用何种方法和途径，一般新药开发大致需要经过临床前研究、临床研究、试生产三个阶段。国际上新药研究开发途径大体如下（图12-1）。

拓展阅读

先导化合物

通过天然药物或中药中的有效成分或生物活性成分的研究，从中发现有药用价值的活性单体或潜在药用价值的活性单体，这些单体往往具有一定的生物活性，但因其活性不够显著或毒副作用较大，无法将其开发成新药，但它们具有潜在药用价值，我们称它们为先导化合物。比如吗啡、可卡因等药物，自身虽然有很强的成瘾性，但通过结构改造得到的哌替啶和普鲁卡因，成瘾性很低或几乎没有，具有很高的药用价值。

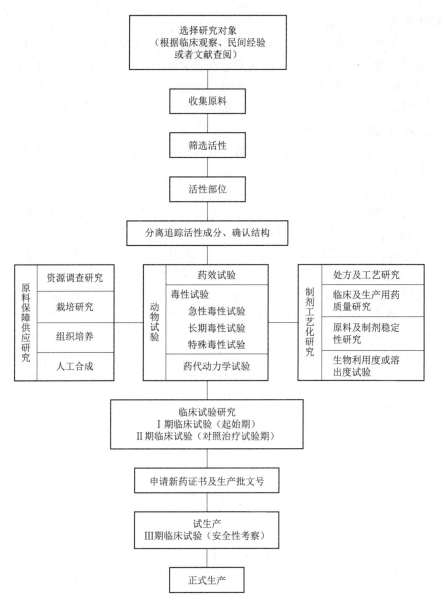

图 12-1　天然药物活性成分的研究途径

第二节　天然药物活性成分的研究方法

从天然药物或中药中开发创新药物的关键是能否从中分离得到有药用价值或具有潜在药用价值的活性成分。中药具有数千年的用药历史，对于某些疾病具有独特疗效，其中的化学成分种类繁多，结构新颖，是创新药物及其先导化合物的重要来源。天然药物或中药中原生生物活性成分的研究过程通常为选定目标、确定有效部位、分离活性部位、确定化学结构、进行结构修饰等步骤。

一、选定目标

通过调研或广泛筛选等选定需要研究的天然药物，然后采用体内试验的方法对该药进行药效学评价，以便再次确认该药的开发价值和在有效部位或活性部位寻找所使用的活性测试模型或指标。现代药理模型指导下的活性追踪思路和方法是在合适的体内外药理模型的指导下，对天然药物进行系统的提取、分离和结构研究，以寻找其中有效成分。

二、确定有效部位

在明确筛选模型后，活性追踪下的提取分离一般方法是根据原药材中化学成分性质将其粗分为几个部位，对各部位进行预试验及活性试验，确定有效部位。

（一）预试验

1. 预试验目的　天然药物化学成分预试验是通过简单的提取分离和定性反应初步确定天然药物中可能含有的化学成分的种类。由于天然药物化学成分种类繁多，在研究有效成分时，首先通过预试验初步确定药材中主要成分的结构类型、性质，然后根据预试验获得信息，筛选和建立合理的提取、分离及检查方法。为活性成分追踪作向导。

2. 预试验方法　可分为两类，一类是单项预试验，即根据工作需要有重点的检查某一类成分。另一类是系统预试验，即用简单、快速的方法，对天然药物中存在的各类化学成分进行全面定性检查。预试验往往只能提供初步线索，其准确性受多种因素影响，主要有：共存成分相互干扰；提取方案不够合理；提取液中杂质多，颜色深，影响了定性反应的观察；定性检出试剂不够专一；有效成分含量低；与检出试剂反应不够灵敏；有效成分在植物体中的含量、存在状态等。如具有强烈生物活性的美登木碱在原植物中仅含千万分之二，运用一般预试验方法很难发现。预试验的结果只能提供药材中可能含有某些类型的化学成分，要完全确定某类化学成分的存在，还需进一步检识。

各类化学成分的检识反应一般在试管、滤纸或薄层板上进行。根据天然药物活性成分的特征反应，选择专属性强的试剂对相应成分进行检测，如糖苷类成分可用 Molish 反应；黄酮类成分可用盐酸-镁粉反应；蒽醌类成分可用碱液显色反应；香豆素类成分可以观察其荧光等方法进行检测。

（二）筛选有效部位

最常用的粗分方法是根据天然药物中所含的化学成分极性大小不同分成几个部分。如将原药材依次用石油醚、二氯甲烷、丙酮、水等提取，获得不同的粗分部位。或先采用水或一定浓度的乙醇提取，然后将浓缩液依次用石油醚、二氯甲烷/三氯甲烷、乙酸乙酯、正丁醇萃取后分成不同的部位做活性筛选。如果各部分都有活性，但活性均不强时，则需要重新设计粗分方法，直到找到其中某一部分或某几个部位活性强，而剩余部位无活性或活性很弱的方法。

三、分离活性部位

采用各种色谱技术或其他分离方法对活性部位进行分离，每次分离所得组分均需做活性测试，对具有活性的组分进一步分离，直到追踪得到活性成分。此方法可避免分离工作的盲目性和在分离过程中由于化合物本身的原因或选择方法失当造成的活性成分的丢失，特别是微量活性成分的丢失。目前大多采用此法进行活性成分的研究。

四、确定化学结构

根据化合物的理化性质及波谱学数据，对分离得到的单体成分进行化学结构测定。明确化学结构后对其进行活性评价，其原因主要是确定化学结构消耗样品量极少，而活性试验则需消耗较多样品，故应先确定结构，后测试活性。

五、进行结构修饰

对于有开发价值的化合物进一步进行结构修饰和构效关系的研究，得到活性好、毒副作用小的一系列化合物，进而开发成创新药物。

六、应用实例

青蒿为菊科植物黄花蒿（*Artemisia annua* L.）的干燥地上部分。秋季花盛开时采割，除去老茎，阴干。别名蒿子、臭蒿、香蒿、苦蒿等，性苦、辛、寒，归肝、胆经。具有清热解暑，除蒸，截疟作用。用于暑邪发热，阴虚发热，夜热早凉，骨蒸劳热，疟疾寒热，湿热黄疸等症。经动物实验筛选和临床观察研究证明，青蒿对恶性疟具有较好的抑制作用，由花蕾和叶的提取物中分离出对间日疟原虫有较强的杀灭作用的成分，作用迅速、不良反应亦小。

（一）有效部位的确定

将青蒿粗粉依次用石油醚、苯（或三氯甲烷）、丙酮等溶剂浸提，得到不同极性的提取液后进行活性测试，结果显示苯（或三氯甲烷）和丙酮提取部位具有显著抗疟活性，见图 12-2。

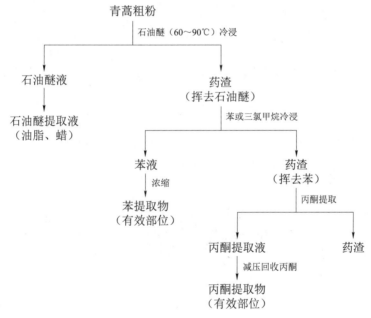

图 12-2　青蒿有效部位系统提取流程图

（二）青蒿素的分离

青蒿丙酮提取物，经减压回收丙酮后，再经硅胶柱色谱分离，以石油醚、石油醚-乙酸乙酯（95∶5）等洗脱进行，收集洗脱液，经薄层色谱鉴定，合并相同组分的流出液，适当回收溶剂，放置后即可析出白色或无色针状结晶——青蒿素（arteannuin，artemisinin），见图 12-3。

（三）青蒿素的结构改造

青蒿素经过鉴定，确定其过氧基团为活性基团，过氧桥键一旦破坏，抗疟活性立即消失。青蒿素在临床应用中发现一些不足之处，包括口服吸收差、水和油均不溶、难以合成

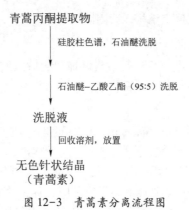

青蒿丙酮提取物

↓ 硅胶柱色谱，石油醚洗脱

↓ 石油醚–乙酸乙酯（95:5）洗脱

洗脱液

↓ 回收溶剂，放置

无色针状结晶
（青蒿素）

图 12-3　青蒿素分离流程图

合适的制剂，临床复发率高达 48%。为了克服不足，需进一步研究其在体内代谢过程、构效关系，进行结构修饰，期望提高疗效。

青蒿素经接触催化氢化后得到失去过氧基的氢化青蒿素，无抗疟活性，进一步证明过氧基团是抗疟活性基团（图 12-4）。

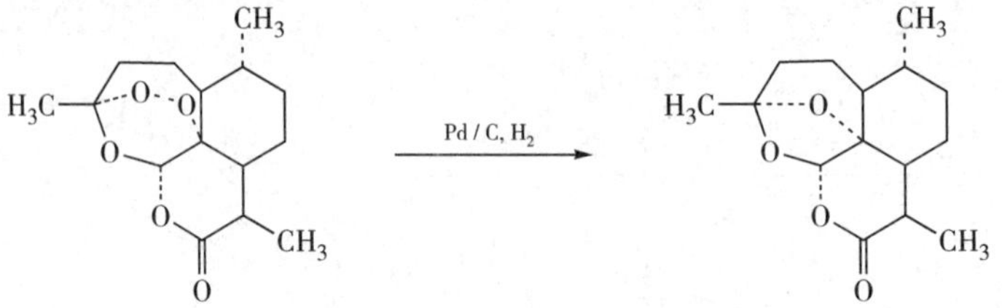

$$Pd/C, H_2$$

图 12-4　青蒿素催化氢化

青蒿素在甲醇中用硼氢化钠还原得到双氢青蒿素（dihydroartemisinin），抗疟效价高比青蒿素高一倍，原虫转阴快、速效、低毒等。在盐酸催化下得到油溶性的蒿甲醚（artemether），抗疟活性更为显著，其复发率为 7%（图 12-5）。

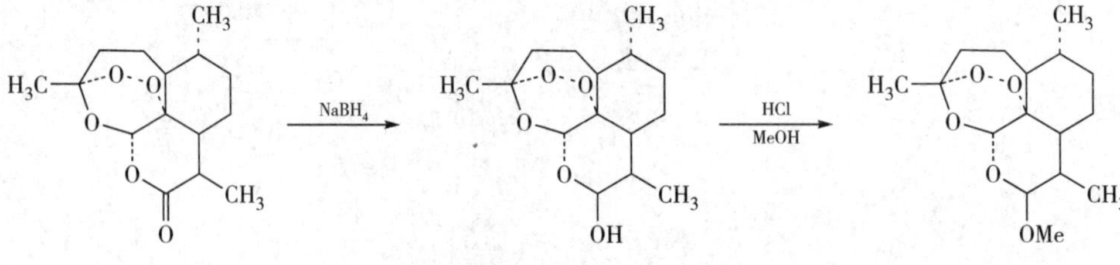

$$NaBH_4$$

$$\frac{HCl}{MeOH}$$

图 12-5　制备蒿甲醚反应路线

亦可酰化成为水溶性的青蒿琥珀酸单酯（artesunate），药理作用进一步增加，同时更易做成制剂，临床应用更为方便。

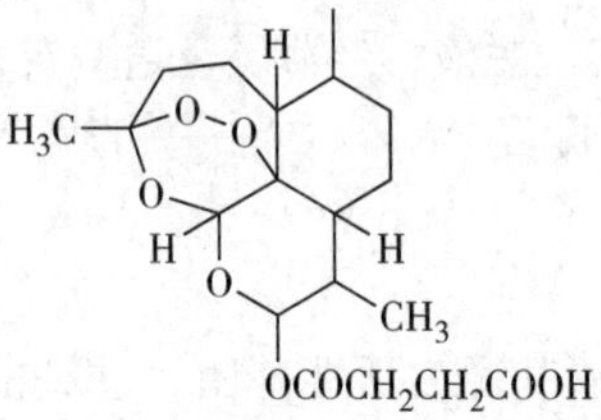

$$OCOCH_2CH_2COOH$$

青蒿琥珀酸单酯

拓展阅读

蒿甲醚

蒿甲醚注射液 1987 年被批准为一类新药，九月我国向全世界宣布蒿甲醚是治疗各种危重疟疾的高效、速效、低毒的新型抗疟药。1990 年，世界卫生组织（WTO）正式发表声明，向世界各国推广抗疟新药——蒿甲醚。目前该药已经在二十多个国家注册，成为国际公认的我国创制的新药。1995 年，被载入国际药典，这是我国药物研究中的一项创新成果。

第三节　天然药物化学成分的结构测定

天然药物化学成分经过提取、分离、精制成为单体化合物后，必须经过鉴定，确定其化学结构，才有可能深入探讨有效成分的生物活性、构效关系等，为人工合成、结构改造和药物设计等奠定扎实的基础。

一、化合物纯度检查

在结构研究前必须首先确定化合物的纯度。若纯度不合格，将给结构测定带来很大难度。判断一个化合物纯度通常有多种手段，一般需要综合多种方法检查，如固体物质可检查色泽、晶型是否一致，有无明确、敏锐的熔点，熔距是否过大；液体物质可通过检查是否有明确的沸点、沸程，折光率或相对密度等判断。

此外，薄层色谱和纸色谱也是判断化合物纯度最常用的方法，通常需要三种以上展开系统检定，均呈现单一斑点，方可判断为单一化合物。气相色谱和高效液相色谱也是判断纯度的重要方法。气相色谱主要用于易于气化且对热稳定的化合物，如挥发油中的成分。高效液相色谱应用范围更广，具有高效、快速、灵敏、微量和准确的特点，已被广泛用于纯度的检测。

二、分子式确定

确定一个化合物的分子式，经典的方法是先进行元素的定性分析，即元素分析法，通过检测其含有哪几种元素，再测定各元素在化合物中的百分含量，从而求出化合物的实验式，然后根据测出的分子量，计算该化合物的分子式。这种方法试样用量大，准确性差，因而只在试样较多或某些特殊情况下使用。

目前测定分子式最常用也是最精确的方法是质谱法（MS），确定化合物分子式。尤其是高分辨质谱（HR-MS）不仅可以精确地给出化合物的分子量，而且可以直接给出分子式，除此之外也可以根据质谱图中出现的同位素峰的强度 推测化合物含有的特定元素，如氯、溴等。

三、化合物官能团及骨架确定

化合物的分子式被确定后，需进一步进行官能团和分子骨架的确定。首先计算该化合物的不饱和度，准确计算出结构中可能含有的双键数或环数，再根据所测得的物理常数、化学定性试验、降解反应，及紫外光谱、红外光谱、质谱、核磁共振谱等综合分析，以确定化合物所含官能团、母核类型等。

拓展阅读

不饱和度的计算

不饱和度（Ω）表示分子中存在的双键或环的数目，是解析化合物的一个重要参数。计算不饱和度的方法如下：

$$\Omega=\frac{2n_4+n_3+2-n_1}{2}$$

式中　n_4——为四价原子数目

n_3——为三价原子数目

n_1——为一价原子数目

例如：苯乙酮的分子式为 C_8H_8O，它的不饱和度为：

$$\Omega=\frac{2\times 8+2-8}{2}=5$$

$\Omega=5$ 说明分子中具有一个苯环（三个双键，一个环）和一个羰基。

四、化合物结构鉴定

天然药物中的化合物结构鉴定是一项综合性很强、非常复杂的工作，往往是波谱解析、理化常数分析、仪器分析及文献查阅等多方面工作的相互结合、综合分析而得出的结果。

在化合物结构分析中，光谱技术因其用量少、可回收、省时省力等优点，克服了经典结构研究中耗时长、准确性差、消耗样品量大及不可回收等缺点。通过波谱解析，或与已知化合物的谱学数据对照，把各官能团或结构片段连接起来形成整体结构，再进一步通过 X-Ray 单晶衍射、旋光谱、圆二色谱或 2D-NMR 等方法进一步确定其立体结构。常用于结构鉴定的光谱技术有紫外吸收光谱（ultraviolet absorption spectrum，UV）、红外吸收光谱（infrared absorption spectrum，IR）、质谱（mass spectrum，MS）和核磁共振谱（nuclear magnetic resonance，NMR）。

（一）紫外吸收光谱

紫外吸收光谱是用不同波长的紫外光（200～400nm）作光源，依次照射一定浓度的试样溶液，化合物分子因紫外照射吸收能量而发生电子跃迁（$\pi\rightarrow\pi^*$ 跃迁、$n\rightarrow\pi^*$ 跃迁），在不同波长下测定该物质的吸光度，并用波长对吸收度作图而得到的吸收光谱图，称为紫外吸收光谱图。

紫外吸收光谱可提供有关化合物共轭体系或某些羰基等存在的信息，根据吸收波长及吸收强度，可初步作出以下推测。

1. 220～800nm 内无紫外吸收，说明该化合物是脂肪烃、脂环烃或它们的衍生物。

2. 220～250nm 内有强吸收，说明该化合物具有共轭的两个双键。

3. 250～290nm 内有中等强度吸收，说明该化合物含有苯环或者芳杂环。

4. 250～350nm 内有中、低强度吸收，说明该化合物中含有羰基或共轭羰基。

5. 300nm 以上有高强度吸收，说明该化合物具有较长的共轭体系。

因此，紫外吸收光谱对于分子中含有共轭双键、不饱和羰基结构以及芳香化合物的鉴定是一种重要的手段。在大致推断出化合物的母核结构后，尤其是香豆素、蒽醌、黄酮等芳香化合物，它们的紫外吸收光谱可在加入某些诊断试剂的条件下，因分子结构中取代基的类型、数目及排列方式不同而发生不同的改变，由此初步推断出化合物的结构。

（二）红外吸收光谱

红外吸收光谱是有机化合物分子吸收红外光后产生化学键振动而形成的吸收光谱，每一个化学键振动都能吸收与其频率相同的红外光，在红外光谱图对应的位置上出现一个吸收峰。振动频率用波数（ν，波长的倒数）来表示，测定范围一般在 $4000 \sim 600 cm^{-1}$，按吸收峰的来源，可以将红外光谱图大体上分为特征频率区（$4000 \sim 1500 cm^{-1}$）和指纹区（$1500 \sim 600 cm^{-1}$）两个区域。其中特征频率区中的吸收峰基本是由基团的伸缩振动产生，数目不是很多，但具有很强的特征性，能够为某些官能团的鉴定提供重要信息。如羰基，不论是在酮、酸、酯或酰胺等类化合物中，其伸缩振动总是在 $1500 cm^{-1}$ 左右出现一个强吸收峰。指纹区的情况不同，该区峰多而复杂，没有强的特征性，主要是由一些单键 C—O、C—N 和 C—X（卤素原子）等的伸缩振动，C—H、O—H 等含氢基团的弯曲振动以及 C—C 骨架振动产生。当分子结构稍有不同时，该区的吸收就有细微的差异，恰如人们各自具有独特的指纹一样，因而称为指纹区。指纹区对于区别结构类似的化合物很有帮助。测定区域及官能团关系见表 12-1。

表 12-1 红外光谱吸收峰与官能团的关系

吸收峰范围 ν/cm^{-1}	官能团
$3500 \sim 3300$	O—H、N—H 等单键区
2200 左右	C≡C、N≡C 等叁键区
$1800 \sim 1500$	C═C、C═O、C═N 等双键区
$1500 \sim 600$	C—C、C—O、C—N 等单键区

（三）质谱

质谱是有机化合物样品在质谱仪中经高温（300℃）气化，在离子源受一定能量冲击产生阳离子，而后在稳定磁场中按质量和电荷之比（简称质荷比，m/z）顺序进行分离并通过检测器表达的图谱。在质谱图中，主要可以观察到分子离子峰和碎片离子峰。一般强度最高的峰定为基峰，质荷比最高处的峰通常为分子离子峰，表示为 M^+，分子离子峰的质荷比即为化合物的相对分子质量。但是一些对热敏感度高的化合物，如醇类，最高的质荷比峰不一定就是分子离子峰。

质谱在化合物结构测定中有非常重要的作用，包括：①确定化合物相对分子质量。②高分辨质谱（HR-MS）能检测出相对分子质量的精确数字，可直接提供分子式。③化合物在一定条件下开裂有一定规律，分析开裂碎片，可提供部分结构信息，如 M-15 峰提示结构中含有—CH₃，M-17 峰提示结构中含有—OH，M-18 峰提示结构中含有脱水峰，M-28峰提示结构中含有—CO；在苷类结构测定中，通常 M-162 峰提示结构中含有葡萄糖或半乳糖等六碳醛糖，M-146 峰提示结构中含有鼠李糖等去氧糖。在天然药物化合物母核的结构测定中，黄酮母核发生 RDA 开裂，可特征性地得到 m/z 120 和 m/z 102 的碎片峰，齐墩果烷类化合物发生 RDA 开裂，可特征性地得到 m/z 208 和 m/z 248 的碎片峰等。

质谱最初的离子源是电子轰击源，即利用低能量（70eV）的慢电子轰击样品的气体分子使之成为阳离子，这种质谱称为电子轰击质谱（EI-MS）。由于 EI-MS 需要将样品分子加热气化，故一些容易发生热分解的化合物，如醇、糖苷等，只能检测到碎片峰而无法得到分子离子峰，另外一些大分子物质如多糖、肽类等常因难以气化而无法测定。近年来，质谱技术得到快速发展，开发了许多样品不必加热气化即可直接电离的新方法，并得到了推广应用，如快速原子轰击电离（FAB）、电喷雾电离（ESI）及基质辅助激光解吸电离（MALDI）等。此外质谱仪也常与液相色谱或气相色谱联用，如：LC-MS、GC-MS、LC-MS-MS、LC-ESI等。

（四）核磁共振谱

核磁共振谱是利用能量很低的电磁波照射暴露在强磁场中的分子，电磁波能与分子中的磁性核（^1H、^{13}C）相互作用，引起磁性核发生磁能级的共振跃迁而产生吸收信号，记录吸收信号的强度，对应其吸收频率所得的波谱即为核磁共振谱。核磁共振氢谱（^1H-NMR）和核磁共振碳谱（^{13}C-NMR）对于化合物的结构测定具有非常重要的作用。目前，二维核磁共振技术（2D-NMR）已经得到了广泛应用，在结构测定中发挥更为重要的作用。

1. 核磁共振氢谱（^1H-NMR） 氢的同位素中，^1H 的丰度比最大，信号灵敏度也高，故 ^1H-NMR 测定比较容易，应用也最为广泛。^1H-NMR 测定中通过化学位移（δ）、谱线的积分面积以及裂峰情况（重峰数及偶合常数 J）可以提供分子中 ^1H 的类型、数目及相邻原子或原子团的信息，对有机化合物的结构测定具有十分重要的意义。

（1）化学位移（δ） 由于 ^1H 核周围环境不同，外围电子密度以及电子绕核旋转时产生的磁屏蔽效应不同，不同类型的 ^1H 核发生共振跃迁所需能量不同，共振信号将出现在不同区域（表12-3），据此可以进行识别。

表 12-3 不同类型氢核化学位移大致范围（单位：ppm）

类型	化学位移（δ）	类型	化学位移（δ）
RCH_3	0.9	R_2CH_3	1.3
R_3CH	1.5	RCH_2Cl	3.5~4.0
RCH_2Br	3.0~3.7	RCH_2I	2.0~3.5
$R-O-CH_3$	3.2~3.5	$R-O-CH_2-CH_3$	1.2~1.4
$R-O-(CH_2)_2CH_3$	0.9~1.1	$C≡C-H$	5.0~8
$C≡C-H$	2~3	$C≡C-CH_3$	1.7
$C≡C-CH_3$	1.8	$Ar-H$	6.5~8.0
$Ar-CH_3$	2.3	$Ar-CH_3$	2.3
$R-CO-CH_3$	2.2	$R-COO-CH_3$	3.6
$R-O-H$	3.0~6.0	$Ar-O-H$	6.0~8.0
$R-CHO$	9.0~10.0	$R-COOH$	10.5~11.5
$R-NH_2$	1.0~4.0	$Ar-NH_2$	3.0~4.5

（2）峰面积 因为 ^1H-NMR 谱上积分面积与分子中的总质子数相当，故如果分子式已知，可据此推算出每个积分信号相当的 ^1H 数。

（3）信号的裂分与偶合常数（J） 已知磁不等同的两个或两组 ^1H 核在一定距离内会因相互自旋偶合干扰使信号发生裂分，表现出不同裂分，如 s（单峰）、d（二重峰）、t（三重峰）、q（四重峰）、m（多重峰）等。在低级偶合系统中，某一质子裂分受周围环境影响，其谱线数=n+1规则，其中 n 为干扰核的数目。如若为 s 峰，表示周围 C 上无 H；若为

t，表示周围可能存在一个—CH$_2$—的基团，通过研究裂峰数可获知邻位 H 质子信息。

裂分间的距离称为偶合常数（J, Hz），用以表示相互干扰的强度，偶合常数的大小取决于相互作用的氢核之间间隔键的距离。间隔的键数越少，则 J 的绝对值越大，反之，则越小。如苯环中邻位 H 的 J 一般在 6~8Hz，间位 H 的 J 一般在 1~3Hz，对位 H 的 J 一般在 0~1Hz。通常，超过三个键以上的偶合可以忽略不计。但在 π 系统中，如烯丙基及芳环，因电子流动性较大，即使间隔超过三个键，仍可发生偶合，但作用较弱。

解析核磁共振氢谱的步骤一般如下：①观察有几组峰，根据每组峰的化学位移推断可能的 H 质子类型。②观察峰面积，确定每组峰所含 H 质子数。③计算偶合常数，找出自旋耦合裂分的吸收峰，分析相互偶合的 H 质子数目和结构关系。④观察峰形，确定基团与基团的关系，推测其化学结构。

2. 核磁共振碳谱（^{13}C-NMR） 天然化合物结构几乎都是碳结构，在确定化合物结构时，^{13}C-NMR 在某种程度上起着更为重要的作用。^{13}C-NMR 的原理与 ^{1}H-NMR 基本相同，但 ^{13}C 的丰度比低，只有 1.1%，故 ^{13}C-NMR 测定的灵敏度只有 ^{1}H 的 1/6000，检测所需样品量大且耗时较长。但随着科技的发展，尤其是傅立叶变换核磁共振技术的出现，上述问题得到了解决。

目前 ^{13}C-NMR 已经成为结构测定的重要手段之一。在解析过程中，由于两个 ^{13}C 相连的几率很小，一般不会有 ^{13}C-^{13}C 耦合，但经常能检测到 ^{13}C-^{1}H 的耦合，且耦合常数很大，图谱中会出现较多复杂重叠的峰，使得结构测定更加复杂，所以一般根据不同要求和目的，采用多种技术处理，得到不同形式的图谱，目前最常用的有噪声去偶谱（proton noise decoupling spectrum）和 DEPT 谱（distortionless enhancement by polarization transfer），两种方法综合使用可判断分子中所有磁不等同碳核的类型和数目，目前已成为获得 ^{13}C-NMR 信息的常规手段。

综上所述，紫外吸收光谱、红外吸收光谱、质谱和核磁共振谱通称为四大光谱，是目前天然药物化学结构测定的重要手段。随着新的技术出现，如二维核磁共振（2D-NMR）、旋光光谱（ORD 谱）、圆二色光谱（CD 谱）等在结构测定中的应用，使得化学成分的结构测定更为快速、准确，从而进一步加速创新药物研究的步伐。

重点小结

知识点	要点
天然药物活性成分的研究途径	1. 天然药物开发新药的方式 2. 天然药物活性成分的研究途径
天然药物活性成分的研究方法	1. 选定目标 2. 确定有效部位 3. 分离活性部位 4. 确定化学结构 5. 进行结构修饰
天然药物成分常见结构测定方法	1. 纯度检查 2. 分子式的确定 3. 结构测定：UV、IR、MS、NMR

目标检测

一、选择题

（一）单项选择题

1. 下列物质为天然药物活性成分的是（　　）。
   A. 芦丁　　　　　B. 纤维素　　　　C. 淀粉
   D. 色素　　　　　E. 黏液质

2. 哌替啶的合成是以下哪个成分为先导化合物（　　）。
   A. 吗啡　　　　　B. 可卡因　　　　C. 喜树碱
   D. 秋水仙碱　　　E. 乌头碱

3. 进行天然药物活性研究首先应该（　　）。
   A. 确定有效部位　　　　　　　　B. 提取分离有效成分
   C. 选定目标　　　　　　　　　　D. 结构鉴定
   E. 结构改造

4. 黄酮类成分一般的检识方法为（　　）。
   A. 氢氧化钠　　　B. 三氯化铁　　　C. 三氯化铝
   D. 醋酸镁　　　　E. 盐酸-镁粉

5. 青蒿抗疟活性部位为（　　）。
   A. 石油醚部位　　B. 乙酸乙酯部位　C. 水部位
   D. 丙酮部位　　　E. 正丁醇部位

6. 下面成分哪个是水溶性的（　　）。
   A. 青蒿素　　　　B. 双氢青蒿素　　C. 蒿甲醚
   D. 青蒿琥珀酸单酯　E. 以上都不是

7. 分子 C_8H_8O，它的不饱和度为（　　）。
   A. 2　　　　　　　B. 3　　　　　　 C. 4
   D. 5　　　　　　　E. 6

8. 可提供有关化合物共轭体系或某些羰基等存在信息的光谱是（　　）。
   A. 紫外光谱　　　B. 红外光谱　　　C. 质谱
   D. 核磁共振氢谱　E. 核磁共振碳谱

9. 可提供有关化合物分子量的光谱是（　　）。
   A. 紫外光谱　　　B. 红外光谱　　　C. 质谱
   D. 核磁共振氢谱　E. 核磁共振碳谱

10. 红外光谱中，在 $1500cm^{-1}$ 左右出现一个强吸收峰，这可能是（　　）。
    A. 羟基　　　　　B. 氨基　　　　　C. 双键
    D. 羰基　　　　　E. 苯基

（二）多项选择题

1. 常见的四大光谱是指（　　）。
   A. 紫外光谱　　　B. 红外光谱　　　C. 质谱
   D. 核磁共振谱　　E. 高效液相色谱

2. 按吸收峰的来源，可以将红外光谱图大体上分为哪两个区域（　　）。

A. 吸收区　　　　B. 特征区　　　C. 指纹区

D. 耦合区　　　　E. 电子跃迁区

3. 质谱可以提供信息有（　　）。

A. 确定相对分子量　B. 计算分子式　　C. 提供氢的信息

D. 提供碳的信息　　E. 根据裂解的碎片推测结构式

4. 检查化合物纯度的方法有（　　）。

A. 根据结晶形状判断　　　　　　B. 紫外光谱法

C. 熔点测定法　　　　　　　　　D. TLC 检查

E. HPLC 检查

5. 天然药物化学预试验，一般（　　）。

A. 测定各类化学成分的理化常数　　B. 利用各类成分的检识反应

C. 利用高效液相色谱　　　　　　　D. 可采用试管反应及色谱试验

E. 可采用 HPLC

二、名词解释

1. 预试验

2. 活性成分

3. 先导化合物

（陶　锋）

参考文献

［1］国家药典委员会．中华人民共和国药典［M］．北京：中国医药科技出版社，2015.

［2］国家食品药品监督管理总局执业药师资格认证中心．中药学专业知识［M］．北京：中国医药科技出版社，2016.

［3］吴立军．天然药物化学［M］．6 版．北京：人民卫生出版社，2014.

［4］杨红．中药化学实用技术［M］．2 版．北京：人民卫生出版社，2014.

［5］匡海学．中药化学［M］．2 版．北京：中国中医药出版社，2015.

［6］李端．中药化学技术［M］．3 版．北京：人民卫生出版社，2014.

［7］吴剑锋．天然药物化学［M］．6 版．北京：人民卫生出版社，2013.

［8］董小萍．天然药物化学［M］．北京：中国医药科技出版社，2015.

［9］冯彬彬．天然药物化学［M］．北京：中国医药科技出版社，2015.

目标检测参考答案

第一章

一、选择题
（一）单项选择题

1. C 2. D 3. A 4. D 5. C 6. C 7. E 8. D 9. B 10. C

（二）多项选择题

1. ABCD 2. ABCE 3. ABD 4. ABD 5. BCE

二、名词解释

1. 有效成分是指经药理和临床筛选的具有生物活性的单体化合物，能用分子式、结构式表示，并且具有一定的物理常数，如沸点、熔点、溶解度、旋光度等。
2. 有效部位是指若生物活性成分是几种化合物的混合成分，又称有效部分。

三、问答题

1. 天然药物化学的研究对象是天然药物中防治疾病的物质基础——化学成分。主要研究天然药物中化学成分（主要有效成分或活性成分）的结构类型、理化性质、提取分离、结构测定等方面的理论知识和实践技术。
2. 学习天然药物化学的目的和意义：（1）探索天然药物防病治病机理。（2）控制天然药物及其制剂质量。（3）改进药物剂型，提高临床疗效。（4）扩大药源，促进新药开发。（5）为中药炮制提供科学依据。

第二章

一、选择题
（一）单项选择题

1. D 2. A 3. C 4. A 5. D 6. C 7. A 8. B 9. A 10. A

（二）多项选择题

1. AD 2. ABC 3. ABCE 4. CD 5. ABCE

二、名词解释

1. 溶剂提取法是依据"相似相溶"原理，选择对有效成分溶解度大而对其他成分溶解度小的溶剂，将有效成分从药材组织中溶解出来的方法。
2. 吸附色谱是利用吸附剂对天然药物中各种成分吸附能力的差异，以及展开剂对各成分解吸附能力的不同，使各成分实现分离。
3. 分配色谱是一种利用混合物中各成分在互不相溶的两相溶剂中分配系数的不同，来达到分离的色谱分离技术。

三、问答题

1. 天然药物中有效成分的提取方法有溶剂提取法、水蒸气蒸馏法、升华法、CO_2超临界流体萃取法等，其中最常用的方法是溶剂提取法。
2. 溶剂提取法的操作形式有浸渍法、渗漉法、煎煮法、回流法和连续回流法；其中煎煮法、回流法和连续回流法需要加热；不需要加热的方法中渗漉法提取效率高；需要加热的方法中连续回流提取法效率高；其中需要加热的提取方法不适于受热易破坏成分的提取。

3. 色谱法按原理可分为吸附色谱、分配色谱、离子交换色谱、凝胶滤过色谱等，按操作形式又可分为平面色谱（薄层色谱和纸色谱）和柱色谱。

第三章

一、选择题

（一）单项选择题

1. B　2. D　3. C　4. C　5. C　6. C　7. E　8. D　9. A　10. B

（二）多项选择题

1. BD　2. ABD　3. ABE　4. ABDE　5. BDE

二、名词解释

1. 苷是糖或糖的衍生物与另一类非糖物质通过糖的端基碳原子连接而成的化合物。
2. 次生苷是植物体内原生苷经水解后失去部分糖的苷。

三、问答题

1. 酸水解的原理是苷键具有缩醛结构，易被稀酸催化水解。水解的关键主要是苷键原子是否容易质子化，易质子化水解就易发生，反之则难。

   影响水解的因素：①苷键原子的不同：酸水解的易难顺序为：N-苷>O-苷>S-苷>C 苷；②呋喃糖苷较吡喃糖苷易水解；③吡喃糖苷中，吡喃环 C_5 上取代基越大越难水解；④氨基糖较羟基糖难水解；⑤苷元不同，水解能力不同，一般芳香族苷较脂肪族苷易水解。

2. （1）在提取原生苷时要破坏或抑制共存酶的活性。常用的方法有直接加沸水提取；药材先用一定量的碳酸钙拌匀后再用沸水提取；用甲醇或 60% 以上的乙醇提取，同时还要避免与酸、碱的接触。

   （2）在提取次生苷时，应将原生苷进行部分水解。常用的方法有加入适量的 35℃ 左右温水放置 24~48 小时进行酶解，然后用不同浓度的乙醇提取；或在酶解后再进行酸水解，用酶、苯、三氯甲烷等提取苷元。

第四章

一、选择题

（一）单项选择题

1. C　2. A　3. A　4. C　5. D　6. C　7. B　8. D　9. C　10. A

（二）多项选择题

1. BCE　2. BD　3. ACDE　4. BCDE　5. ABCDE

二、名词解释

1. 黄酮类化合物是指分子中具有 C_6-C_3-C_6 基本骨架结构的一系列化合物。
2. 二氢黄酮类化合物是指 2-苯基色原酮结构的第 2、3 位之间的双键被两个氢饱和的一类化合物。
3. 异黄酮类化合物是以 3-苯基色原酮为基本母核，第 3 位无含氧取代基的一类化合物。

三、问答题

1. 黄酮类化合物按化学结构可分为黄酮类、黄酮醇类、二氢黄酮类、二氢黄酮醇类、异黄酮类、二氢异黄酮类、查耳酮类、二氢查耳酮类、其他黄酮类（花色素类、黄烷醇类、呫酮类、橙酮类、双黄酮类）等。
2. 可用四氢硼钠反应区别。

3. 研究表明，黄芩在冷水浸泡过程中，其有效成分黄芩苷可被药材中的酶水解成黄芩素，后者不稳定易氧化成醌类化合物而显绿色。由此可见，用冷水浸泡，有效成分损失，导致抑菌活性降低，而用烫、煮、蒸等方法炮制时，由于高温破坏了酶的活性，使黄芩苷免遭水解，故抑菌活性较强，且药材软化易切片。因此，黄芩应以蒸或用沸水略煮的方法进行炮制。

4. 注意的问题：碱提取时碱的浓度不宜过高，pH 不宜过高；加酸酸化时，酸性不宜过强，pH 不宜过低。

原因：（1）碱提取时，若碱的浓度过高，在强碱性下加热时会使黄酮类化合物的母核裂解，降低产率。（2）加酸酸化时，若酸性过强时，黄酮类化合物会生成锌盐，致使生成的沉淀又重新溶解，降低产率。（3）当分子中有邻二酚羟基时，应加硼砂保护。

四、实例分析

1. 洗脱的顺序为：补骨脂甲素先被洗脱，补骨脂乙素后洗脱出来。

2. 因槐花米中的芦丁易溶于甲醇，所以用甲醇作溶剂；芦丁的苷元结构中有第 5 位酚羟基和邻二酚羟基，可与三氯化铝试剂生成黄色的配位化合物并有荧光，可用于鉴别。

第五章

一、选择题

（一）单项选择题

1. A　2. D　3. B　4. B　5. B　6. C　7. C　8. B　9. A　10. C

（二）多项选择题

1. ABDE　2. BCDE　3. ACD　4. ACDE　5. BC

二、名词解释

1. 醌类化合物是分子内具有不饱和环二酮醌式结构的一类化合物，主要分为苯醌、萘醌、菲醌、蒽醌四种类型。

2. pH 梯度法利用混合物中各成分的酸（或碱）性强弱不同，相应改变溶剂 pH 值使之相继成盐或游离，改变成分在溶剂系统中的分配系数而与其他成分分离的一种方法。

三、用适当的方法鉴别下列化合物

1. A、B、C 加入 Molisch 试剂，阳性反应（棕色环）的是 C；A、B 加入对亚硝基二甲苯胺试剂，阳性反应（绿色）为 A，阴性反应是 B。

2. A、B 加入氢氧化钠溶液（碱液），阳性反应（红色）的是 A，阴性反应为 B。

四、问答题

1. 蒽醌类化合物根据苷元结构不同分为大黄素型，如大黄酚；茜草素型，如茜草素。

2. 加碱液，蒽醌类化合物发生阳性反应，呈红色；或加入对亚硝基二甲苯胺，蒽酮为阳性反应，呈绿色等颜色。

3. 因为新采集的大黄中的蒽酚、蒽酮含量较高，对消化道黏膜刺激性强。因此必须贮存 2 年以上才可要用。

五、实例分析

1. （1）加入碱液呈红色，则初步判断可能为蒽醌类化合物。

（2）根据大黄酸、大黄素、大黄素甲醚酸性不同，采用 pH 梯度法分离。

2. 三个化合物流出顺序为：蒽醌二糖苷，蒽醌单糖苷，蒽醌苷元。利用 Sephadex LH-20 分子筛的分离原理，分子大的先流出，分子小的后流出。

第六章

一、选择题

（一）单项选择题

1. A 2. C 3. B 4. D 5. B 6. C 7. C 8. D 9. E 10. D

（二）多项选择题

1. ACD 2. ABDE 3. BCE 4. BD 5. BCE

二、名词解释

1. 香豆素类化合物是一类具有苯并 α-吡喃酮母核的天然产物的总称，在结构上可以看做是顺式邻羟基桂皮酸脱水而形成的内酯类化合物。

2. 木脂素类化合物是一类由 2 分子苯丙素衍生物聚合而成的天然化合物。

三、鉴别题

1. A、B 加三氯化铁试剂，A 为阴性反应，B 为阳性反应（黑绿色）

2. A、B 加 Emerson 试剂，A 为阴性反应，B 为阳性反应（红色）

四、简答题

1. 香豆素类化合物可分为简单香豆素，如七叶内酯；呋喃香豆素，如补骨脂内酯；吡喃香豆素，如邪蒿内酯；异香豆素，如茵陈内酯；其他香豆素，如黄檀内酯。

2. 香豆素类与碱液长时间放置、加热或紫外线照射时，水解生成的顺式邻羟基桂皮酸盐可转变为稳定的反式邻羟基桂皮酸衍生物，此时，再经酸化也不能环合成内酯。因此提取时应当避免碱液长时间放置、加热温度过高或紫外线照射，碱液浓度不宜过高。

五、实例分析

1. 采用异羟肟酸铁反应可鉴别中药秦皮中香豆素类化学成分。

2. 设计从中药秦皮中提取、分离七叶苷和七叶内酯的流程如下。

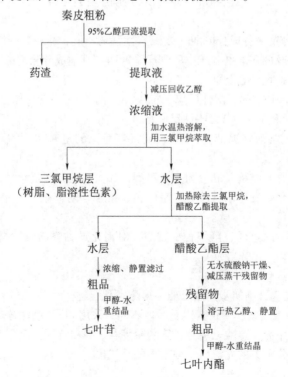

第七章

一、选择题

（一）单项选择题

1. C 2. C 3. A 4. A 5. D 6. B 7. D 8. C 9. A 10. C

（二）多项选择题

1. ADE 2. ABC 3. DE 4. ABCDE 5. ABCDE

二、名词解释

1. 皂苷是一类结构比较复杂的苷类化合物。它的水溶液经振摇后能产生大量持久性、似肥皂样的泡沫。

2. 溶血指数是指在一定条件下（同一来源红细胞、等渗、恒温等）能使血液中红细胞完全溶解的最低皂苷溶液浓度。

三、用适当的方法鉴别下列化合物

1. 试样溶于醋酐中，加入醋酐-浓硫酸（20∶1）数滴，薯蓣皂苷最后出现蓝绿色，再褪去；最后出现红紫色，不出现绿色的为甘草皂苷。

   取试样溶液分别滴在滤纸上，加入三氯醋酸乙醇溶液，加热至60℃显红~紫色的是薯蓣皂苷；加热至100℃显红~紫色的是甘草皂苷。

2. 取试样溶液，分别加入四氢硼钠试剂，显红~紫红色的是甘草苷，无现象的是甘草皂苷。

四、问答题

1. 可分为甾体皂苷和三萜皂苷两大类。甾体皂苷又分为螺旋甾烷和异螺旋甾烷；三萜皂苷又分为四环三萜（羊毛脂甾烷、型达玛烷型）和五环三萜（β-香树脂烷型、α-香树脂烷型、羽扇豆烷）。

2. 泡沫试验：持久泡沫不因加热而消失。

   溶血试验：大多数呈阳性。

   检测甾体母核试验：醋酐-浓硫酸反应、三氯醋酸反应、三氯甲烷-浓硫酸反应、五氯化锑反应等。

3. 皂苷的溶血作用是因为多数皂苷能与红细胞膜上胆甾醇结合生成不溶于水的复合物，破坏了红细胞的正常渗透性，使细胞内渗透压增高而使细胞破裂，从而导致溶血现象。各种皂苷的溶血作用强弱不同，可用溶血指数表示。含有皂苷的药物临床应用时应注意不宜供静脉注射用。

五、实例分析

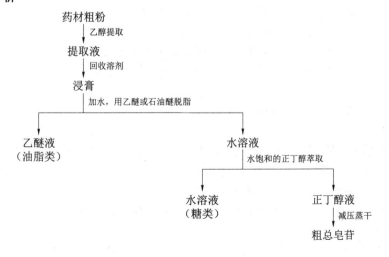

第八章

一、选择题

（一）单项选择题

1. D 2. B 3. E 4. A 5. D 6. A 7. E 8. B 9. B 10. D

（二）多项选择题

1. ABCD 2. BDE 3. BDE 4. ABCDE 5. ABCE

二、名词解释

1. 强心苷是生物界中存在的一类对心脏有显著生物活性的甾体苷类，它们能选择性增强心肌收缩力和影响心肌电生理特性。
2. 甲型强心苷是指 C_{17} 位连接五元不饱和内酯环的强心苷。
3. Ⅰ型强心苷是指强心苷元与糖连接方式是以下列式进行：苷元-O-（2,6-二去氧糖）$_x$-（D-葡萄糖）$_y$。

三、鉴别题

1. 用活性亚甲基的反应进行鉴别，如碱性3,5-二硝基苯甲酸试剂，前者（+）反应。
2. 用2,6-二去氧糖的反应进行鉴别，如呫吨氢醇试剂，前者（+）反应。

四、问答题

1. 蟾酥中的强心成分虽有强心作用，但不是与糖结合，而是与脂肪酸结合成酯，故不称为强心苷。
2. 用氢氧化钙而不用氢氧化钠，前者可以水解酰基不影响内酯环；后者会影响内酯环，改变苷元结构。
3. 展开剂常加入少量水或甲酰胺是减少拖尾。

第九章

一、选择题

（一）单项选择题

1. D 2. A 3. B 4. E 5. C 6. E 7. A 8. D 9. B 10. D

（二）多项选择题

1. ABC 2. ABE 3. ABD 4. ABCE 5. BE

二、名词解释

1. 生物碱是指来源于生物界（主要是植物界）的一类含氮有机化合物，大多数具有氮杂环结构，呈碱性并有较强的生物活性。
2. 两性生物碱是指分子中有酚羟基和羧基等酸性基团的生物碱。
3. 生物碱沉淀反应是指能和生物碱生成难溶于水的复盐或分子络合物的反应。

三、问答题

B>A>C>E>D；季铵>仲胺>伯胺>叔胺>酰胺。

四、实例分析

1. 鉴定药材中成分：碘-碘化钾试剂、碘化铋钾试剂、碘化汞钾试剂、硅钨酸试剂、苦味酸试剂、雷氏铵盐试剂等。
2. 设计从该中药中提取、分离三种成分的流程如下。

提取：用0.1%～1%的硫酸（盐酸和乙酸等）为溶剂，选用浸渍法或渗漉法提取总生物碱。

分离：

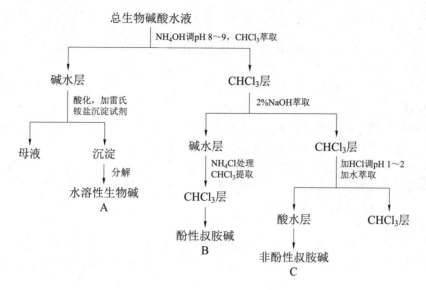

第十章

一、选择题

（一）单项选择题

1. C　2. C　3. C　4. D　5. A　6. C　7. C　8. D　9. B　10. B

（二）多项选择题

1. AC　2. ABDE　3. ABDE　4. ABCD　5. ABCDE

二、名词解释

1. 挥发油又称精油或芳香油，是指植物中一类具有芳香气味，能随水蒸气蒸馏，与水不相混溶的油状液体的总称。
2. 萜类化合物是异戊二烯的聚合物及其含氧衍生物的总称。

三、问答题

1. 萜类化合物根据分子中异戊二烯单位数进行分类。萜类化合物有超过 22000 种，它们除以萜烃的形式存在外，更多的是形成各种含氧衍生物，包括醇、醛、酮、羧酸、酯类以及苷的形式，也有含氮的衍生物，及少数含硫的衍生物存在。
2. 酸值是指挥发油中游离羧酸、酚类成分含量的指标。以中和 1g 挥发油中游离酸性成分所消耗氢氧化钾的毫克数表示。

   酯值是指挥发油中酯类成分含量的指标。以水解 1g 挥发油中所含酯所需要氢氧化钾的毫克数表示。

   皂化值是指挥发油中所含游离羧酸、酚类成分和结合态酯总量的指标。以中和并皂化 1g 挥发油中含有的游离酸性成分与酯类所需氢氧化钾的毫克数表示。实际上皂化值是酸值和酯值的总和。
3. 挥发油对光、空气和热均比较敏感，挥发油与空气、光线长期接触会逐渐氧化变质使其相对密度增加、颜色变深、失去原有的香气，并逐渐聚合成树脂样物质，不能再随水蒸气蒸馏，故挥发油宜贮存于密闭棕色瓶中，装满并在低温处保存。

四、设计提取分离流程

1. E　2. B　3. C　4. A　5. D

第十一章

一、选择题

（一）单项选择题

1. B　2. C　3. A　4. A　5. D　6. C　7. B　8. E　9. D　10. C

（二）多项选择题

1. ABCE　2. ADE　3. ABCDE　4. BC　5. ABCD

二、名词解释

1. 氨基酸的等电点是指当将氨基酸溶液调至某一特定 pH 时，氨基酸分子中羧基电离和氨基电离的趋势正好相等，这时溶液的 pH 称为氨基酸的等电点。

2. 蛋白质的变性是指蛋白质在高温、高压、紫外线等物理因素或强酸、强碱、乙醇、丙酮、重金属盐等化学因素的作用下，因结构和性质的改变而产生凝聚，溶解度降低，从水中沉淀析出，这种现象称为蛋白质的变性。

三、鉴别题

1. 可以采用氨基酸的检识反应：茚三酮反应，喷后 110℃加热后，A 显紫色，B 无此现象。

2. 可以采用鞣质的检识反应：鞣质的水溶液与铁氰化钾氨溶液反应呈深红色，并很快变成棕色，A 为阳性反应，B 无此现象。

四、问答题

1. 由于鞣质的性质不稳定，致使中药制剂易于变色、浑浊或沉淀，从而影响制剂的质量，因此在很多天然药物中，鞣质被视为杂质。可以采用以下方法除去中药提取物中的鞣质：①冷热处理法；②石灰法；③铅盐法；④明胶法；⑤聚酰胺吸附法；⑥溶剂法。

2. 蛋白质的特殊性质有：蛋白质的变性和盐析性质。蛋白质在高温、高压、紫外线等物理因素或强酸、强碱、乙醇、丙酮、重金属盐等化学因素的作用下，因结构和性质的改变而产生凝聚，溶解度降低，从水中沉淀析出，这种现象称为蛋白质的变性。可以利用这一性质除去天然药物的蛋白质类杂质。在蛋白质的水溶液中加入大量电解质，如氯化钠、硫酸铵、硫酸钠等可使蛋白质沉淀析出。此类盐析得到的蛋白质加水后又可重新溶于水中，常用此法提纯有活性的蛋白质。

第十二章

一、选择题

（一）单项选择题

1. A　2. A　3. C　4. E　5. D　6. D　7. D　8. A　9. C　10. D

（二）多项选择题

1. ABCD　2. BC　3. ABE　4. ACDE　5. BD

二、名词解释

1. 预试验是指通过简单的方法，利用各类化学成分的溶解性和某些特征化学反应，了解天然药物所含成分的大致情况。

2. 活性成分是指植物、动物、矿物以及微生物等各种天然药物体内存在的对人体生理活性有影响的物质，也可以称为活性天然物质。

3. 先导化合物是指通过天然药物或中药中的有效成分或生物活性成分的研究，从中发现有药用价值的活性单体或潜在药用价值的活性单体，这些单体往往具有一定的生物活性，但因其活性不够显著或毒副作用较大，无法将其开发成新药，但它们具有潜在药用价值，我们称它们为先导化合物。

教学大纲

（供药学类及药品生产技术、药品质量与安全专业用）

一、课程性质和任务

　　天然药物化学是高职高专药学类（药学、中药学）、药品生产技术（药物制剂、中药生产技术、生物药生产技术）、药品质量与安全（药品质量检测）等专业的必修课程。其主要内容是应用现代化理论、方法与技术对天然药物中有效成分进行提取分离及鉴定。本课程围绕天然药物有效成分的结构、性质、提取分离及鉴定的基本知识和基本操作技能进行教学。要求学生掌握常见天然药物化学成分的结构类型、理化性质及检识方法；天然药物化学成分的提取分离技术；常用提取分离仪器设备使用及日常维护等知识。通过本课程的学习，培养学生具有较强的天然药物化学成分提取、分离及鉴定的岗位实践操作能力，能分析、设计天然药物中常见各种类型化合物的提取、分离工艺及鉴定方法，为天然药物及其制剂的生产、检测及研发打下坚实的基础。学习过程中着重培养学生信息收集、正确分析及归纳整理的能力，具有较强的知识运用能力及创新精神等，为学生今后适应岗位变化、学习相关专业知识和技能、个人的可持续发展奠定基础。

二、课程教学目标

（一）知识目标

　　1. 掌握天然药物化学成分的提取分离方法及技术。

　　2. 掌握各类型天然药物化学成分的结构特征、理化性质、提取分离及检识的基本知识及应用。

　　3. 掌握常用提取分离仪器设备使用及维护。

　　4. 熟悉各类天然药物化学的结构类型，代表性天然药物的质量控制成分，并对各主要类型化学成分具有初步检识判断能力。

　　5. 了解各类型天然药物化学成分的生物活性及分布。

（二）技能目标

　　1. 熟练掌握天然药物化学成分提取分离的基本操作技能，能简单设计合理的提取分离步骤和方案。

　　2. 掌握常见各类型天然药物化学成分的检识技术。

　　3. 学会化学检识和色谱检识初步鉴别天然药物化学成分的基本操作。

　　4. 具有初步从事天然药物生产、研究及开发的能力。

（三）素质目标

　　1. 具有认真端正的学习态度、严谨科学的工作作风及良好的职业道德。

　　2. 树立质量第一和安全生产意识，培养创新意识及团队合作精神。

三、教材内容与要求

教学内容	学时数		
	理论	实践	合计
第一章　绪论	2	0	2
第二章　天然药物化学成分的提取分离技术	8	6	14

续表

教学内容	学时数		
	理论	实践	合计
第三章　糖与苷类化合物的提取分离技术	2	0	2
第四章　黄酮类化合物的提取分离技术	6	8	14
第五章　醌类化学成分的提取分离技术	4	4	8
第六章　苯丙素类化合物的提取分离技术	2	4	6
第七章　皂苷类化合物的提取分离技术	2	0	2
第八章　强心苷类化合物的提取分离技术	2	0	2
第九章　生物碱类化合物的提取分离技术	6	6	12
第十章　萜类和挥发油的提取分离技术	4	4	8
第十一章　其他类化学成分的提取分离技术	1	0	1
第十二章　天然药物的研究途径和方法	1	0	1
合　计	40	32	72

单元	教学内容	教学要求	教学活动（参考）	学时（参考）	
				理论	实践
第一章 绪论	一、天然药物化学研究的内容和目的 （一）探索天然药物防病治病机理 （二）控制天然药物及其制剂质量 （三）改进药物剂型，提高临床疗效 （四）扩大药源，促进新药开发 （五）为中药炮制提供科学依据 二、天然药物化学的发展概况 三、天然药物各类化学成分简介	掌握 了解 掌握	理论讲授； 多媒体演示； 讨论	2	
第二章 天然药物化学成分的提取分离技术	第一节　提取方法与技术 一、溶剂提取法 （一）溶剂的选择 （二）提取方法 1. 浸渍法 2. 渗漉法 3. 煎煮法 4. 回流提取法 5. 连续回流提取法 （三）影响因素	掌握	理论讲授； 多媒体演示； 示教；讨论	8	

单元	教学内容	教学要求	教学活动（参考）	学时（参考）	
				理论	实践
第二章 天然药物化学成分的提取分离技术	二、其他提取技术	熟悉	理论讲授；多媒体演示；示教；复习与提问；同步测试；实训训练	8	
	（一）水蒸汽蒸馏法				
	（二）升华法				
	（三）超临界流体萃取技术				
	（四）超声提取技术				
	（五）微波辅助提取技术				
	第二节　常规分离方法与技术				
	一、系统溶剂分离法	掌握			
	二、两相溶剂萃取法	掌握			
	（一）简单萃取法				
	（二）逆流连续萃取法				
	（三）逆流分溶法				
	（四）液滴逆流分配法				
	三、沉淀法	掌握			
	（一）酸碱沉淀法				
	（二）试剂沉淀法				
	（三）铅盐沉淀法				
	四、结晶与重结晶法	掌握			
	五、盐析法	熟悉			
	六、透析法	熟悉			
	七、分馏法	熟悉			
	第三节　色谱分离方法与技术				
	一、吸附色谱	掌握			
	（一）基本原理				
	（二）吸附色谱方法与技术				
	1. 硅胶色谱法				
	2. 氧化铝色谱法				
	3. 聚酰胺色谱法				
	4. 活性炭色谱法				
	二、分配色谱技术	熟悉			
	（一）基本原理				
	（二）构成要素				

单元	教学内容	教学要求	教学活动（参考）	学时（参考）	
				理论	实践
第二章 天然药物化学成分的提取分离技术	（三）分类和操作技术		复习与提问；同步测试；实训训练	8	
	三、离子交换色谱技术	熟悉			
	四、凝胶色谱技术	掌握			
	五、大孔吸附树脂色谱技术	掌握			
	六、高效液相色谱技术	了解			
	实训项目一 常规分离技术——萃取	熟练	技能实践		2
	实训项目二 常规分离技术——结晶与重结晶法	熟练			2
	实训项目三 薄层色谱、纸色谱和柱色谱	熟练			2
第三章 糖与苷类化合物的提取分离技术	第一节 结构类型		理论讲授；多媒体演示；示教；复习与提问；同步测试	2	
	一、糖的结构与分类	掌握			
	二、苷的结构与分类	掌握			
	第二节 理化性质				
	一、苷的性状	掌握			
	二、旋光性	掌握			
	三、苷的溶解性	掌握			
	三、显色反应	掌握			
	第三节 苷键的裂解				
	一、酸催化水解	掌握			
	二、碱催化水解	熟悉			
	三、酶催化水解	熟悉			
	四、氧化裂解法	熟悉			
	第四节 苷的提取与分离				
	一、提取	了解			
	二、分离	了解			
	第五节 检识	掌握			
	（一）理化检识				
	（二）色谱检识				
	第五节 应用实例				
	实例一 苦杏仁中苦杏仁苷的提取分离技术	了解			
	实例二 猪苓中猪苓多糖的提取分离技术	了解			

单元	教学内容	教学要求	教学活动（参考）	学时（参考）	
				理论	实践
第四章 黄酮类化合物的提取分离技术	第一节　结构类型	掌握	理论讲授；多媒体演示；示教；讨论；复习与提问；同步测试；实训训练	6	
	第二节　理化性质				
	一、性状	掌握			
	二、溶解性	掌握			
	三、酸碱性	掌握			
	四、显色反应	掌握			
	第三节　提取与分离				
	一、提取	掌握			
	（一）醇类溶剂提取法				
	（二）碱溶酸沉法				
	（三）热水提取法				
	（四）系统溶剂提取法				
	二、分离	掌握			
	（一）pH梯度萃取法				
	（二）柱色谱法				
	第四节　检识				
	一、理化检识	掌握			
	二、色谱检识	掌握			
	第五节　应用实例				
	实例一　黄芩中黄酮类化学成分的提取分离技术	了解			
	实例二　槐米中黄酮类化学成分的提取分离技术	了解			
	实例三　陈皮中黄酮类化学成分的提取分离技术	了解			
	实例四　满山红中黄酮类化学成分的提取分离技术	了解			
	实训项目四　槐米中芸香苷的提取分离及检识	熟练掌握	技能操作		8

单元	教学内容	教学要求	教学活动（参考）	学时（参考） 理论	学时（参考） 实践
第五章 醌类化合物的提取分离技术	第一节 结构类型	掌握	理论讲授；多媒体演示；示教；讨论；复习与提问；同步测试；实训训练	4	
	第二节 理化性质				
	一、性状	掌握			
	二、升华性	掌握			
	三、溶解性	掌握			
	四、酸碱性	掌握			
	（一）酸性				
	（二）碱性				
	五、显色反应	掌握			
	（一）Feigl 反应				
	（二）无色亚甲蓝反应				
	（三）碱显色反应				
	（四）活性次甲基试剂反应				
	（五）醋酸镁反应				
	（六）对亚硝基二甲基苯胺反应				
	第三节 提取与分离				
	一、提取	掌握			
	（一）有机溶剂提取法				
	（二）酸碱提取法				
	（三）其他方法				
	二、分离	掌握			
	（一）游离蒽醌衍生物分离				
	（二）蒽醌苷与游离蒽醌衍生物分离				
	（三）蒽醌苷类化合物分离				
	第四节 检识				
	一、理化检识	掌握			
	二、色谱检识	掌握			
	第五节 应用实例				
	实例一 大黄中蒽醌类化学成分的提取分离技术	了解			
	实例二 茜草中蒽醌类化学成分的提取分离技术	了解			
	实例三 番泻叶中蒽醌类化学成分的提取分离技术	了解			
	实训项目五 大黄中游离蒽醌的提取分离及检识	熟练掌握	技能实践		4

单元	教学内容	教学要求	教学活动（参考）	学时（参考） 理论	学时（参考） 实践
第六章 苯丙素类化合物的提取分离技术	第一节　香豆素类化合物		理论讲授；多媒体演示；示教；讨论；复习与提问；同步测试；实训训练	2	
	一、结构类型	掌握			
	二、理化性质	掌握			
	（一）性状				
	（二）溶解性				
	（三）与碱的作用				
	（四）荧光性				
	（五）显色反应				
	三、提取与分离	掌握			
	（一）提取				
	（二）分离				
	四、检识	掌握			
	（一）理化检识				
	（二）色谱检识				
	第二节　木脂素				
	一、结构类型	熟悉			
	二、理化性质	熟悉			
	三、提取与分离	了解			
	四、检识	了解			
	第三节　应用实例				
	实例一　秦皮中香豆素类化学成分的提取分离技术	了解			
	实例二　蛇床子中香豆素类化学成分的提取分离技术	了解			
	实例三　牛蒡子中木脂素类化学成分的提取分离技术	了解			
	实训项目六　秦皮中香豆素类化学成分的提取分离及检识	熟练掌握	技能实践		4

单元	教学内容	教学要求	教学活动（参考）	学时（参考）	
				理论	实践
第七章 皂苷类化合物的提取分离技术	第一节　结构与分类		理论讲授；多媒体演示；示教；讨论；复习与提问；同步测试	2	
	一、甾体皂苷	掌握			
	二、三萜皂苷	掌握			
	第二节　理化性质				
	一、性状	掌握			
	二、溶解性	掌握			
	三、表面活性	掌握			
	四、溶血作用	掌握			
	五、水解性	掌握			
	六、显色反应	掌握			
	第三节　提取与分离				
	一、提取	熟悉			
	（一）皂苷的提取				
	（二）皂苷元的提取				
	二、分离	熟悉			
	（一）分段沉淀法				
	（二）胆甾醇沉淀法				
	（三）铅盐沉淀法				
	（四）色谱法				
	第四节　检识				
	一、理化检识	掌握			
	二、色谱检识	掌握			
	第五节　应用实例				
	实例一　人参中皂苷类化学成分的提取分离技术	了解			
	实例二　甘草中皂苷类化学成分的提取分离技术	了解			
	实例三　柴胡中皂苷类化学成分的提取分离技术	了解			
	实例四　麦冬中皂苷类化学成分的提取分离技术	了解			
	实例五　知母中皂苷类化学成分的提取分离技术	了解			

单元	教学内容	教学要求	教学活动（参考）	学时（参考）	
				理论	实践
第八章 强心苷类化合物的提取分离技术	第一节　结构与分类		理论讲授；多媒体演示；示教；讨论；复习与提问；同步测试	2	
	一、强心苷元部分	掌握			
	二、糖部分	掌握			
	三、苷元与糖连接的方式	掌握			
	第二节　理化性质				
	一、性状	掌握			
	二、溶解性	掌握			
	三、水解性	熟悉			
	（一）酸水解				
	（二）碱水解				
	（三）酶水解				
	四、显色反应	掌握			
	（一）甾体母核的反应				
	（二）五元不饱和内酯环的反应				
	（三）α-去氧糖的反应				
	第三节　提取与分离				
	一、提取	熟悉			
	（一）原生苷的提取				
	（二）次生苷的提取				
	二、分离	了解			
	第四节　检识				
	一、理化检识	掌握			
	二、色谱检识	了解			
	第五节　应用实例				
	实例一　毛花洋地黄中强心苷类化学成分的提取分离技术	了解			
	实例二　香加皮中强心苷类化学成分的提取分离技术	了解			
	实例三　罗布麻叶中强心苷类化学成分的提取分离技术	了解			

单元	教学内容	教学要求	教学活动（参考）	学时（参考）	
				理论	实践
第九章 生物碱类化合物的提取分离技术	第一节 结构类型	掌握	理论讲授；多媒体演示；示教；讨论；复习与提问；同步测试；实训训练	6	
	第二节 理化性质				
	一、性状	掌握			
	二、旋光性	掌握			
	三、溶解性	掌握			
	四、碱性	掌握			
	（一）碱性的产生及强度表示				
	（二）碱性与分子结构的关系				
	五、沉淀反应	掌握			
	六、显色反应	掌握			
	第三节 提取与分离				
	一、提取	掌握			
	（一）酸水提取法				
	（二）醇类溶剂提取法				
	（三）亲脂性有机溶剂提取法				
	二、分离	掌握			
	（一）总生物碱的分离				
	（二）单体生物碱的分离				
	第四节 检识				
	一、理化检识	掌握			
	二、色谱检识	掌握			
	第五节 应用实例				
	实例一 麻黄中生物碱类化学成分的提取分离技术	了解			
	实例二 苦参中生物碱类化学成分的提取分离技术	了解			
	实例三 洋金花中生物碱类化学成分的提取分离技术	了解			
	实训项目七 黄连中盐酸小檗碱的提取分离及检识	熟练掌握	技能操作		6

单元	教学内容	教学要求	教学活动（参考）	学时（参考） 理论	学时（参考） 实践
第十章 萜类和挥发油的提取分离技术	第一节　萜类化合物		理论讲授；多媒体演示；示教；讨论；复习与提问；同步测试；实训训练	4	
	一、概述	掌握			
	二、结构类型	熟悉			
	三、理化性质	熟悉			
	第二节　挥发油				
	一、概述	掌握			
	二、组成与分类	掌握			
	三、理化性质	掌握			
	（一）性状				
	（二）溶解性				
	（三）物理常数				
	（四）化学常数				
	（五）稳定性				
	四、提取与分离	熟悉			
	（一）提取				
	（二）分离				
	五、检识	掌握			
	（一）理化检识				
	（二）色谱检识				
	第三节　应用实例				
	实例一　穿心莲中萜类化学成分的提取分离技术	了解			
	实例二　薄荷中挥发油类成分的提取分离技术	了解			
	实训项目八　八角茴香中挥发油的提取分离及检识	熟练掌握	技能操作		4
第十一章 其他类化学成分的提取分离技术	第一节　鞣质类化合物		理论讲授；多媒体演示；	1	
	一、结构类型	掌握			
	二、理化性质	熟悉			
	三、提取与分离	熟悉			
	四、检识	熟悉			
	五、应用实例	熟悉			

续表

单元	教学内容	教学要求	教学活动（参考）	学时（参考）	
				理论	实践
第十章 萜类和挥发油的提取分离技术	第二节　有机酸类化合物		复习与提问；同步测试		
	一、结构类型	了解			
	二、理化性质	了解			
	三、提取与分离	了解		1	
	四、检识	了解			
	五、应用实例	了解			
	第三节　氨基酸和蛋白质				
	一、氨基酸	了解			
	二、蛋白质	了解			
第十二章 天然药物的研究途径和方法	第一节　天然药物活性成分的研究途径	了解	理论讲授；多媒体演示		
	第二节　天然药物活性成分的研究方法	了解			
	一、选定目标	了解			
	二、确定有效部位	了解			
	（一）预试验				
	（二）筛选有效部位				
	三、分离活性部位	了解		1	
	四、确定化学结构	了解			
	五、进行结构修饰	了解			
	六、应用实例	了解			
	第三节　天然药物化学成分的结构测定				
	一、化合物纯度检查	了解			
	二、分子式确定	了解			
	三、化合物官能团及骨架确定	了解			
	四、化合物结构鉴定	了解			

四、教材使用说明

（一）本教学大纲供高职高专药学类（药学、中药学）、药品生产技术（药物制剂、中药生产技术、生物药生产技术）、药品质量与安全专业（药品质量检测）等专业使用，总学时为72学时，其中理论教学40学时，实践教学32学时。

（二）教学要求

1. 对理论部分教学要求分为掌握、熟悉、了解三个层次。掌握是指学生对所学的知识和技能熟练应用，能综合分析和解决从事天然药物化学工作中的实际问题；熟悉是指学生对所学的知识基本掌握和会应用所学的技能；了解是指学生能记忆和理解所学知识；技能实践部分选择了典型实训，均为熟练掌握。

2. 本课程重点突出以培养学生职业能力为本位的教学理念。在实践技能方面设计了熟练掌握，指学生能掌握实训原理、熟练操作过程，能够独立、正确、规范地完成各项技能操作，对实训结果能够做出正确判断，并能应用所学知识分析、解决实际工作中遇到问题。

（三）教学建议

1. 本大纲力求体现"以就业为导向、以能力为本位、以发展技能为核心"的高等职业教育理念，理论知识以"必需、够用"为原则，突出天然药物活性成分提取分离及检识的方法与技术，技能实践着重培养学生职业岗位工作的实际动手能力。

2. 课堂教学突出天然药物化学知识特点，采用实物、多媒体、视频、动画等直观教学的形式，增加学生的感性认识，提高课堂教学效果。

3. 技能实践教学注重培养学生的基本操作技能，提高学生实际动手的能力和分析问题、解决问题及独立工作的能力。

4. 提升学生的知识水平和能力水平，通过平时达标训练、作业、实训报告、目标检测、操作技能考核和理论考试等多种形式综合考评，使学生更好的适应职业岗位培养的需要。